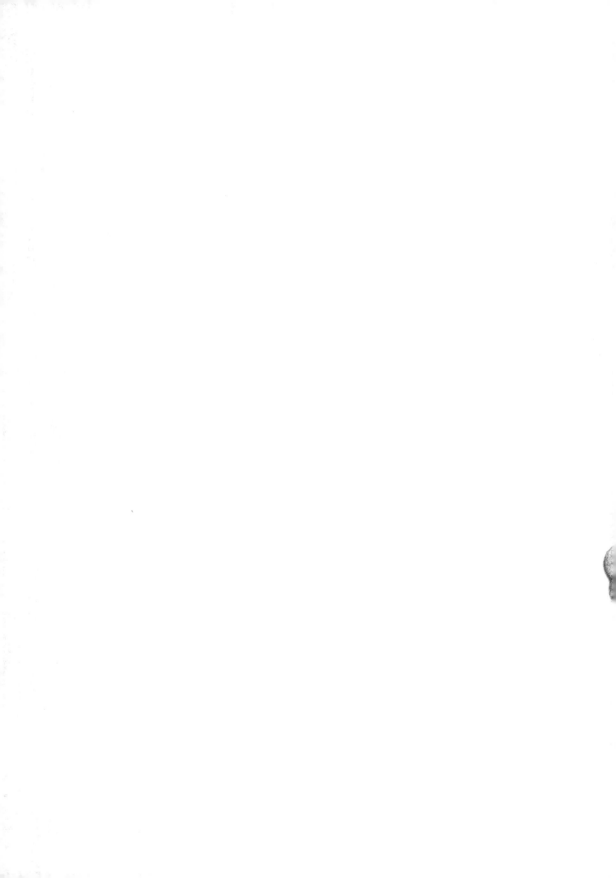

国家社科基金"基于实证的TRIPS框架下中国药品试验数据保护制度研究"（13CFX086）成果

TRIPS框架下的
中国药品试验数据保护

杨　莉◎著

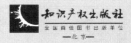

知识产权出版社
全运百佳图书出版单位
—北京—

图书在版编目（CIP）数据

TRIPS 框架下的中国药品试验数据保护/杨莉著. —北京：知识产权出版社，2021.6
ISBN 978 - 7 - 5130 - 7441 - 4

Ⅰ.①T… Ⅱ.①杨… Ⅲ.①临床药学—药效试验—数据保护—研究 Ⅳ.①R969.4

中国版本图书馆 CIP 数据核字（2021）第 037467 号

内容提要

本书以 TRIPS 协议第 39.3 条和药品试验数据保护制度的基础理论为主轴，以国外典型国家的立法模式为借鉴，以药品试验数据保护实施效果的实证分析为基础，站在药品试验数据保护制度发展轨迹的纵向视角上，对我国的药品试验数据保护制度进行了分析，并提出完善我国药品试验数据保护制度的具体对策、建议，以期为我国药品试验数据保护制度的完善提供借鉴。

责任编辑：安耀东   责任印制：孙婷婷

TRIPS 框架下的中国药品试验数据保护
TRIPS KUANGJIA XIA DE ZHONGGUO YAOPIN SHIYAN SHUJU BAOHU

杨　莉　著

出版发行：**知识产权出版社**有限责任公司	网　　址：http://www.ipph.cn
电　　话：010 - 82004826	http://www.laichushu.com
社　　址：北京市海淀区气象路 50 号院	邮　　编：100081
责编电话：010 - 82000860 转 8534	责编邮箱：anyaodong@cnipr.com
发行电话：010 - 82000860 转 8101	发行传真：010 - 82000893
印　　刷：北京九州迅驰传媒文化有限公司	经　　销：各大网上书店、新华书店及相关专业书店
开　　本：720mm×1000mm　1/16	印　　张：18.5
版　　次：2021 年 6 月第 1 版	印　　次：2021 年 6 月第 1 次印刷
字　　数：288 千字	定　　价：88.00 元
ISBN 978 - 7 - 5130 - 7441 - 4	

前　言

　　药品试验数据保护制度是一项专门适用于药品，由美国、欧洲等经济和技术发达国家首先在国内立法，进而通过贸易谈判、国际协议向外推动的法律制度。世界贸易组织（Word Trade Organization，WTO）框架下的《与贸易有关的知识产权协议》（*Agreement on Trade – related Aspects of Intelectual Property Right*，TRIPS）中的第 39.3 条将药品试验数据保护正式纳入规定。我国现行的《中华人民共和国药品管理法实施条例》第 34 条和《药品注册管理办法》第 20 条也对药品试验数据保护做出了规定。然而，自我国建立药品试验数据保护制度以来，国内的产业界、学术界以及立法机关对于药品试验数据保护制度的内涵，其法理上、经济意义上的正当性，以及立法实施药品试验数据制度是否基于 WTO 成员身份所必须遵守的义务等仍然欠缺适当的认识。另外，药品试验数据的立法产生于欧、美之贸易谈判压力下，欠缺充分的历史背景、法理讨论和论证。因此，目前的药品试验数据保护的规定存在许多明显的阙漏，在实际的应用和操作中存在许多问题，导致药品试验数据保护制度在我国并未真正落地。本研究以 TRIPS 协议第 39.3 条和药品试验数据保护制度的基础理论为主轴，以国外典型国家的立法模式为借镜，以药品试验数据保护实施效果的实证分析为基础，站在药品试验数据保护制度发展轨迹的纵向视角上，立足中国现行药品试验数据保护的法律规范和制度实践，以一个尽量客观中立的研究者姿态，对中国的药品试验数据保护制度进行了审视、分析和研究。针对我国药品试验数据保护制度存在的问题，提出以下建议：建立分段式的药品试验数据独占保护模式，提高药品试验数据保护的立法层次，进一步细化药品试验数据保护的条件，合理界定药品数据的保护范围，增加药品试验数据保护例外的条件，构建药物临床试验信息公开制度，完善药品试验数据保护异议机制，调整药品试验数据保护程序，健全药品试验数据保护法律责任体系；并针对药品试验数据保护的适用范围、药品临床试验数据公开、法律责任体系三个重要问题进行了专项研究，并提出具体思路和改革建议。本书采用的研究方法有文献分析法、比较研究法、制度史研究法、实证研究法和案例研究法。

目 录

第一章 药品、药品试验和药品试验数据

第一节 药品

从严格意义上来讲,"药品"是近代才出现的词汇,是由"药物"一词发展而来。

一、药物的发展及特点

(1)古代药物的发展。

人类使用和制造药物的历史可以追溯到几千年前。在我国数千年前的钟鼎文中,就可见"藥"(药)字出现,其义为"治病草,从草,乐声"[1],反映了药为治病之物,而且以草居多。英语用"drug"指代药物,意为干燥的草木。因此,在相当长的时间里,药物的使用依赖于民间治疗经验,药品的制造局限在家庭小作坊,将有一定疗效的动物、植物和矿物进行粗浅加工后给患者使用。

同时,受限于当时的交通条件及其他社会条件,药物的商业化程度很低,对社会经济的影响也不显著。因此,各个国家并未认识到需要从国家层面对药品进行规制和管理,药物相关立法几乎为空白。

(2)近代药物的发展。

18—19 世纪,物理学、化学、微生物学等现代科学技术的进步和生产力的发展,为药物的研发奠定了坚实的基础。最开始,科学家们应用化学

知识分离、提取、纯化天然植物中的有效成分。1803 年从鸦片中分离出吗啡，1823 年从金鸡纳树皮中分离出奎宁，1833 年从颠茄和洋金花中提取出阿托品[2]。19 世纪末，随着化学工业和染料工业兴起，化学合成药物大量涌现，1891 年亚甲蓝（染料）用于治疗疟疾，1878 年 Langley（兰利）提出受体（receptor）概念。后来，1928 年英国细菌学家弗莱明首先发现了世界上第一种抗生素——青霉素[3]，1940 年青霉素诞生，这一成果表明药物的生物合成技术的出现。

同时，随着社会生产力的提高，以及欧洲工业革命的兴起，药物制造从小作坊走向工业化。20 世纪上半叶，第二次世界大战的爆发极大地促进了医药产品的需求，各国政府也开始鼓励医药行业扩大生产规模并且积极开展药品国际贸易，使药品成为国计民生中最重要的经济物资之一。欧洲、美国和日本在战后率先进入医药工业化时代，制药产业迅速发展，药品对人类健康生活的影响越来越大，同时药品安全性和有效性的问题越来越集中地暴露出来。当时很多药品的成分和成分比例并没有被公布，也没有任何动物实验和临床试验提供药物安全性的证据。

（3）现代药物的发展。

20 世纪到来之后，药学科学和制药工业获得前所未有的发展，新药研发也由之前大多随机、偶然和被动的新药发现过程（如早期的阿司匹林、磺胺、青霉素等），变为主动的、目标明确及以靶点为依据的新药开发[4-5]。1910—1928 年，28 种局麻药被研发出来；1935 年以后的 10 年间，上百种磺胺药问世；20 世纪 30 年代，维生素 B_1、维生素 A、甾体的母核研制成功；40—50 年代，香木鳖碱、青霉素和利血平挽救了许多患者的生命；1965 年，来自美国的化学家伍德沃德（R. B. Woodward）带领研究人员用 11 年时间，合成异常复杂的具有螯合结构的维生素 $B_{1}2$；60 年代，胰岛素实现了人工合成；此后，科学家又从不同途径研发了大量不同种类的药物。

但是，一个多世纪以来，伴随着医药工业的发展，人类遭受多起药品安全事故侵害。1906 年，《纯净食品药品法案》在美国颁布，将食品和药品从其他商品中分离出来，受政府专门机构的监管。同时在该法案中明确界定了药品的定义。之后，各国纷纷建立了自己的药品管理法规，并在法规中将"药品"的界定作为立法的首要和重要内容，以便明确法规监督的对象。

二、药品的定义

每个国家对药品都有不同的定义，见表 1-1。

表 1-1 各个国家对药品的定义

国家/地区	定义来源	定义内容
WHO	WHO 技术报告 No. 341R	药品是用于改变服用者的生理系统或治疗、诊断疾病的物质或产物
美国	食品、药品与化妆品法	在《美国药典》《美国顺势疗法药典》或《国家处方集》或者以上法典的增补本所收载的药品；用于人或其他动物疾病的诊断、治愈、缓解、治疗或预防的药品；可影响人或其他动物的躯体结构或任何功能的物品（食品除外）；以上三项所述的任何物品的成分[6]
欧盟	2001/83/EC 指令	药品是用于诊断、治疗人类疾病，恢复或影响人体的生理功能的物质或物质的组合，包括专利药、仿制药、非处方药、天然药、免疫系统药、放射性药、血液及血液制品、顺势疗法药品等[7]
英国	药品法	为预防、治疗或诊断疾病而用于人或动物的物品，包括麻醉、避孕、阻止或干扰正常生理功能活动的物质。草药和民间用药亦是药物。制备药物的成分，同样亦作药物看待[8]
日本	药事法	医药品。包括：《日本药局方》中所列的物品；为诊断、治疗、预防人或动物的疾病而使用的物品；以影响人或动物的结构或功能为目的的物品；类药品是指对人体起缓解作用的药品及厚生大臣制定的物品：防止恶心、口臭和体臭；防止痱子、溃烂等；为了育毛或除毛以及防止脱毛；驱除或防止老鼠、苍蝇、蚊子和跳蚤，以保护人的健康[9]
中国	药品管理法	药品是指用于预防、治疗、诊断人的疾病，有目的地调节人的生理功能并规定有适应证或者功能主治、用法和用量的物质，包括中药、化学药和生物制品等[10]

从以上不同国家和地区对药品定义的界定来看，区别主要体现在两点。一是药品的适用对象。其中英国、日本和美国对药品的定义既包括人用药，也包括动物用药，而 WHO（World Health Organization，世界卫生组织）、欧洲联盟（European Union，EU）（以下简称"欧盟"或 EU）和中国则特指人用药。二是药品涵盖的具体范围。欧盟和中国以列举的形式列出了药品包含的具体种类和类型，而其他国家则是以功能和特点描述的方式对药品的种类和类型进行概述。

本书基于"药品试验数据"的研究，首先需要解决的问题就是对于"药品"的界定。本书所指的药品为人用药品。

三、新药与仿制药

药品的分类标准诸多，但与本研究最为密切的就是新药与仿制药。新药与仿制药是从药品注册批准的角度进行分类的。药品试验数据保护制度的产生与药品监督管理部门将药品按照新药与仿制药进行分别注册具有密切的关系。

（一）新药

类同于对药品的界定，不同国家在各自的法律语境下对新药也有不同的界定。

1. 我国新药的定义及发展

1978 年，我国在国务院批准颁发的《药政管理条例（试行）》中首次使用了"新药"这个概念[11]。此后，对新药的定义进行了多次调整[12]，见表 1 - 2。

表 1 - 2 我国"新药"定义的发展

时间	定义来源	定义内容
1978 年	药政管理条例	我国创制和仿制的药品
1979 年	新药管理办法（试行）	我国创制和仿制的中西药品（包括放射性药品和中药人工合成品）
1985 年	新药审批办法	我国未生产过的药品，已生产的药品增加新的适应证、改变给药途径和改变剂型的亦属新药范围

续表

时间	定义来源	定义内容
1999 年	新药审批办法	我国未生产过的药品，已生产的药品改变剂型、改变给药途径、增加新的适应证或制成新的复方制剂，也按新药管理
1984 年	药品管理法	我国未生产过的药品
2002 年	药品管理法实施条例	未曾在中国境内上市销售的药品
2007 年	药品注册管理办法	未曾在中国境内上市销售的药品，已上市药品改变剂型、改变给药途径的，按照新药管理
2015 年	国务院关于改革药品医疗器械审评审批制度的意见	未曾在中国境内外上市销售的药品

从表 1-2 可以看出，从最初仿制的药品、已上市的药品增加新的适应证、改变给药途径和改变剂型都被界定为新药并获得新药证书，到把这些药品排除在新药的范围之外，直至将未在中国生产的进口药品、非首次在国内销售的进口药品排除在新药范围之外，我国对于新药的界定范围越来越严格。

2. 其他代表性国家和地区新药的定义及比较

表 1-3 展示了不同国家/地区对新药的定义。

表 1-3　代表性国家和地区"新药"的定义及比较

国家/地区	定义来源	定义内容
美国	食品、药品和化妆品法	凡在 1938 年的《食品、药品和化妆品法》公布后提出的任何具有化学组分的药品，其说明书中提出的用途未被训练有素并有评价经验的专家普遍承认其安全性和有效性的，或虽其安全性和有效性已被普遍承认，但尚未在大范围或长时间使用的，称为新药[13]
加拿大	食品和药品规章	一种药物包含一种新物质，或者两种及以上药物组成的新混合物，或者新用途，或者未曾在加拿大销售过，在加拿大还没有充分的时间和充分的数量，以确立安全性和有效性的物质的药品[14]
日本	药事法	新的化学品；原用于其他目的而第一次当作药用的物质；具有新的适应证的药品；给药途径有所改变的药品；剂量有所改变的药品；国外药典已收载而日本未生产过的药品[15]

5

国家/地区	定义来源	定义内容
欧盟	人用药品指令	此处所指新药为含有新活性物质的药品。新活性物质定义为一种新的化学性、生物性或放射性药用活性物质，包括：①已批准上市许可药品的同分异构体，或其同分异构体的混合物、复合物、衍生物，或批准上市药品的盐类化学物，因安全性和有效性与已批准上市的"母体"化学物质有着明显的异同。②某一生物制品物质已被欧盟批准为医药产品，但当其分子结构、来源物质的特性或制造过程发生明显改变时，这种变化了的生物制品属于新活性物质。③一种放射性核素或配体的放射药用物质，过去没有被欧盟批准为药品，或连接分子与放射性核素的偶联方式未被欧盟批准过[16]

从各个国家对于新药的定义可以看出，对新药的界定主要集中于三个标准：一是技术评估标准，即对安全性和有效性的评估；二是生产销售的地域限制；三是药品主管部门的审批。美国将药品的安全性和有效性是否通过了评估作为新药的唯一标准。加拿大和日本的新药定义综合考虑了药品的安全有效性评估以及生产销售的地域限制。欧盟则是从审批的角度界定新药。

3. 新药的类型

新药是一个较为宽泛的概念，新药包含的药物类型广泛，包括新化学实体（New Chemical Entity，NCE）、新复方制剂、新剂型等。每一类不同的新药在注册管理上还有细化的区别。例如，我国化学类新药在满足地域限制条件的前提下，进一步分为以下几类：①含有新的结构明确的、具有药理作用的化合物，且具有临床价值的原料药及其制剂；②含有用拆分或者合成等方法制得的已知活性成分的光学异构体，或者对已知活性成分成酯，或者对已知活性成分成盐（包括含有氢键或配位键的盐）[17]，或者改变已知盐类活性成分的酸根、碱基或金属元素，或者形成其他非共价键衍生物（如络合物、螯合物或包合物）且具有明显临床优势的药品；③含有已知活性成分的新剂型（包括新的给药系统）、新处方工艺、新给药途径且具有明显临床优势的药品；④含有已知活性成分的新复方制剂且具有明显临床优势的药品；⑤含有已知活性成分的新适应证的制剂[18]。

其他国家/地区在新药所包含的具体类型与我国有所不同，见表1-4。

表1-4 其他国家/地区新药类型

新药类型	美国	加拿大	日本	欧盟	中国
新活性物质	√	√	√	√	√
新剂型	√				√
新复方制剂	√	√		√	√
新给药途径	√		√		√
新规格	√		√		
新的适应证	√	√			√
已知活性成分的酸根、碱基或金属元素等	√				√
新生产场地	√				

从表1-4可以看出，美国对新药界定的种类范围是最广泛的。

4. 新药与其他概念的区别

新药有时候也被称作创新药、专利药、原研药、品牌药或参比药等。但是这五个概念和新药又并非完全相同。

新药包括创新型新药和改良型新药。通常含有新活性物质的药品称作创新型药，而新剂型、已知活性成分的酸根、碱基或金属元素等被称作改良型新药[19]。因此新药的范围大于创新型新药。

专利药指的是获得专利保护的药品。通常新药都是有专利保护的，但是也不绝对。由于药品注册和专利保护是两套体系，因此有的药品可能满足新药上市审批的要求，但是不符合专利保护的要求。比如最常见的情况是专利保护对被保护对象有"新颖性"的要求，有的药品可能是已知的活性物质，但是首次发现其有针对某个疾病的治疗功效，被药品监管部门批准为新药，但因丧失新颖性未获得专利保护。因此新药的范围大于专利药。

原研药也称为原创药，包含两层含义：一是该药品首次被药品监管部门批准上市；二是该药品拥有自主知识产权，通常为专利权。一定意义上原研药等同于创新药。

品牌药是专利药的别称，因为很多国家的药品管理法规定只有专利药才能有商品名，因此也常把专利药称为品牌药。

参比药物是一个技术概念，在对仿制药进行上市审评时，会选一个对照药品对仿制药的质量和疗效进行评价，这个对照药品就是参比药物，也即被仿制的对象，包括原研药或国际公认的其他同种药物。因此新药的范围也大于参比药。可以这么说，参比药物一定是新药，而新药不都一定是参比药物。

（二）仿制药与新药的区别

从药品注册的角度来讲，与新药定义不符的药品则为仿制药。美国《食品、药品和化妆品法》中这样定义仿制药：在活性成分、剂型、规格、给药途径、质量、性能和预定用途等方面与参比药相同[19]。同时，仿制药还需要跟参比药在质量、作用和适应证上一致。

简单地说，仿制药其实就是某个已批准上市的药品的替代品，需要与参比药物治疗等效（Therapeutical Equivalence，TE）。而实现治疗等效，仿制药与参比药不仅需要满足药学等效（Pharmaceutically Equivalence，PE），还需要生物等效（Bioequivalence，BE）。

药学等效包括：活性成分相同（非活性成分可以不同），剂型相同（若原研药是片剂，那么仿制药也必须是片剂，不能做出胶囊或其他剂型），规格相同，给药途径相同，使用条件、强度、纯度、质量、生产条件等方面相同。药学等效不等同于生物等效，因为原料药质量、辅料的不同或生产工艺的差异都可能对药物溶出度或吸收行为产生影响，因而导致生物不等效。

生物等效性是指在同样试验条件和同样的给药方案下，试验品与对照品对同一用药个体在药物的吸收程度和速度上无统计学差异，产生本质相同的治疗效应或毒性效应。2008 年，在 Janssen & Janssen 和 Apotex 的仿制药侵权争议中，FDA 官员曾解释仿制药和原研药的关系："在设计合理的实验中，在相似的条件下以相同的摩尔剂量给药，在作用部位物质可测的情况下，药学等同体或药学替代物中的活性成分在分布速率和分布程度上不存在明显差异。"

仿制药虽然可以作为新药的替代药，但同新药相比，二者主要有如下区别：

第一，上市审批程序上的区别。新药上市前需要做大量的临床前和临床试验以获得能够证明药品安全性和有效性的充分证据[19]，而仿制药通常只需要做生物等效性试验证明和被仿制药是治疗等效的。

第二，价格上的区别。新药往往由于拥有专利保护或其他行政保护而享有一定时期的市场独占权，因此定价相对较高。仿制药由于低廉的研发成本以及非市场独占性质，价格往往比原研药要低很多，可以在减轻患者的经济负担的同时降低政府的医疗成本。

总而言之，新药专注于新的治疗领域、治疗手段的突破，从长远上提高人类的健康收益。而仿制药却可以降低药价，确保人们可以支付得起需要的药物，满足基本的药物治疗需求。因此，各个国家的药品政策和监管制度都是极力在创新和仿制之间寻求平衡，以期达到最佳收益。本研究所讨论的"药品试验数据保护制度"就是仿创平衡的一项重要举措。

第二节 药品的研发与审批

药品被称为特殊的商品，与其他商品相比，药品在问世前需要经历漫长且耗资高昂的研发过程，另外还必须通过药品主管部门严格的审批。

一、药品的研发

药品研发是一项系统技术创新工程，需要通过不断试验改进药物性能，并证明该药物的有效性和安全性，同时经过严格的科学审查，最后取得上市批准证明文件。药品的研发过程需要历经"药物发现""药物临床前研究"及"药物临床研究"三个阶段。通常，"药物发现"阶段又称为"研究阶段"，"药物临床前研究"及"药物临床研究"这两个研究阶段又被统称为"开发阶段"，这三个阶段的工作相互关联并且各有侧重点[19]。

但是，药品的研发并不终止于上市，上市后药品还得继续开展Ⅳ期临床研究，在更广泛的人群中搜集药品的安全信息，这是药品监管部门的强制性要求，是日后药品再评价的重要依据，因此现在把上市后的研究也归为药品研发过程中。

（一）药品研发的类型

根据我国的《药品注册管理办法》中对药品注册的分类，可以将药品研发的类型分为三种：

1. 创新药（First in Class）

原创药物或创新药物研发，如化学合成的新结构或者天然提纯的有效成分，属于创新程度最高的药品研发。包括新化学实体、新分子实体（New Molecular Entity，NME）、新活性物质（New Active Ingredient，NAI）[20]。这些药品通常具有专利保护，例如人工合成的新化学成分本芴醇、双环醇等，提纯的有效成分如紫杉醇、人参三醇二琥酯钠等[20]。

2. 改良型新药（Best in class/Me‐better）

改良型新药的研发属于跟踪性创新，也称为仿创结合。对已知化学结构的药物的结构、剂型进行改造，或者通过增加适应证、改变给药途径、开发新的复方制剂，增进药品的疗效，进一步提高临床优异性。例如多西他赛就是紫杉醇的结构改进，抗瘤谱较紫杉醇更广，除对非小细胞肺癌、乳腺癌有效外，多西他赛在对胰腺癌、胃癌、黑色素瘤等癌症的治疗中也同样有效[21]。其中，改良型新药指的是在同类药物中疗效最优的，有的甚至于优于原创药物。

3. 仿制药（Me‐too）

仿制药的研发，即跟踪仿制国内外已上市的药品的研发。通常跟踪的是国内外已上市的、专利保护和其他行政保护已过期或即将过期的、疗效稳定且安全性好的品种，如帕珠沙星、巴氨西林、比阿培南等。

（二）药品的研发阶段

1. 药物发现阶段

"药物发现"环节是药物研发活动的开始，目的在于找到并确定针对某特定疾病具有治疗活性的先导化合物，涉及分子生物学、微生物学、生物化学、有机化学甚至基因组学等学科[22]。

药物发现的第 1 阶段是先导化合物的提取或合成。先导化合物具有某种生物活性但不能作为药物应用；第 2 阶段是先导化合物的优化，对先前化合物的化学结构进行优化并进一步筛选得到新药[23]。目前先导化合物的发现主要有以下几种方式：①从天然活性物质中筛选；②从药物的代谢产物中发现；③从药物临床不良反应的观察中发现；④药物合成中间体发现；⑤通过其他方法发现[23]。

2. 临床前研究阶段

"药物临床前研究"在药物研发中发挥承上启下的作用。临床前研究也称为非临床研究，系指为评价药物安全性，在实验室条件下，用实验系统进行的各种毒性试验，包括单次给药的毒性试验、反复给药的毒性试验、生殖毒性试验、遗传毒性试验、致癌试验、局部毒性试验、免疫原性试验、依赖性试验、毒代动力学试验及与评价药物安全性有关的其他试验[24]，涉及药物化学、药剂学、药物分析学、药理学、药物代谢动力学、药理毒理学等学科。

一个具有潜在疗效的新药在临床试验之前必须进行临床前研究，以证明该药物的生理活性、疗效和安全性。研究目的主要是测试药品的毒性和危害性，即风险性[25]，因为绝对安全的药是没有的。

3. 临床研究阶段

临床前研究的工作完成后才可以向药品监管部门提出临床试验申请，药品监督管理部门会开展相应的技术审评，审评通过的才可以进入药物临床研究阶段[26]。这一阶段主要通过人体试验观察药品的有效性和安全性，包括人体药效学研究、剂量研究、人体药代动力学研究等。一个新药需要经历四个阶段的临床研究。另外，对于一些仿制药品，可以用生物等效性试验替代临床试验。

临床研究结束后可以向国家药品监督管理部门递交上市申请，获得上市许可后才可以进行药品的生产。

4. 上市后研究阶段

上市后研究主要指的是Ⅳ期临床研究。上市前药品只需要进行Ⅰ、Ⅱ期和Ⅲ期临床即可。被批准后开展Ⅳ期临床。由于上市前的试验病例数是有限的，需要在上市后进行多中心临床试验，进一步对药品的安全性和有效性信息进行补充，这是药监部门的强制规定，也是制药企业对药品进行改进和进一步开发的重要手段。药品完整的研发过程如图1-1所示。

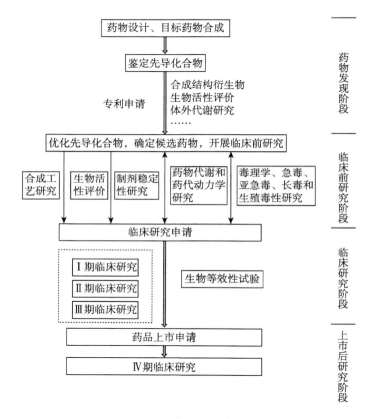

图 1 - 1　药品研发的过程

二、药品的审批

药品审批是指药品监管部门基于药品注册申请人的申请，按照法定程序和相关要求，对拟上市销售药品的安全性、有效性、质量可控性等进行审查，并决定是否同意其申请的过程[27]。

药品审批由两部分构成：药物临床研究申请的审批、药品上市申请的审批。

（一）药品审批的起源与发展

进入 20 世纪以后，医药工业获得了巨大的发展，随之而来的是层出不穷的药害事件以及假劣药事件。1906 年，美国罗斯福总统通过了《联邦食品与药品法》（*Federal Food and Drug Act of* 1906），该法也被称为《纯净食品与药品法》（*Pure Food and Drug Act*）或 *Wiley Act*，这是第一部现代意义上的药品管理法，自此药品从其他商品中分离出来，受到政府专门机构的监管。但是 1906 年的《联邦食品与药品法》主要对生产掺假（Adulterate）药品和使用假冒商标（Misbrand）的药品进行监管和处罚，要求药品制造商要在标签上如实标注药品的成分。当时对药品的监管手段主要通过检验，属于一种事后控制，并未设置药品上市前的前置审批程序和要求。

1937 年，美国发生了震惊全美的磺胺酏剂（Elixir Sulfanilamide）事件。磺胺药是治疗链球菌感染的常用药品，为片剂和粉剂。为了扩大药品的患者使用范围，特别是便于儿童服用，制药商 S. E. Massengill Company 推出液体制剂，以通常用作防冻材料的有毒的二甘醇作为溶媒，结果在新剂型上市后的短短一个月内，导致 107 位患者死亡，其中大多数是儿童。虽然这个事件责任清楚，但最后制药商只被法庭要求进行了小额赔款，因为当时的《联邦食品与药品法》中对药品上市前未设任何前置审批程序，并未要求药品上市前必须提供药品的安全性证据。基于此次事件的重大影响及教训，1938 年美国执行了新版的《食品、药品和化妆品法案》，在该法案中严格提出新药在上市前必须提供安全性证据，设定"最大安全使用剂量"。但是，对仿制药没有要求。

1957 年，西德格仑南苏制药厂开发生产了一种新药——沙利度胺（Thalidomide），并在西德上市。该药品最早于 1953 年合成，欲作为抗生素使用，但是在合成后发现它并无抗生素活性，却有镇静作用，治疗失眠、咳嗽、感冒和头疼效果不错，对怀孕早期的妊娠呕吐有明显的疗效。由于其具有良好的疗效，英国、加拿大、日本、澳大利亚各国争相上市，使用极为广泛，俗称"反应停"。然而该药品在美国上市时，美国食品药品监督管理局（Food and Drug Administration，FDA）的项目审评官认为该药品的动物试验获得的药理活性和人体试验结果有较大的差异，动物试验的毒理学数据结果并不可靠，因此未批准沙利度胺进入美国市场。之后不久，在"反应停"上市的国家出现了大量的畸形胎儿，最后证明"反应停"是导致畸形胎儿的直接原因，并在欧洲诸国迅速被要求撤市。而 FDA 由于未批准沙利度胺的上市，避免了一场灾难，也确立了 FDA 药品监管的权威地位。此次事件之后，1962 年，美国总统肯尼迪签署了《Kefauver-Hzrris 药品补充法案》（*Kefauver-Hzrris Drug Amendment*），首次要求所有在美国上市的药品必须证明其有效性，即所有在美国上市的药品必须提交新药申请（New Drug Application，NDA），并通过 FDA 对药品质量、安全性和有效性的审查，才可被批准上市。在随后进行的对 1938—1962 年上市药物的"药效再评价"工程（Drug Efficacy Study Initiative，DESI）中，第一次提出了简约新药申请（Abbreviated New Drug Application，ANDA）的概念。即仿制药可以以"文献 NDA"的形式引用原 NDA 的文献数据提交仿制药申请。但对于仿制药是否可以直接引用 NDA 的 FDA 申报数据，FDA 的态度一直含糊不清，所以很多仿制药还必须重复动物实验和临床研究，以证实药物的"安全，有效"。这一时期，美国新药入市滞后，仿制药入市受阻，药物价格高涨。

1984 年，美国国会通过了一项重要的法案《药品价格竞争和专利期恢复法》（*Drug Price Competition and Patent Term Restoration Act*，也称为 *Hatch – Waxman Act*），是对《食品、药品和化妆品法案》（*Food，Drug and Cosmetics Act*，FDCA）的一次重要修订。该法案有两项重要的规定，一是制定了"ANDA"标准，正式实行新药和仿制药双重上市审批标准。此举是为了鼓励仿制药的开发，允许仿制药能够迅速上市。即在新药已证明了安全性和有效性的基础上，仿制药无须重复进行复杂的药理、毒理及临床试验，在向 FDA 提交上市申请时只需提供能够证明其申请的药品与被仿制的药品具有同样的质量和疗效的生物等效性数据，FDA 则依赖相应的新药的安全性与有效性数据批准仿制药的上市。第二个规定则是对于获得首次上市批准的含有新化学实体（New Chemical Entity，NCE）以及增加新适应证或新用途的被批准的药品分别提供 5 年和 3 年的试验数据保护期，在保护期内，FDA 不能依赖新药申请人为了获得首次上市批准而提交的能够证明药品安全性与有效性的未披露的试验数据来批准其仿制药的上市[17]。自美国 1984 年的《药品价格竞争和专利期恢复法》以来，把药品按照新药和仿制药区别管理成为一项通行审批原则沿用至今，也纷纷被其他国家效仿和学习。之后很多国家都修改了自己的药品管理法，针对新药和仿制药执行不同的药品审批标准。

（二）药品审评的内容

药品审批是政府对药品质量进行干预和控制的有效手段。通过上市前的一系列技术审评，对药品的安全性、有效性、稳定性和均一性进行综合评价。虽然各国在具体的药品审评技术标准上有所区别，但总体上可以分为以下几类。

1. 药学评价

药品结构确证评价，所进行的研究应能够根据化合物的结构特点充分说明原料药的骨架结构、构型、晶型、结晶水/溶剂等。

制备工艺评价，是否具备详细、可靠的过程控制方法，主要包括对起始原料、试剂和溶剂的质量控制，对制备中间体的质量控制，对工艺条件和工艺参数的选择、优化和控制等，以及该制备工艺可否直接运用于工业化生产[28]。

药品的质量评价，与已上市产品或原剂型产品进行质量对比研究，是否优于已上市产品或原剂型产品质量[28]。

稳定性评价，与已上市产品或原剂型产品相比稳定性相当或更好。

除了以上内容之外，还有剂型、规格评价等。

2. 非临床研究评价

是否按照药品审批管理的要求完成相应试验，试验结果数据是否可靠，试验结果能否对药品的安全性进行论证等。

3. 临床研究评价

是否按照药品审批管理的要求完成临床试验，临床试验计划及研究方案是否科学、完整，临床试验数据是否真实可靠，是否可以支持药物的风险效益评估结果等。

第三节　药物试验

药物试验可以分为药学实验、非临床研究试验和临床研究试验三大部分。

一、药学实验

在药物的早期研究阶段，研究者主要在实验室中通过分离、合成等技术手段筛选出能够显示药理效应并且值得进一步商业化发展的先导化合物，并对先导化合物进行优化，获得可以进入动物试验的候选药物。

1. 先导化合物的发现

先导化合物需要对千万种分子进行筛选才能发现。在一系列试管分析实验中，实验分子被加到实验室培养的酵素/细胞培养皿或细胞实体中，观察哪种分子会有反应。通常科学家需要对几千个分子进行逐个分析。

2. 先导化合物的优化

在新药研究的第二阶段，需要对先导化合物进行进一步的优化。首先要对先导化合物进行特性化研究，确定其分子的大小、形状、强度，保持其功能的最佳条件等。其次对其进行合成和纯化，并对分子结构进行优化，以提高对靶子的反应效果。同时还需要考虑生产规模、造价以及商品化的可能性因素。

为了使药品可以应用于临床试验，还要开发出适宜的给药系统，保证药品在适当的存储条件下的稳定性。此外，原料药工艺研究、制剂处方及工艺研究、确证化学结构或组分的试验、药品质量试验、药品标准起草及说明、样品检验、辅料、稳定性试验、包装材料和容器有关试验等，也属于药学试验部分的内容。

二、非临床研究试验

非临床研究试验，系指为评价药物安全性，在实验室条件下，用实验系统进行的一般药理试验，主要有药效学试验、急性毒性试验、长期毒性试验、过敏性、溶血性和局部刺激性试验、致突变试验、生殖毒性试验、致癌毒性试验、依赖性试验、动物药代动力学试验等[29]。非临床研究试验主要包含两部分：药理试验和毒理实验。

1. 药理试验

药理试验即在严格控制的条件下，观察药物对机体或其组成部分的作用规律，并分析其客观作用原理[30]。

药理试验研究主要包括两大方面：药效动力学（Pharmacodynamics，PD）和药代动力学（Pharmacokinetic，PK），用于建立临床试验用药方案。PD 研究药物的生物化学和生理学效应、药物作用与血药浓度之间的关系、药物活动机制以及控制这种活动的过程。PK 研究药物本身在体内的过程，或机体如何对药物进行处理。从动物试验得来的 PK 数据可以与后来所得的初期临床试验所得数据相比较，以确证预言性动物模型的能力。

药理试验的目的是为药品设计提供最佳药物治疗方案，是指导临床阶段合理用药的指南。

2. 毒理试验

毒理试验即研究药物对生物活体器官产生的不良反应，包括毒性反应、症状、严重程度、毒性作用机理、中毒发现以及处理手段。

毒理试验的目的是安全性评价，即发现药物及其代谢物毒性，确定用于人体试验的初始用药剂量，然后在健康的志愿者中进行一个剂量或一个疗程的耐受试验。基于伦理道德的考量，毒理试验必须首先在动物身上进行，证明安全性后再用于人类。毒性试验包括单剂量毒性试验、反复用药的慢性毒性、生殖、致癌、致突变、过敏、刺激性、药物依赖性试验，以及与评价药物安全性有关的其他毒性试验。

（1）急性毒性试验。

急性毒性试验主要观察对实验动物一次给药后所产生的毒性症状及其

程度、出现和消失的时间、死亡的发生率并计算出其最大给药量、最小致死量、半数致死量（LD_{50}）等[31]。

试验目的：急性毒性试验用于测量新药对人的急性毒性程度。同时，可以为长期毒性试验、生殖毒性试验、致突变试验等试验设计提供剂量选择依据和有关毒性信息[32]，还可以推测试验药物毒性发生的速度和持续时间，并与半数有效量（ED_{50}）进行，判断试验药物的安全系数。

（2）亚慢性毒性试验。

亚慢性毒性是指人或实验动物连续较长时间（一般持续 3 个月以上）接触较大剂量（相对于低剂量，无剂量下限，但低于 LD_{50}，动物无死亡或极少死亡）外源化合物所产生的毒性效应。

试验目的：观察长期不同剂量受试物对动物的毒性作用；测试靶器官；获取亚慢性毒性参数无效应剂量（Non – Observed Effect Dose，NOED）值和最大耐受剂量（Maximum Tolerated Dose，MTD）值，估计阈剂量或阈浓度；了解受试物对成年动物生殖功能影响及子代致畸作用；为慢性毒性和致癌试验提供剂量筛选和数据参考。

（3）亚急性毒性试验。

亚急性毒性试验，是指 30 日（一般）喂养试验以及染毒 2 周至 1 个月（时间一般不超 1 个月，但是比急毒试验长）的试验所观察到的毒性反应；另外，也有 90 日经口试验，21 日经皮试验，21 日吸入试验。

试验目的：通常测试短期内的毒性反应、毒性剂量、受损靶器官、无作用水平及病理组织学变化等毒性参数，并可以为设计长期毒性试验提供参考。

（4）生殖毒性试验。

生殖毒性试验（Reproductive Toxicity Study，RTS）是通过动物试验反映受试物对哺乳动物生殖功能和发育过程的影响，预测其可能产生的对生殖细胞、受孕、妊娠、分娩、哺乳等亲代生殖功能的不良影响，以及对子代胚胎－胎儿发育、出生后发育的不良影响[33]。

生殖毒性试验一般分三阶段：①配偶子的产生和受精期，即"生育力试验"，也称为"第一阶段试验"；②胚胎发生期，即"胎儿毒性试验"，也称为"第二阶段试验"；③出生和发育期，即"第三阶段试验"。实际上这些阶段的划分和检查标准因国家而异，因为各自的法规不同。所有动物都必须科学管理以保证健康，防止过激和其他干扰因素，保证环境因素符合标准。

（5）致癌试验。

致癌试验的目的是考察药物在动物体内的潜在致癌作用，从而评价和预测其可能对人体造成的危害。一般药物的临床试验申请不要求做致癌试验，需要做致癌试验的药物应该是[34]：①长期服用的药物；②结构和致癌物类似的药物；③人体诱变剂。

致癌性试验通常以两种动物（大鼠/小鼠）的终生试验，用大鼠做需历时 24 个月，用小鼠做需 18 个月，使用三种剂量并设不服药的对照组。每一服药组需用 50 只动物，对照组需 100 只动物。致癌试验非常耗费资金和时间，因此必须在临床前研究的早期阶段就计划进行。同时，致癌试验时间的确定依赖于开发药物成功的可能性和研究的进展。

（6）致诱变试验。

致突变试验对药物分子诱导的体内基因破坏的可能性进行评价。一般以体外致突变性测试方法评价药物分子对基因的突变和对染色体的破坏。

在体细胞内产生诱变的能力与致癌能力有明确的相关性，从而有可能在人体产生肿瘤的危险。

（7）长期毒性试验。

长期毒性试验观察动物连续用药而产生的毒性反应及其严重程度，以及停药后的发展和恢复情况，并研究病理和动物病理组织学、确定毒性的靶器官；其次了解实验动物对药物能耐受的剂量范围和对人来说可能无毒的安全剂量。其持续时间一般几周到几年不等。因此，一般在人体临床试验开始后，长期毒性的临床试验还在继续。

（8）其他特殊毒性试验。

根据药物的性质和预期用途，药品管理部门会根据情况要求进行其他适当的毒理研究，包括免疫原性、DNA 基因插入、体外皮渗透性研究、体内皮吸收研究、免疫毒性、局部耐受性、过敏性、光毒性等试验。

非临床研究以动物为试验对象，为研究药物的安全性和有效性提供了大量的信息，但是并不是所有情况下人体的药物反应（例如药效和毒性）都可以通过动物试验结果预测出的，再加上人和动物的药代动力学参数 ADME（Absorption，Distribution，metabolism，Excretion，吸收、分布、代谢、排泄）和临床特性差异极大，因此动物的试验数据只能作为参照基数，药品的研发最终必须依赖以人类为研究对象的临床试验结果为依据。

三、临床研究试验

临床研究是一项以人（病人或健康受试者）为试验对象所进行的药物系统性研究，目的是寻求药品在人体身上使用的临床效益，包括有效性和安全性情况。临床试验必须获得药品管理部门的批准才可以开展。

临床研究一般包括四个阶段：用于健康受试者的 I 期临床研究，适用于少数患者的 II 期临床研究，上千患者参加的 III 期扩大研究，以及上市后的实用验证的 IV 期临床研究。每期临床试验在最低病例数要求和目的上均有区别，如表 1 - 5 所示。

表 1 - 5   药物临床试验各阶段

阶段	试验人数和类型	持续时间	目的和方法	成功率
I 期	20 ~ 80 名健康受试者	几个月至 1 年	初步的临床药理学及人体安全性评价试验。观察人体对于新药的耐受程度和药代动力学，为制定给药方案提供依据[35]	约70%
II 期	100 ~ 200 名患者	数月至 2 年	治疗作用初步评价阶段。其目的是初步评价药物对目标适应证患者的治疗作用和安全性，也包括为 III 期临床试验研究设计和给药剂量方案的确定提供依据。此阶段的研究设计可以根据具体的研究目的，采用多种形式，包括随机盲法对照临床试验[35]	约33%

阶段	试验人数和类型	持续时间	目的和方法	成功率
Ⅲ期	300 至数千患者	1~4 年	治疗作用确证阶段。其目的是进一步验证药物对目标适应证患者的治疗作用和安全性，评价利益与风险关系，最终为药物注册申请的审查提供充分的依据。试验一般应为具有足够样本量的随机盲法对照试验[35]	25%~30%
Ⅳ期	不少于 2000 名患者	不确定	新药上市后由申请人进行的应用研究阶段。其目的是考察在广泛使用条件下的药物的疗效和不良反应、评价在普通或者特殊人群中使用的利益与风险关系以及改进给药剂量等[35]	不确定

1. Ⅰ期临床试验

Ⅰ期临床试验主要目的是观察随人体给药剂量增加而出现副作用的情况，新药在人体药代动力学性质以及收集有效性的早期证据。通过Ⅰ期临床试验，观察人体对新药的耐受程度、药代动力学和药效动力学，探索药物最大耐受剂量、剂量限制性毒性（Dose–Limiting Toxicity，DLT），为制定接下来Ⅱ、Ⅲ期临床试验设计和给药方案提供依据[36]。Ⅰ期临床至少需要完成以下关键研究，如表1-6所示。

表1-6 Ⅰ期临床的研究内容

研究类型	研究目的	临床试验设计
人体耐受性试验	首次观察人体对新药的耐受程度；不良事件的发生情况；剂量与不良事件发生的关系、程度；人体对新药耐受的剂量范围；为人体药代动力学和Ⅱ期临床试验提供参考的给药剂量范围	单剂量耐受性
		多剂量耐受性

研究类型	研究目的	临床试验设计
人体药代动力学试验	首次观察新药在人体内的吸收代谢过程；药动学的变化是否剂量依赖性；多次给药的体内药物浓度蓄积与药动学参数的关系；考查人体药动学的规律；为Ⅱ、Ⅲ期临床试验的给药方案提供参考。	单剂量药代
		多剂量药代

Ⅰ期临床试验通常依次进行耐受性单剂量试验、药动学单剂量试验、多剂量耐受性和药动学试验。对于采用患者进行的Ⅰ期临床试验，人体耐受性试验和药动学试验可同步进行。

Ⅰ期临床试验常采用开放、自身对照试验。但当主要不良反应缺乏客观指标或不宜判定不良反应与药物关系时，常采用随机盲法、安慰剂对照试验。

多选用 20~80 名健康年轻的男性作为志愿者。但类似细胞毒药物等（如抗肿瘤药物）应采用患者作为受试者。

2. Ⅱ期临床试验

Ⅱ期临床试验又称为探索性临床试验，是新药首次在患者身上进行、以探索有效性为目的临床试验，评价新药在目标患者上的初步有效性和安全性。由于新药临床研究费用高昂、周期较长，作为承上启下的Ⅱ期临床试验设计至关重要。申办者希望通过Ⅱ期临床试验，能尽快发现很有前景的新药而不至于过早终止研究，同时又希望能尽早终止无效新药的进一步试验。

Ⅰ期试验侧重于新药安全性和药代动力学，而Ⅱ期临床试验重点则转移到药效学上。Ⅱ期临床试验主要目标是初步考察新药能否在目标患者人群中建立药效学相对比较一致、药物的毒性可以接受的水平。

Ⅱ期临床试验主要内容包括：①确定新药作用于目标患者的最大和最小有效剂量范围，为Ⅲ期临床试验剂量提供参考；②新药产生疗效的血药浓度与药效学参数的关系，即药代动力学和药效学关系。根据目的不同，Ⅱ期临床有时又分为Ⅱa期和Ⅱb期，详见表 1-7。

表 1-7 Ⅱ期临床内容

分期	研究目的	试验设计
Ⅱa期 (早期概念探索性研究)	确定新药对患者的最佳用药剂量、MTD等；为Ⅱb提供更精确的剂量和治疗方案	剂量递增设计
Ⅱb期 (早期对照研究)	评估新药的有效性和安全性；评估研究终点、受试群体的选择，为Ⅲ期临床试验设计提供依据	平行剂量-效应设计

Ⅱ期临床一般按照Ⅱa期、Ⅱb期顺序实施。

Ⅱ期作为探索性试验，可以采用多种设计方法，如同期对照、自身对照、开放试验、三臂试验（阳性药、安慰剂、试验药）、剂量-效应关系等的研究，受试者为目标适应证患者，样本量从几十到数百人。

3. Ⅲ期临床试验

Ⅲ期临床试验是新药临床研究阶段的关键性试验，属于临床试验的治疗作用确证阶段，是新药能否最终获批上市的临床基础。Ⅲ期临床试验又称为确证性临床试验，其是为了进一步确证Ⅱ期临床试验（探索性临床试验）所得到有关新药有效性和安全性的数据，为新药获得上市批准提供足够的证据。Ⅲ期临床试验一般是关于更广泛人群、疾病的不同阶段，或合并用药的研究。另外，对于预计长期服用的药物，Ⅲ期临床试验会进行药物延时暴露的试验。

Ⅱ期临床试验受试者的样本量较少，其获得新药关于有效性和安全性的数据不足以支持新药获得上市批准。而Ⅲ期临床试验可以通过足够多的受试样本量，进一步确证Ⅱ期临床关于新药的疗效、长期安全性和受益/风险比，为药物申报注册提供充分的依据，同时还为药品说明书和医生处方提供充分的数据。

Ⅲ期临床试验一般是具有足够受试者样本量的随机盲法对照试验。Ⅲ期临床试验也可以进行量-效关系的研究，同时也可以根据药物特点、目标患者的具体情况，进行药物相互作用等的研究。Ⅲ期临床试验结束时需提供有统计学意义的结论，包括：新药目标适应证、所纳入的疾病人群、主要疗效指标、给药途径、用法用量及疗程、足够支持注册申请的安全性信息，并针对有效性安全性数据进行全面的风险/效益的评估等。另外，根据不同适应证或联合用药，申办者会将Ⅲ期临床进一步细分为Ⅲa和Ⅲb期（见表1-8），申报者完成Ⅲa临床试验后即可申请上市批准，这样一般可以加快上市进度，提高市场收益；而通过Ⅲb临床试验可以进一步扩展新药适应证，加大市场收入。

表1-8　Ⅲ期临床试验内容

分期	目的
Ⅲa	适应证A的关键临床试验，完成后即可提交NDA申请
Ⅲb	适应证B或联合用药等的关键临床试验，一般在Ⅲa的NDA申请后即可展开，可以认为是新适应证开发，完成IIIb后即可提交NDA申请

Ⅲ期临床试验分为优效性试验和非劣效性试验。试验过程常采用随机盲法、阳性对照试验；无市售阳性药物时，可选用安慰剂进行对照。

受试者为目标适应证患者，一般为数百至数千人。一般采用随机、平行对照试验设计，确证新药在特定目标人群中的有效性和安全性[37]。在具体临床试验设计方案中，试验设计类型的选择至关重要，因为这决定了样本量的估计、研究过程及其质量控制。因此，研究者应根据试验目的和试验条件的不同，选择不同试验设计方案。

4. Ⅳ期临床试验

Ⅳ期临床试验在药品获准上市后进行，属于由申请人自主进行的应用研究。

受上市前试验条件和病例数的限制，并不能获得全面的药品安全信息，特别是很多药品的慢性副作用只有在上市后才逐渐显现。因此，许多药品的临床数据需要在上市后的临床使用中，或上市后临床研究中获得。据统计，在过去的几十年里，每5种上市新药中至少有一种新药的严重副作用没有在上市前发现。

Ⅳ期临床试验的目的在于考查和监督在处方使用条件下广泛应用的药物疗效，显示长期使用的任何罕见或长期不良反应和毒性，评价在普通或特殊人群中使用的效益与风险关系，以及改进给药剂量、疗程、以及药品的其他用途等。对于受试患者人数不确定。

四、生物等效性试验

生物等效性试验是指用生物利用度研究的方法，一般以药代动力学参数为指标，比较同一种药物的相同或者不同剂型的制剂，在相同的试验条件下，其活性成分吸收程度和速度有无统计学差异的人体试验[38]，可用于化学药物仿制药的上市申请，也可用于已上市药物的变更（如新增规格、新增剂型、新的给药途径）申请[39]。

人体生物等效性要求试验样品与对照品交叉进行，受试者不少于24 人。

普通制剂只需要单剂量的生物等效性资料，控释制剂需要有空服单剂量、饱服单剂量和多剂量 3 个生物等效性试验资料。生物利用度经统计学处理后要在 80% ~120% 的范围内，包括最高血药浓度值和血浓 – 时间曲线下的面积。有时对生产的制剂还要进行制剂含量等价试验，证明不同规格制剂的等值剂量释放相同的药物量（如 3 片含 100mg 药物的制剂与 1 片含 300mg 药物的制剂，释放量相同）。另外，还需要提供下列资料：原料药、辅料的质量控制和原料药的杂质分析；制剂处方和生产过程；药品的质量标准和分析方法，包括分析方法的确证；药物和产品的稳定性试验结果；以及产品的包装和标签等。

第四节　药品审批的试验数据要求

药品的审批主要分为两部分：临床研究申请的审批，药品上市申请的审批。无论是临床研究的开展，还是药品上市都需要申请人向药品监管部门提交完整的申请资料，申请资料中最重要的部分就是试验数据，试验数据是药品监管部门决定是否发给申请人审核批准证明的重要依据。每个国家对药品试验数据的要求都不尽相同，但总体上都是一致的。下面就分别以美国和中国为例说明化学药审批的试验数据要求。

一、美国药品审批的试验数据要求

（一）临床研究审批的试验数据要求

1. 化学、生产和控制信息

申请人首先应声明原料药或制剂的化学性质或生产过程是否显示出任何潜在的人体风险信号。如果出现上述信号，那么应对这些潜在的风险信号进行讨论，并阐述为监测该风险所计划采取的步骤，或对这个（些）信号不予以考虑的原因进行分析。

另外，申请人应介绍拟进行临床试验用制剂与动物毒理试验用制剂，在化学和生产方面的任何差异，其将作为申请人对研究药物继续进行人体临床试验安全性结论的基础。如存在差异，则需讨论这些差异可能对制剂安全性方面造成的影响程度。如两种制剂之间无差异，也应进行说明。具体提交的数据如下。

（1）药品作用成分的资料：药品作用成分（通常为原料药）的物理、化学、生物学特征；制备工艺资料（包括使用试剂、溶剂和催化剂的列表）；原料药的鉴别、规格、质量和纯度的可接受限度及分析方法；支持毒理研究期间和拟进行临床研究期间原料药稳定性的信息等[40]。

（2）药品制剂资料：所有组分列表，可包括非活性成分的合理替代物；各成分用量，包括研究期间可预测到的任何合理变化；制剂产品的制备方法和包装步骤；药物制剂的鉴别、规格、质量和纯度的可接受限度及分析方法；支持毒理研究期间和拟进行临床研究期间制剂稳定性的信息等。

（3）环境保护的声明：申请人应提交一份声明，说明药品的制备符合国家对环境保护的要求。

2. 非临床研究的药理毒理信息

（1）药理学和药代动力学数据：药物在动物体内的药理作用和作用机制等非临床有效性信息；药物吸收、分布、代谢和排泄的非临床药代动力学信息[41]。

（2）毒理学数据。完整详细的毒理学研究汇总报告，通常包括以下信息：

介绍试验设计和试验进行中所有违背设计的情况。另还应包括试验实施日期、研究方案的参考文献和方案修正情况等。

毒理学和毒代动力学试验结果，如果某些毒性提示对人体有潜在安全性担忧，应特别指出；如果对某一特殊器官系统的作用还未给予评估，应给予阐述说明；如果认为已有毒理学信息未显示人体潜在风险，应说明理由。

所有参与研究评价的研究人员应注明资质，并在研究报告上签字。

提供研究地点和研究记录的保存地址。

执行《药物非临床研究质量管理规范》情况声明和其他需要说明的情况。

（3）研究药物既往在人体使用的经验。按照现有法规的要求，仅对既往在人体中有使用经验的研究药物需提供本信息。如果之前未有人体使用经验，那么应在递交资料中予以说明。如果之前曾有人体使用经验，那么应在汇总总结报告中对此用药经验予以报告。

（二）上市审批的试验数据要求

1. 原料药数据

原料药需要提交的数据见表1-9。

表1-9　原料药数据

项目	内容	具体数据
概要信息	药物命名	专用名、通用名、化学名、代号
	化学结构	化学结构图、分子式、分子量
	理化特性	一般性状、物理常数、旋光度、溶解模式、离解度、脂/水分配系数、解离常数等
生产制造	生产和控制	生产流程图、生产过程和控制的详细描述、过程控制的详细资料
	重复操作	再加工、返工处理、回收液
	原材料的控制	原材料生产的起始原料清单、合成流程、溶剂、反应剂、稀释剂和其他材料信息
	关键工序和中间控制	替代终产品检验的中间检验方法、中间体检验的质量规范、合成产物的质量控制规范

27

项目	内容	具体数据
原料药物特性确认	药物结构和其他特性	化学结构确认技术、物化特征分析方法
	杂质检查	鉴定杂质的分析方法、实际杂质的结构特征和其他物理化学特性数据、实际杂质或潜在杂质的分别合成路径和制备方法等
原料药控制	产品规范	原料药的质量检验证书
	分析方法及其验证	被美国药典或其他 FDA 认可的分析方法，并且证明分析方法在灵敏度、准确度、精确度和专属性等适合于所预期的检测目的
	原料药的批检验和参照标样	几批原料药物生产批号的检验证书
容器/密封系统		保持药物稳定性的容器/密封系统的要求，并有数据支持该容器/密封系统不具有可以使药物质量和纯度改变的反应性、添加性、吸附性、滤出性等
稳定性研究报告		进行了何种稳定性试验、所用试验方案等。并包括详细的实例信息，标注样品生产批号、合成规模、储存条件、容器/密封系统、检测项目、可接受指标和研究结果等

2. 制剂信息

制剂需要提交的数据见表 1-10。

表 1-10 制剂数据

项目	内容	具体数据
药品制剂组成	组成成分	所有原料药物和辅料成分、各成分的每剂量单位含量（包括过余量）、各辅料在制剂中应起的功能作用，及其质量标准
	再溶解用稀释液情况	
	制剂包装容器和密封系统	

项目	内容	具体数据
制剂的研发	配方研制	药品的研发过程，包括给药途径及其剂量
	生产过程研发	描述生产程序的选择和最佳化，特别对关键步骤或方面提供详细描述，并适当解释消毒过程并提供依据
	容器/密封系统	包装材料选择、避光防潮保护、容器材料与制剂的兼容性、材料安全性以及性能
	微生物属性	对非无菌药品不进行微生物控制检验的依据；以及对含有抗菌剂药品的防腐系统选择效率。对无菌药品，讨论包装容器/密封系统防微生物污染的可靠性
	兼容性	药品制剂与稀释液和剂量装置的兼容性问题，例如药物在液体中的凝结/沉淀，在注射脉管中的吸附作用，以及稳定性问题提供有关的标签说明的支撑信息
制剂的生产制造	生产商信息	提供各个生产单位名称、地址以及各自的责任，包括合同单位和各个涉及生产和检验场地或服务设施信息
	制剂配方信息	提供生产过程所用的所有原料清单；每批生产使用的定量信息
	生产过程和制程控制描述	详细的生产流程图，显示生产过程的具体步骤和加料点，并标出进行质量控制、中间检验或终端产品控制的关键步骤和控制点；生产步骤、顺序和规模的生产全过程，包括包装工序在内； 直接影响制剂产品质量的新颖制程/技术和包装运作和所用设备类型； 各个生产步骤的制程参数，例如时间、温度等
辅料控制	产品规范及其依据	
	分析方法及其方法验正	
	源于人类或动物类辅料信息	来源、产品检验规范，以及病毒学安全性数据
	新颖辅料信息	对首次在医药产品中使用（或首次用于新的给药途径）的新型辅料，提供详细的生产、特性和控制信息，以及潜在污染的评价报告

项目	内容	具体数据
药品制剂控制	产品规范和依据	
	分析方法和方法验证	
	批检验信息	
	杂质特征	
包装容器和封闭系统		描述药品制剂包装的容器/密封系统信息（塑料容器的壁厚、开口，防童盖和防篡改密封装置），包括鉴别各个主部件的结构材料
制剂稳定性数据	稳定性研究摘要和结论	该摘要应包括试验样品的贮藏条件（温度、湿度等）、样品的控制保留时间、样品的包装系统、分析方法及结果、有效期结论，并尽量提供药品在预期实际使用条件下的贮藏条件和有效期
	上市后实际使用条件下的稳定性研究方案和实施承诺书	
	稳定性试验数据	稳定性实验结果数据以及所用分析方法和方法验证报告，包括药品制剂及其包装系统的基本情况，标准规范、验收标准和检测方法，试验设计和试验条件，试验数据，数据分析和结论

3. 非临床研究报告

提供所有的非临床研究报告以及地点信息。

（1）药理学数据：主要药效学、次要药效学、安全性药理学和药效学药物相互作用数据。

（2）药动学数据：分析方法及其验证报告，吸收、分布、代谢、排泄、代谢性药物相互作用（非临床）和其他药动学研究数据。

（3）毒理学数据：单剂量毒性试验（按动物种类和给药途径顺序）、重复给药毒性试验（按照动物种类、给药途径、给药期限顺序，包括有支持力的毒理动力学评价）、基因遗传毒性研究、致癌性研究（长期毒性试验、短期或中期致癌性试验、其他试验和包括有支持力的毒理动力学评价信息）、生殖和成长期毒性研究和其他毒理研究数据。

4. 临床研究报告

（1）生物药剂学研究报告：生物利用度（Bioavailability，BA）研究报告、相对性生物利用度（Relative Bioavailability，RBA）和生物等效性研究报告、体外 – 体内相关性研究报告、人体研究的生物分析和分析方法报告。

（2）利用生物材料进行的有关人体药代动力学研究报告：血浆蛋白质结合度研究、肝代谢和药物交互作用研究和利用其他人体生物材料的研究报告。

（3）人体药代动力学研究报告：健康受试者 PK 和初始耐受性研究报告、患者 PK 和初始耐受性研究报告、内因子 PK 研究报告、外因子 PK 研究报告、群体 PK 研究报告。

（4）人体药效动力学研究报告：健康受试者 PD 和 PK/PD 研究报告、患者 PD 和 PK/PD 研究报告。

（5）药效和安全性研究报告：涉及所声称适应证的药效控制性临床研究报告、非控制性临床研究报告、多项临床研究数据分析报告以及其他研究报告。

（6）其他：上市后市场经验报告（对已上市药品而言）、病例报告（Case Report Form，CRF）和患者名单、参考文献等。

二、我国药品审批的试验数据要求

（一）临床试验审批的试验数据要求

（1）新药名称与理化性质：药物的名称、化学名（如有）、分子量、分子式、结构式（如有）、理化特性、剂型、根据已有的稳定性数据拟定的临时效期、保存条件、使用注意事项等。

（2）非临床研究结果：药理作用、毒理研究（安全药理学试验、单次给药毒性试验、重复给药毒性试验、遗传毒性试验、生殖毒性试验、致癌试验以及其他毒性试验）[42]、非临床药代动力学研究（包括药物的吸收、分布、代谢及排泄）结果。

（3）已有临床研究或使用资料（如有）：人体药物代谢动力学、有效性、安全性、上市情况和其他数据。

（4）临床试验方案[38]：研究背景、试验目的、预计参加的受试者数量、入选标准和排除标准描述、给药计划（包括持续时间、起始剂量、剂量递增方案和终止条件、给药方案并描述首剂量确定依据和方法）、检测指标、对受试者安全性评价至关重要的相关试验详细信息、中止研究的毒性判定原则和试验暂停标准。

（二）上市审批的试验数据要求

（1）药学研究数据：药学研究资料综述；原料药生产工艺的研究资料及文献资料；制剂处方及工艺的研究资料及文献资料；确证化学结构或者组分的试验资料及文献资料；质量研究工作的试验资料及文献资料；药品标准及起草说明，并提供标准品或者对照品；样品的检验报告书；原料药、辅料的来源及质量标准、检验报告书；药物稳定性研究的试验资料及文献资料；直接接触药品的包装材料和容器的选择依据及质量标准[43]。

（2）药理毒理研究数据：药理毒理研究资料综述；主要药效学试验资料及文献资料；一般药理学的试验资料及文献资料；急性毒性试验资料及文献资料；长期毒性试验资料及文献资料；过敏性（局部、全身和光敏毒性）、溶血性和局部（血管、皮肤、黏膜、肌肉等）刺激性等特殊安全性试验资料和文献资料；复方制剂中多种成分药效、毒性、药代动力学相互影响的试验资料及文献资料；致突变试验资料及文献资料；生殖毒性试验资料及文献资料；致癌试验资料及文献资料；依赖性试验资料及文献资料；非临床药代动力学试验资料及文献资料[43]。

（3）临床试验数据：国内外相关的临床试验资料综述，临床试验计划及研究方案，临床研究者手册，知情同意书样稿，伦理委员会批件和临床试验报告等。[43]

本章小结

本章从药品、药品试验和药品审批的角度对药品试验数据的产生和来源进行了详细分析。得出以下结论：药品试验数据是药品在研发过程中产生的重要的表征药品药理、药学活性、有效性和安全性的数据；随着药品注册审批制度的产生和发展，药品试验数据成为获得上市批准的必要条件，对企业也具有相当大的经济价值；药品试验数据的产生需要付出相当的努力，包括资金和时间的投入；上市审批程序对不同类别的药品，例如新药和仿制药的试验数据要求不同；药品试验数据包括药学研究数据、临床前研究数据和临床研究数据三大部分。

参考文献

[1] 何娟，刘文礼，蔡永敏，徐江雁．"本草"的含义及英译规范［J］．中国中医基础医学杂志，2018，24（1）：125 – 127.

[2] 王兰明．新药研究开发的途径与方法［J］．化工时刊，1999（7）：28 – 32.

[3] 王晓良．现代生物技术与世纪之交的新药研究［J］．中国新药杂志，1999（12）：793 – 794.

[4] 李贞，邵蓉．中美两国药品管理若干问题比较［J］．中国药房，2006（16）：1204 – 1205.

[5] 廖立东．中成药生产企业进一步开拓欧盟市场的对策探讨［D］．重庆：西南财经大学，2008：201 – 202.

[6] 闫锋．药品质量监管法律制度完善［D］．重庆：西南政法大学，2008：96 – 97.

[7] 殷志诚．药品市场监管的行政法问题研究［D］．北京：中国政法大学，2006：105 – 106.

[8] 李梅．我国新药定价机制研究［D］．上海：复旦大学，2009：32 – 35.

[9] 谷泓铮，朱建英，周斌．中美创新药注册制度的比较研究［J］．中国医药工业杂志，2016，47（5）：656 – 659.

[10] 李梅．我国新药定价机制研究［D］．上海：复旦大学，2009：78 – 79.

[11] 戎文慧．新药研发信息资源开发与利用的策略研究［D］．北京：中国人民解放军军事医学科学院，2004：185 – 186.

[12] 叶祖光，苏刚强，邹文俊．欧盟药品市场准入审批程序之述评［J］．中国中医药信息杂志，2005（8）：1 – 2.

[13] 光海红，焦佳媛，柴宝山．简析化学药品注册分类改革对药品研发的影响［J］．

药物评价研究，2017，40（9）：1355 - 1360.

[14] 国家食品药品监督管理总局．关于发布化学药品注册分类改革工作方案的公告 （2016 年第 51 号）［EB/OL］．（2016 - 03 - 09）［2018 - 05 - 25］．https：//www. nmpa. gov. cn/directory/web/nmpa/xxgk/ggtg/qtggtg/20160309151801706. html.

[15] 杨扬，赵瑾，郑爱萍，等．中国改良型新药的特点及未来发展［J］．国际药学研究杂志，2017，44（6）：522 - 526.

[16] 杨建红，陈震，邵颖，等．关于我国橙皮书制度构建和实施路径研究的建议 ［J］．现代药物与临床，2017，32（11）：2058 - 2064.

[17] 杨莉，宋华琳，赵婕．药品试验数据保护与专利保护之平行并存性研究［J］．中国新药杂志，2013，22（22）：2600 - 2606.

[18] 黄立东．新药合作研发的风险管理研究［D］．沈阳：沈阳药科大学，2007：51.

[19] 孙润田，孙英．新药研究与开发的特点、问题及对策［J］．医药导报，1992 （01）：1 - 3.

[20] 温守明．药品研发的策略和方法［J］．医药世界，2005（3）：80 - 81.

[21] 周冬梅，程朝辉，曹桂侠．XT 方案序贯 CEX 方案一线治疗三阴乳腺癌疗效观察 ［J］．肿瘤基础与临床，2014，27（5）：385 - 386.

[22] 黄立东．新药合作研发的风险管理研究［D］．沈阳：沈阳药科大学，2007：63.

[23] 杨友田，顾明冬．新药研究与开发途径［J］．临床合理用药杂志，2010，3（6）：121 - 122.

[24] 赵国骥．中外 GLP 法规和认证项目的对比与借鉴［D］．天津：天津大学，2009：52 - 53.

[25] 蒋光祖，胡一桥．国外新药研究与开发的一般过程［J］．药学进展，1988（3）：182 - 185

[26] 郭昆鹏．医药企业新药研发的风险管理研究［D］．开封：河南大学，2010：98 - 99.

[27] 何翔，孙巍．新药研发及药品注册流程分析［J］．民营科技，2010（7）：103.

[28] 国家食品药品监督管理局．关于印发《化学药品技术标准等 5 个药品审评技术标准》的通知［EB/OL］．（2008 - 06 - 03）［2018 - 05 - 26］．https：//www. nmpa. gov. cn/xxgk/fgwj/gzwj/gzwjyp/20080603121101204. html.

[29] 国家食品药品监督管理总局．药物非临床研究质量管理规范［EB/OL］．（2017 - 08 - 02）［2018 - 05 - 25］．https：//www. nmpa. gov. cn/xxgk/fgwj/bmgzh/2017080

2160401550. html.

［30］陈芬，刘思妤．虚拟仿真实验教学系统在药理学实验教学中的应用［J］．湘南学
　　　院学报（医学版），2017，19（1）：57 – 58.

［31］覃容贵，吴建伟，国果，付萍．蝇蛆壳聚糖急性毒性实验［J］．时珍国医国药，
　　　2009，20（3）：555 – 556.

［32］陈永康，张雪映，陈煜，等．刺果番荔枝根提取物对正常小鼠糖耐量的影响及急
　　　性毒性研究［J］．时珍国医国药，2018，29（6）：1287 – 1289.

［33］吕鹏，田心，常维维，等．《药物生殖毒性研究技术指导原则》与 ICH S5（R2）
　　　指导原则的对比研究及实施建议［J］．现代药物与临床，2018，33（8）：2145 –
　　　2148.

［34］国家食品药品监督管理局．关于印发药物致癌试验必要性的技术指导原则的通知
　　　［EB/OL］．（2010 – 04 – 01）［2018 – 05 – 25］．https：//www. nmpa. gov. cn/xxgk/
　　　fgwj/gzwj/gzwjyp/20100401145801553. html.

［35］国家食品药品监督管理总局．总局关于发布药物临床试验的一般考虑指导原则的
　　　通告［EB/OL］．（2017 – 01 – 20）［2018 – 05 – 25］．https：//www. nmpa. gov.
　　　cn/xxgk/ggtg/qtggtg/20170120160701190. html.

［36］徐莉娅，陈燕溪，杨林芬，等．浅析药物临床试验档案管理现状及对策［J］．中
　　　国中医药现代远程教育，2016，14（13）：35 – 37.

［37］王妙新，娄冬华．创新抗肿瘤生物技术药物临床试验总体设计思路的思考［J］．
　　　中国执业药师，2015，12（10）：51 – 56.

［38］国家药监局、国家卫生健康委．关于发布药物临床试验质量管理规范的公告
　　　［EB/OL］．（2020 – 07 – 01）［2020 – 11 – 20］．https：//www. nmpa. gov. cn/xxgk/
　　　ggtg/qtggtg/20200426162401243. html.

［39］国家药品监督管理局．关于发布生物等效性研究的统计学指导原则和高变异药物
　　　生物等效性研究技术指导原则的通告（2018 年第 103 号）［EB/OL］．（2018 –
　　　10 – 29）［2020 – 11 – 20］．https：//www. nmpa. gov. cn/xxgk/ggtg/qtggtg/2018102
　　　9173101911. html.

［40］黄晓龙．化学仿制药新申报资料要求简介［J］．中国新药杂志，2016，25（18）：
　　　2103 – 2108.

［41］郝琨，余丹，王广基．非临床药代动力学的临床转化研究进展［J］．中国药科大
　　　学学报，2015，46（1）：50 – 57.

［42］车越，何珊，陈玉文．生物药物研发项目中的技术风险分析［J］．中国药业，
2014，23（20）：17 – 19.

［43］国家食品药品监督管理总局．关于发布药品注册受理审查指南（试行）的通告
（2017 年第 194 号）［EB/OL］．（2017 – 11 – 30）［2018 – 05 – 12］．https：//
www. nmpa. gov. cn/zhuanti/ypqxgg/ggzhcfg/20171130203401214. html.

第二章 TRIPS 框架下药品试验数据保护的理论研究

第一节 药品试验数据保护制度的产生及发展

1962 年美国颁布的《Kefauver – Hzrris 药品补充法案》，要求所有的药品在上市前必须向 FDA 提交完整的验证药品安全性和有效性的试验数据才能获得上市批准。这一新的规定一方面加强了对药品上市前的质量控制，另一方面也带来两个不利的后果：一是研发成本的大幅增长，从 1962 年到 1977 年，新药的研发成本增长了约43%[1]；二是仿制药的数量下降。为了解决这些问题，美国在 1984 年推出了《药品价格竞争和专利期恢复法》，在该法案中首次引入了药品试验数据保护制度[2]。随后欧洲共同体（以下简称"欧共体"）也制定了和美国类似的，甚至比美国保护力度更强的药品试验数据条款。随后美国通过论坛转移的方式借助区域贸易协定、多边贸易协定和双边贸易协定将药品试验数据保护不断向其他国家和地区移植[3]。

一、药品试验数据保护制度的起源

（一）美国联邦立法

1984 年《药品价格竞争和专利期恢复法》出台之前，仿制药和新药的上市审批程序一样，都需要进行临床前以及临床试验。美国以商业秘密的形式对药品试验数据加以保护。《药品价格竞争和专利期恢复法》出台之后，NDA 和 ANDA 并存的审评方式使仿制药无须再和新药一样进行完整的临床试验，只需提供能够证明和被仿制的新药相同的生物等效性数据即可，FDA 则依赖相应的证明新药的安全性与有效性的试验数据批准仿制药上市。在这种情况下，FDA 拥有了依赖该试验数据批准其他仿制药上市的合法使用权，药品试验数据无法再采用商业秘密的形式进行保护，丧失了商业价值，新药研发者也失去了市场竞争优势[4]。因此，美国推行了"数据独占"（Data Exclusivily）式的药品试验数据保护模式，即对于首次获得上市批准的新化学实体药物以及新适应证或新用途药品分别提供 5 年和 3 年的试验数据保护。在保护期内，FDA 不能依赖新药申请人为了获得上市批准而提交的未披露的药品安全性与有效性试验数据来批准其他仿制药的上市[5-6]。

美国的药品试验数据保护制度可以看作一种平衡之举，在促进仿制药尽快上市的同时，给新药一定期限的数据独占期，在独占期内，不允许仿制药"搭便车"，禁止对新药研发者药品试验数据财产权的剥夺。同时，试验数据保护制度的推出，也是创新药企业面临不断攀升的药品研发成本，不断给政府施压的结果。

（二）欧洲经济共同体的统一立法

1965 年，欧洲经济共同体发布了 65/65/EEC 指令，并在该指令中首次要求药品在上市前需提交证明药品安全性和有效性的试验数据[6]。同时规定：当一药品的化学实体与一已知、已上市使用的药品的化学实体一致时，不用提供试验数据，药品制造商可用一个公开发表的参阅目录来代替。这个参阅目录必须含有药品的药理、毒理、临床试验数据。

1987 年，欧共体对了 65/65/EEC 指令进行了修改，推出了 87/21/EEC 指令，建立了和美国相同的新药和仿制药分别审批的制度，仿制药无须提交药理、毒理和临床数据结果。同时，该指令规定：各成员国需要给获得上市审批的原研药药品试验数据不少于 6 年的保护；如果所销售产品具有最高科学技术，且对该国公众健康利益十分必要，可将数据保护的期限延长至 10 年。

欧共体当时设立药品试验数据保护一方面出于保护药品研发商利益的目的，另一方面则是为了弥补部分欧共体成员国，例如葡萄牙和西班牙，当时药品专利保护缺失而给药企带来的损失[7]。

（三）《北美自由贸易协定》

《北美自由贸易协定》（*North American Free Trade Agreement*，NAFTA）是美国、加拿大、墨西哥三国在 1992 年 8 月 12 日签署，1994 年 1 月 1 日正式生效的区域性多边贸易协定[3][8]。《北美自由贸易协定》可以看作美国积极利用贸易谈判推行药品试验数据保护制度的开始，其中第 1711 条第 6 款是关于药品试验数据保护的。

《北美自由贸易协定》确立了两项关于药品试验数据保护的重要原则。一是向政府提交的未披露的用于获取上市批准的含有新化学实体的药品的试验数据必须受到保护，以防泄露或"不公平的商业使用"，除非出于保护公众利益所需或已采取措施保护该数据不被披露。二是仿制药生产商不能依赖新药厂商提交的试验数据来获得基于"生物等效性和生物利用度研究"的上市批准。结合受保护数据的性质以及申请人在获取数据方面所付出的资金、智力和时间投入等支出[3]，应该给予获得上市许可之日起不少于 5 年的数据独占期[9]。此外，《北美自由贸易协定》还规定，如果其中一缔约方依赖另一缔约方的上市许可结果进行药品在本国的上市审批，试验数据保护期则从药品在另一缔约方国首次获得上市许可之日起计算[3]。例如，如果某个药品在美国率先获得了上市，该药品在墨西哥上市时依赖了 FDA 的审评结果，则在墨西哥的药品试验数据保护期从在美国上市之日起计算，也就是该药品在墨西哥无法获得完整的药品试验数据保护期。

《北美自由贸易协定》是第一个规定了药品试验数据保护的国际性文件[2]。该文件所确立的保护原则、范围和条件为之后 TRIPS 中药品试验数据保护国际规则的制定奠定了基础[3]。同时，在《北美自由贸易协定》中提出了"巨大的努力""不公平的商业使用""依赖"等条件和要求，区别于美国的国内法和欧共体的统一法。

二、药品试验数据保护制度的发展

（一）TRIPS 协定中的药品试验数据保护

《关税及贸易总协定》（*General Agreement on Tariffs and Trade*，GATT）在乌拉圭回合谈判中，也就是 1986 年 9 月 15 日开始的第八轮谈判中纳入知识产权问题。从 1987 年 10 月到 1991 年 12 月，在 TRIPS 协定的谈判中涉及药品试验数据保护的讨论共有两个回合[3]。

1. 药品试验数据保护的第一回合讨论

美国是在乌拉圭回合谈判中第一个建议启动药品试验数据保护规则的国家。1987 年，美国提交的建议版本在商业秘密保护的条款下涉及了数据的保护："作为合法营业的条件而递交给政府的商业秘密不能被公开，除非在涉及国家紧急情况，或公共健康和安全，且其披露不得损害递交者的实际或潜在市场，也不得损害该商业秘密的价值[10]。"

1988 年 10 月，美国提出了一个更为详细的版本：提交给政府的商业秘密不得公开或为第三方利益而使用，除非涉及健康或环境重大风险等国家重要的紧急状况，或者为公共安全和健康提供便利。政府使用或国家紧急情况下公开的前提，必须在其他能够满足政府需要的合理方式不可获得时，且政府仅能在紧急状况存在期内使用。政府对于试验数据的公开要给予补偿，对于十年内的商业秘密，须全额补偿。且要给提交者提供寻求司法救济的机会，否则政府不能公开或使用该商业秘密[10]。

1988 年，欧共体也提出了关于药品试验数据保护的建议：如果缔约方要求将测试或其他数据予以公开，而获取这些数据需要付出相当努力，则缔约方对这些数据应予以保护，以防止其他竞争者的不公平商业利用。数据保护的具体期限应与其付出的努力、数据的性质以及获得数据所付出的投资等合理一致[10]。

1989 年，瑞士提出了一项措辞非常宽泛的建议，保护试验数据不被披露和依赖。与美国的建议不同，瑞士提出了一项无限期禁止政府将提交的数据用于商业目的的建议。为保护人类、植物或动物的生命、健康或环境，在必要时允许对试验数据进行披露。此外，试验数据还可以按比例披露，以告知公众"产品的实际和潜在危险"。

加拿大还提交了一份关于将试验数据按照商业秘密保护的提案，但是加拿大代表明确表示，"TRIPS 谈判可能不是处理政府使用商业秘密问题的适当论坛。"日本和新西兰的初步提案没有包含关于保护药品试验数据的任何建议。一些国家，特别是发展中国家，反对将药品试验数据保护讨论纳入谈判，认为药品试验数据保护不属于知识产权保护的范畴，超出了谈判小组的任务范围。

2. 药品试验数据保护的第二回合讨论

第二轮谈判，始于 1990 年至 1991 年，主要成员分别提出更加详细的草案，如表 2 - 1 所示。

表 2 - 1　TRIPS 第二轮谈判主要成员草案

国家/地区	草案
美国	第 33 条： （1）当缔约方要求提交商业秘密以履行政府职能，不得将商业秘密用于政府或权利持有人以外的任何人的商业或竞争利益，除非权利持有人同意并支付合理的使用费用，或者给予权利人合理的独占使用期限。 （2）缔约方只有经权利人同意或履行必要的政府职能所需，才能向第三方披露商业秘密。在可行的情况下，权利持有人应有机会与缔约方披露商业秘密以履行必要政府职能的任何非政府实体签订保密协议。 （3）缔约方可以保护人类健康、安全或保护环境为目的，要求权利持有人向第三方披露其商业秘密，前提是权利持有人有机会与任何获得商业秘密的非政府实体签订保密协议，以防止商业秘密的进一步被披露或使用
欧共体	第 28 条： 按照《巴黎公约》第 10 条之（a）、（b）款之有效防止不公平竞争的规定：缔约国在要求公布或提交试验数据或其他数据时，如其来源涉及相当大的努力，应保护这些努力不受竞争对手的不公平利用。保护持续的时间应该与努力程度、所需数据的性质、获取这些数据所涉及的开支相匹配，并应考虑到其他保护形式的可行性

国家/地区	草案
瑞士	第 243 条第 1 款：未经著作权人同意，政府不得披露向其提交的以监管审批为目的的临床或安全试验专有信息，除非出于保护人类、植物或动物生命、健康或环境所必需为目的的。 政府机构无权将信息用于商业目的。除非征得所有人同意的情况，或者出于必要需向公众告知产品的实际或潜在危险

在第 33 条中，美国提出了数据独占式保护的草案，与最初提交的草案相比，该草案提出的药品试验数据保护方式与欧盟更为接近。在美国的草案中，不再将药品试验数据视为商业秘密，而是一种独立的知识产权形式。起草者也试图制定更清晰的试验数据排他性规则。另外，草案提出了一项责任规则，即权利持有人在支付合理使用价值费用后可以使用药品试验数据。但是没有提及药品试验数据独占的例外情况，只提及了披露例外，即在保护人类健康和环境的情况下，在政府机构与权利持有人签订保密协议防止试验数据被进一步披露或商业使用的前提下，可以进行披露。

与最初提交的文件相比，欧共体在此次草案中纳入了药品试验数据独占。但是，该条款在某些方面措辞不当。它一方面要求对试验数据进行排他性保护，另一方面将对试验数据的保护与《巴黎公约》第 10 条之 2 款的不公平竞争制度联系起来。该草案也没有防止试验数据被披露的相关规定。在该草案中提及了试验数据保护获得的条件之一是"付出相当的努力"，并建议应根据数据的性质、花费的资金以及可否获得其他形式的保护来判断"努力"的程度。但是，忽略了数据本身以及其保密性。关键是，该草案并未提到药品试验数据"未披露"的条件。因此，根据欧共体提出的草案，被披露的试验数据也是可以获得试验数据保护的。对欧共体草案进行字面上的分析，试验数据保护更侧重于防止不正当竞争的行为，而非保护数据的保密性。此外，欧共体更加侧重药品试验数据的取得付出了多少努力，而非该数据是否是保密的。

瑞士提出的草案在"违反不诚实的商业行为的专有信息的保护"一节中包含了药品试验数据独占条款。瑞士此次提交的草案与上一版的区别不大，仍然没有包括试验数据独占保护的时间限制。草案规定了政府机构不得将已提交的信息进行商业性的使用；除了"保护人类、植物或动物生命、健康或环境所必需"外，禁止披露；此外，还规定经过数据持有人的同意，可以使用数据。草案还提出为了告知公众产品的安全与风险信息，一定程度上可以对数据进行披露。同时，药品试验数据保护不因专利强制许可而丧失。

发展中国家提交的草案仍未提及对药品试验数据的保护，仍持有试验数据不能算是一种知识产权的观点。

3.《布鲁塞尔草案》

第二轮谈判之后，反对专门对未披露的试验数据进行保护的呼声不断。1990 年 12 月，在对各成员提出的建议进行讨论的基础上，在布鲁塞尔召开的 GATT 部长级会议上，提交了一份关于"体现乌拉圭回合多边谈判成果的最后法案草案"，也称为《布鲁塞尔草案》（*Brussels Draft*）。该草案的第 7 部分的第 42 条标题为"对未披露信息的保护"。尽管标题中删除了"违反不诚实的商业行为"的语言，但该条款的文本仍然保留了与《巴黎公约》第 10 条之 2 款的不公平竞争制度的联系，也扩展到了试验数据保护。其中第 42 条 4A 条款是关于药品试验数据保护的规定：

> 缔约方在要求提交未披露的试验数据或其他数据以作为批准销售新的医药产品或新的农用化学品的条件时，如果这些数据的获得付出了相当大的努力，应［保护这些数据不被不公平的商业使用。除非获得数据持有人的同意，否则在合理的时间内（通常不少于 5 年）这些数据不得被依赖用于批准其竞争产品。具体的保护期限应与获取数据所付出的努力程度、数据的性质和准备数据的支出相称。此外，缔约方应保护此类数据不被披露，除非出于保护公众的必要。］

其中，括号部分表示还未获得成员的一致同意。

《布鲁塞尔草案》试验数据保护有关的内容主要基于早期的欧共体文本，以及美国和瑞士提案中的一些内容。尽管如此，这一草案也引入了许多新的规定。例如，保护对象被缩小到仅与新药品和/或新农产品有关的试验或其他数据；新术语"不公平商业使用"，取代了先前"政府或第三方商业使用或得利"的表述。此外，草案还规定在公共健康需要的情况下披露试验数据不需其他任何附加条件。

《布鲁塞尔草案》最显著的变化在于非常明确地规定除数据持有人外，政府和其他人都不能"依赖"受保护的数据。在之前的任何版本中都没有此规定。"依赖"行为的禁止有个合理的期限，该期限不得少于 5 年，应当借鉴欧共体之前提出的"比例原则"来确定保护的合理期限。如果违反规定，"依赖"行为将视为不正当的商业竞争行为。

关于禁止依赖和防止披露的规定的执行部分用方括号括起来，表明谈判各方之间还未达成共识。布鲁塞尔部长级会议之后，谈判小组的会议再次见证了对包含未披露信息的持续抵制。这一趋势，在未来的 TRIPS 中明确地体现出来。

4. 邓克尔文本

1991 年 12 月 20 日，最后草案《邓克尔草案》（*Dunckel Draft*）达成，《邓克尔草案》以《关税和贸易总协定》总干事的名义命名。该草案第 186 条第 39（3）款包含了关于试验数据保护的规定：

> 缔约方出于批准销售使用新化学实体的药品或农业化学产品的目的，要求提交付出相当大的努力获得的未披露的试验数据或其他数据时，应保护这些数据不受不公平商业用途的影响。此外，缔约方应保护这些数据不被披露，除非出于保护公众的必要，或采取了一定的措施确保这些数据不被不公平的商业使用。

《邓克尔草案》进一步缩小了保护对象，限定为使用新化学实体的药品或农业化学产品。然而，《邓克尔草案》中最显著的变化是完全删除了试验数据独占保护条款，删除了关于禁止依赖的明确措辞。同样，没有提及数据持有人的同意，也没有提及比例原则。简而言之，条款中没有任何暗示缔约方有义务实施自谈判开始以来所倡导的试验数据排他性保护。

这一条款被照搬到了 1994 年 4 月 15 日在拉喀什通过的 TRIPS 协定对"保护未披露信息"的规定中。这也证明试验数据排他性保护不应视为防止不正当商业使用的最低义务。

（二）药品试验数据保护的双边/多边协定

1. 美国的药品试验数据保护的双边/多边协定

20 世纪 80 年代初，美国开始实施自由贸易协定（Free Trade Agreement，FTA）谈判政策。1985 年，美国与以色列缔结了第一个自由贸易协定[11]，1989 年，美国与加拿大又缔结了一个自由贸易协定。迄今为止，美国已与 20 个国家/地区缔结了 14 项自由贸易协定[12]。其中两个自由贸易区《北美自由贸易协定》和《美国—多米尼加—中美洲自由贸易协定》（U.S. – Dominican Republic – Central America Free Trade Agreement，DR – CAFTA），位于区域层面，其余的都是双边的。美国在《北美自由贸易协定》中首次纳入实质性知识产权标准，也使加拿大和墨西哥成为最先对药品试验数据采取排他性模式保护的两个国家。

TRIPS 之后，美国和欧盟继续通过和其他国家制定多边、双边贸易协定来推行药品试验数据保护制度。2001 年和 2004 年分别与约旦、新加坡缔结自由贸易协定时重启对药品试验数据的排他性保护。目前共有 11 个协定包含了药品数据独占的条款（见图 2 – 1）。其中，DR – CAFTA 是美国与中美洲 5 国（尼加拉瓜、洪都拉斯、萨尔瓦多、危地马拉、哥斯达黎加）以及加勒比地区的多米尼加共和国在 2005 年 10 月 20 日签署的关于七国间全面贸易的协议[13]，具体内容详见图 2 – 1。

2. 欧盟的药品试验数据保护双边/多边协定

目前欧盟与 14 个国家/地区签署了与知识产权有关的贸易协定，其中有 8 个自由贸易协定涉及药品试验数据独占保护。这 8 个自由贸易协定是欧盟分别同秘鲁与哥伦比亚、韩国、中美洲、摩尔多瓦、新加坡、乌克兰、格鲁吉亚、加拿大签订的，见表 2 – 2。

8 个自由贸易协定中，除了欧盟—格鲁吉亚协定要求授予 6 年的试验数据保护，其他都要求授予不少于 5 年的试验数据保护。除了同中美洲的自由贸易协定以外，其他贸易协定都将保护对象扩展至了生物药品。在保护条件的规定方面，除了中美洲、韩国、加拿大以及秘鲁与哥伦比亚，其

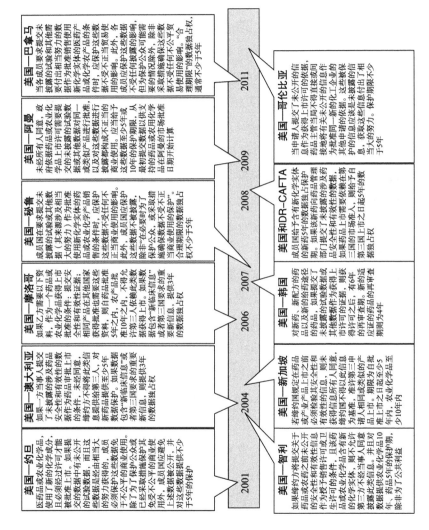

图2-1 美国的药品试验数据保护的双边/多边协定

他自由贸易协定都取消了"付出相当的努力"这一条件。此外,在同格鲁吉亚以及摩尔多瓦的自由贸易协定中,试验数据保护延及新的适应证药品。在秘鲁和中美洲的贸易协定中,引用了《多哈宣言》的条款,允许出于公共健康的目的公开试验数据。

表 2 - 2 欧盟签订的双边协定

时间/年	协定	内容
2012	秘鲁与哥伦比亚	对于为了满足上市而提交的付出了相当的努力获得的未披露的药品试验数据,给予不少于 5 年的数据保护
2010	韩国	对于向药品主管部门提交的为了获得上市批准,并且付出了相当大的努力获得的未披露的药品试验数据,应该给予不少于 5 年的数据保护
2010	中美洲	以获得上市注册审批为目的而向药品管理部门提交的未披露的试验数据,且这些数据的获得付出了相当大的努力,则应该给予这些数据不少于 5 年的数据保护
2012	摩尔多瓦	一些未披露的试验数据如是为了获得上市批准而向药品监督管理部门提交的,则这些数据应该获得不少于 5 年的数据保护
2011	新加坡	对于未披露的向药品主管部门提交的试验数据应该给予不少于 5 年的保护
2014	乌克兰	对于为了满足上市需求而提交给药品主管部门的试验数据,授予不少于 5 年的数据保护
2014	格鲁吉亚	对于未披露的药品试验数据,授予 6 年的试验数据保护
2014	加拿大	试验数据如果满足以下几个条件:上市所必需的、未披露的、含有新的化学实体,并且付出了相当大的努力获取,则可以获得 5 年的数据保护

3. 欧洲自由贸易协会

欧洲自由贸易协会(European Free Trade Association,EFTA)是一个由冰岛、挪威、列支敦士登和瑞士等国家组成的政府间组织,成立于 1960年。EFTA 的目标是加强成员之间的贸易和经济关系。EFTA 于 2000 年与墨西哥签订第一个双边协定,包含知识产权保护条款,但没有与药品试验数据保护相关的规定。此后,EFTA 与 37 个国家缔结了 25 个自由贸易协定。第一个为药品数据提供排他性保护的协定是与智利缔结的，之后又缔结了 13 个数据排他性保护协定。但是与各个成员之间的规定又有些区别，在保护强度上也有所不同。图 2 - 2 表现了 EFTA 与各个国家签订的双边协定中涉及的药品试验数据保护的相关条款。

（三）TPP 的药品试验数据保护

《跨太平洋伙伴关系协议》（*Trans - Pacific Partnership*，TPP）是来自北美、南美、亚洲和澳大利亚的发达国家和其他发展中国家缔结的自由贸易协定。缔约方包括加拿大、墨西哥、智利、秘鲁、澳大利亚、新加坡、新西兰、文莱、日本、马来西亚、美国和越南共 12 个国家[14]。该协定经历了长达 10 年的谈判，其中知识产权保护是最具争议性的谈判条款，而关于药品试验数据保护的条款就经历了 4 轮谈判。

1. 第一回合谈判

第一回合的谈判始于 2013 年，形成了两个草案。第一个草案是由美国提出的，第二个草案则是由新西兰、加拿大、新加坡、智利、马来西亚和越南共同提出的。

美国的提案给予了药品试验数据最强的保护建议，因此也遭到 12 个谈判方中 8 个的反对。内容包括：①将"试验或其他数据"替换为"信息"，并且不要求"未披露"；②将排他性保护扩展到生物制药；③分别给予含新化学实体的药品 5 年，新适应证的药品 3 年的数据保护；④明确所保护的"新"是"本国新"，而非"全球新"；⑤如果药品在其他国家/地区已上市，成员可以要求本国的创新药企业必须在一定期限内在本国上市才能获得本国的药品试验数据保护资格等。

新西兰、加拿大、新加坡、智利、马来西亚和越南提出的共同草案几乎复制了 TRIPS 的内容，但是也加了一些新的要求——和美国提出的草案一样明确所保护的"新"是"本国新"，而非"全球新"，同时将试验数据保护的具体期限不加以限制，而是交由成员自己决定。但是这个草案对澳大利亚、新加坡、智利、秘鲁、加拿大和墨西哥 6 个国家没有任何影响，因为它们在之前加入的美国双边协定中制定了比这个更高的保护标准。在

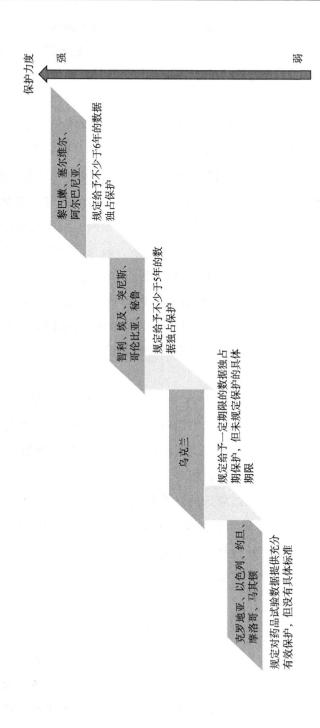

图2-2 EFTA与各个国家签订的双边协定中涉及的药品试验数据保护条款

这个共同草案中还有一项新颖的规定，就是提出药品试验数据保护的强制许可。同时，这个共同草案关注了《多哈宣言》中的健康议题，提出公共健康可以成为药品试验数据保护的例外条款。

2. 第二回合谈判

2014 年 10 月，TPP 关于药品试验数据保护的谈判继续向前推进，各方在讨论一项合并条款。该合并条款基于美国提出的早期提案，但保护对象确定为"未披露的试验数据或其他数据"；去除了包含大量努力的要求，加入了关于生物制品保护的单独条款。各方对生物制品的定义以及保护期限未达成一致，删除了美国提案中关于在一定期限内上市才能享受试验数据保护的条款。同时也有一项"方括号"条款，该条款包含了马来西亚的建议，即在专利强制许可的情况下需提前终止药品试验数据保护和只有经本国作为首个上市国才具备药品试验数据保护资格。这份提案还提出了"过渡期"的概念，即给一些成员国实施药品试验数据保护的过渡期，在过渡期内可以以其他方式对药品试验数据进行保护。

3. 第三回合谈判

2015 年 5 月，第三回合谈判开始。在这次谈判中，各成员国纷纷以更积极的态度加入讨论中。例如，马来西亚和秘鲁提议加入"相当努力"的要求，而日本和美国反对这一要求。同样，秘鲁建议保护期就设定为 5 年，而不是最短 5 年；秘鲁、新西兰、越南、文莱、智利、墨西哥、澳大利亚、新加坡和加拿大反对针对新适应证的试验数据进行保护；美国和日本反对马来西亚关于只有本国为首个上市国才能符合药品试验数据保护的建议，以及关于强制许可可以终止药品试验数据保护的规定。此轮谈判关于生物制品还有若干争议性条款未达成一致。

4. 最终文本

2015 年 11 月 5 日，TPP 的最终文本出台：

> 作为授予某一新药上市许可的条件，如一缔约方要求提交关于产品安全性和有效性的未披露试验和其他数据，则自该新药在该缔约方领土内获得上市许可之日起至少 5 年内，该缔约方不得批准第三人未

经先前提交此类信息的人的同意而上市销售相同或相似产品，基于：

（ⅰ）该信息；或

（ⅱ）授予此类信息提交人的上市许可。

最终的 TPP 版本关于药品试验数据保护的规定有以下几个特点：

第一，确定新药的"新"为"本国新"，而非"全球新"。新药指的是含有未经本国已批准的新的化学实体的药品。未披露的数据不限于首次向本国提交的数据，如果这些数据之前在其他国家被作为上市的证据了，在本国再次提交仍然属于被保护的对象；取消了对这些数据的取得需要付出"相当的努力"的条件。

第二，对含有新化学实体的药品给予最少 5 年的保护，对含有新的临床试验信息的药品则给予 3 年的保护期。但是如果这个含有新临床信息的药品之前从未在本国被批准过，则保护期提高至 5 年；如果成员国给予了新化学实体药品超过 8 年保护期，则无须再制定 3 年的保护期条款。同时，不能因为专利期的到期而终止药品试验数据保护。

第三，对于生物制品的数据保护给出了选择条款。对于首次在成员国获得上市许可的新生物制品，应给予自该新生物制品在本国获得许可之日起不少于 8 年的数据保护，或者也可以给予 5 年的数据保护，但是应该采取"相应的措施"或"确保有适宜的市场环境"能够保证可以获得同前款一样充分的保护。但是该协定并未给出"相应的措施"或"确保有适宜的市场环境"的具体指南，也就是后一种选择各成员国落实起来可操作性较差。

第四，引入过渡期条款。过渡期条款是对一些谈判方的妥协。过渡期从 2 年到 10 年以上。其中，给予了越南最长的过渡期。在 10 年后，它可以要求另一个 2 年的过渡期，然后根据协议的规定进行一次延期。墨西哥也获得了生物制品和新化学实体药物的数据保护过渡期。秘鲁对于已经获得 5 年数据保护的药品的新的临床信息不需额外给予 3 年的保护期。过渡期的具体规定见表 2 - 3。

表 2 - 3　TPP 规定的药品试验数据保护过渡期　　　　　　单位：年

成员国	新化学实体药品	依赖他国上市许可	生物制品
布鲁尼	4	2	4
马来西亚	—	4.5	5
墨西哥	5	—	5
秘鲁	5	—	10
越南	$10 + 2 + X$	3	$10 + 2 + X$

　　TPP 中试验数据排他性规定的一个重要特征是包含了关于个别国家的附件。这些附件是为单独向这些国家提供某些例外情况，而不是向所有谈判方提供这些例外情况。例如，附件 18 - B 规定，第 18.50.1 条（含有新化学实体的药物的药品试验数据保护）、第 18.50.2 条（包含先前批准的含有化学实体的药物的新化学信息的试验数据保护）和第 18.52 条（生物制品的试验数据保护）不影响智利 19039 号法律第 91 条中包含试验数据保护的例外和限制。附件 18 - C 允许马来西亚在本国法律中要求，必须在全球首次上市批准之日起 18 个月内在马来西亚提出上市请求才有资格获得试验数据保护。最后，附件 18 - D 明确指出，如果秘鲁在 6 个月内批准了依赖在他国的上市审批结果而给予批准的创新药的上市许可，试验数据保护期则从依赖外国批准的第一个批准日期开始计算。这是为了保持与之前美国 - 秘鲁的自由贸易协定和秘鲁已制定的本国法律的一致。

　　TPP 的总体目标和原则复制了 TRIPS 的一些目标和原则。就知识产权部分达成总体谅解之后，谈判各方认识到在促进和传播技术创新、鼓励知识和竞争同时也需要平衡不同利益方的利益，特别是权利持有人、使用者和公众。因此，协议中纳入了《多哈宣言》的部分条款，即成员在国家紧急情况和保护公共健康的极端紧急情况下可以对药品试验数据保护进行限制。

第二节　药品试验数据保护制度演进的
路径、争议和发展趋势分析

药品试验数据保护制度的发展其实是美国、欧盟等技术出口型发达国家不断向其他国家乃至全球输出自己的知识产权制度，以达到其主导国际规则，为自己国家争取最大利益的一个不断的谈判过程。在这个谈判过程中对药品试验数据的保护模式进行了多次博弈和讨论，并最终使得数据独占成为目前主导的保护模式。随着谈判的推进，数据独占模式在保护标准上也不断提高。

一、药品试验数据数据保护制度演进的路径：强国的规则输出

药品试验数据保护制度诞生于美国，最初主要是为了保护本国原研药企业的利益[7]。从 20 世纪 80 年代开始，美国就开始在各类国际组织的贸易协定中将试验数据保护作为一项重要议题提出并推行[7]。其基本路径是先在一个国际组织提出，遇到困难时转移到另外的国际组织逐步攻破，如图 2－3 所示。

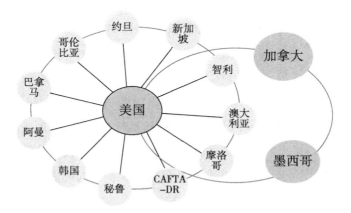

图 2－3　药品试验数据保护的演进路径

TRIPS 是美国在向国际推行药品试验数据保护规则的进程中遇到的比

较困难的一个节点。之前美国已经通过《北美自由贸易协定》在加拿大和墨西哥推行 5 年的药品试验数据独占。在寻求通过 TRIPS 这一多边规则向 WTO 成员输出这一规则时，并未达到预期的结果，TRIPS 以更加灵活的条款给出了药品试验数据较低标准的保护。

在 TRIPS 的前两轮谈判中可以看出，美国和欧共体积极敦促关贸总协定签署药品数据 5 年专有保护，但最终被拒绝了。拒绝的主要原因一方面是发展中国家的反对；另一方面是 TRIPS 的最惠国待遇条款使得药品试验数据独占制度一旦签署，所有的国家都需要遵守，对签署国并没有免除待遇。因此，为了给发展中国家留出制定本国政策的空间，在具体条款上比较模糊和灵活，采用了反不正当竞争方式的试验数据保护模式。这是最低保护标准，并未反对使用数据独占的保护方式。

TRIPS 之后，发展中国家将药品的可及性与人权相联系，阻止数据独占式的药品试验数据保护的扩张，取得的胜利成果之一就是《多哈宣言》的缔结。迫于发展中国家发起的压力，美国转变战略，通过贸易制裁等强制措施和开展双边协定的方式迂回推进。

1996 年，美国贸易代表（United States Trade Representative，USTR）对澳大利亚发起了一项特别的"301 调查"，声称澳大利亚的药品上市制度对药品试验数据提供了不充分的保护。澳大利亚没有授予数据独占保护，它允许随后的申请人依赖之前的审批结论，仅提供生物等效性数据便可通过上市批准[15]。在美国的压力之下，澳大利亚在 1998 年纳入了 5 年的药品试验数据独占保护[16]。1997 年，克林顿政府撤销了阿根廷在普遍优惠制度下给予的优惠税率，将阿根廷对美国的进口额减少了近 2.6 亿美元[17]。撤销捐助的主要原因是就是阿根廷虽然根据第 39.3 条的要求对药品试验数据进行了不披露保护，但仍然允许后续申请人依赖初始注册人的数据获得上市[18]。泰国因为未实施数据独占保护，同样面临美国的压力。

另外一个战略就是通过制定双边协定分而治之，并逐渐孤立发展中国家。美国先后与斯里兰卡、厄瓜多尔、新加坡、智利、秘鲁等国家签订了双边协定，大力推行药品试验数据独占制度。美国贸易代表在这些协定中取得的胜利也为欧盟、日本、瑞士和其他药品出口国带来了好处。在整个

TRIPS 的谈判过程中，欧共体和美国始终站在同一立场，即坚定地认为对药品试验数据应该采取独占的保护方式，仅仅对数据履行不披露义务是远远不够的，对数据进行独占保护是 TRIPS 下一项单独的和不同的义务。虽然欧共体承认"缺乏负担得起的药品对发展中国家，特别是对最贫穷的人来说是一个严重的问题"，但欧共体仍然声称，"保护药品试验数据不受不正当商业使用的最有效方法就是给予试验数据一段合理期限的排他性保护"，欧共体也积极开展各项双边贸易推行这一制度。

在双边协定取得成功的同时，美国积极推动 TPP，从最初的 4 个国家，上升为 12 个国家。并且 TPP 对药品试验数据的保护标准全面超越了 TRIPS 所设立的标准。美国于 2017 年退出了 TPP，开始转变贸易规则，重启双边谈判。

通过对药品试验数据保护制度的演进路径进行梳理，可以清晰地看到美国是如何利用它的强国地位，逐步向双边、区域甚至多边层面推行有利于美国本土医药企业的数据独占制度[6]。因此这项制度的本质就是美国利用其霸权地位在国际范围内的规则输出。

二、药品试验数据保护制度演进的争议焦点：保护模式的选择

药品试验数据保护制度在发展的过程中，发达国家和发展中国家站在不同的利益立场：发达国家站在创新医药企业的立场，希望通过推行试验数据保护激励创新；发展中国家则更加关注公共健康。因此，实际上药品试验数据保护制度在演进过程中的焦点问题就是哪一种保护模式是更加合理的。关于药品试验数据保护主要提出了 3 种模式，被不同的国家采纳或应用在不同的产品上，分别是：反不正当竞争模式（TRIPS 模式）、数据独占模式（NAFTA 模式）和付费使用模式（FIFRA 模式）。

（一）TRIPS 模式

反不正当竞争模式的典型代表就是 TRIPS 第 39.3 款中提出的保护模式。

TRIPS 协议第 39.3 明确规定：在保证按照《巴黎公约》1967 年文本

第 10 条 2 款的规定为反不正当竞争提供有效保护的过程中，成员应依照本条第 2 款，保护未披露过的信息；应依照本条第 3 款，保护向政府或政府的代理机构提交的数据[19]。因此，TRIPS 协议第 39.3 条规定的药品试验数据保护是以反不正当竞争保护为基础和依据的。

在反不正当的竞争的模式下，未披露的药品试验数据被看作商业秘密加以保护。保护的方式主要有两个：一是保护这些数据不被披露，二是保证这些数据不被不正当的商业使用。反不正当竞争保护的争议点在于何种行为构成不正当的商业使用。他人采取欺诈、贿赂、窃取等不诚实手段获取试验数据必然属于不正当的商业使用。但是对于药品监管机构依据原创药品企业提交的证明药品安全性和有效性的数据批准仿制药上市的行为是否构成不正当的商业使用，超出了传统反不正当竞争保护的范围，在TRIPS 中也未给出明确说明。因此出现了基于对 TRIPS 的不同理解，不同国家采取不同的立场。以美国和欧盟为代表的发达国家认为这种行为属于不正当的商业使用，而阿根廷、印度等发展中国家则认为这种行为不能视为非诚实商业行为，原研药企业也不能依据反不正当竞争法对此提出异议或提起诉讼。但是持有与美国和欧盟相同观点的国家基本上都选择了数据独占模式，因为如果把这种依赖视为不当的商业使用行为，而又没有一个期限，仿制药会被无限期地排除在市场之外。因此，执行 TRIPS 模式的国家都允许药品监管机构依据原创药品企业提交的证明药品安全性和有效性的数据批准仿制药上市。

（二）NAFTA 模式

数据独占模式的典型代表是《北美自由贸易协定》提出的保护模式。在《北美自由贸易协定》模式下，药品试验数据被看作一种新型的智慧财产，同时给予与商业秘密不同的保护形式。《北美自由贸易协定》模式的核心也是两点：一是保护试验数据不被披露，二是设定一个固定的保护期限，在保护期内药品监管部门不得依赖这些未披露的数据批准仿制药上市，除非申请人自行取得数据。这一模式另外还对试验数据进行一定的限制，除了未披露以外，还需要付出足够的努力以限定获得保护的药品类型

（例如含有新化学实体的药品）。这一模式也存在诸多争议：首先，数据不披露的要求意味着第三方和公众一般没有机会测试药品监管机关所依据的数据的真实性和完整性，就没有合理的理由阻止药品监管部门的独立审查；第二，重复性研究会导致浪费，还会引起伦理危机；第三，数据独占会制造垄断，可能会提高药品价格，损害公众的健康利益；第四，多长的数据保护期才是"合理的保护期"？在美国和欧盟推行数据独占的双边协议里，对于数据独占期没有统一的标准。

（三）FIFRA 模式

1947 年，美国通过了《联邦杀虫剂、杀真菌剂、灭鼠剂法》（*Federal Insecticide，Fungcide，and Rodenticide Act*，FIFRA）[20]，要求所有跨越州界或国界的农药交易，都必须向农业部登记注册，并向农业部提交包括该项农药配方在内的，足以支持该项农业标识内容的试验资料。1970 年，由环境保护局（Environmental Protection Agency，EPA）负责农药的注册申请。美国国会于 1972 年通过《1972 年联邦环境杀虫剂控制法》（*The Federal Environmental Pesticide Control Act of* 1972），将《联邦杀虫剂、杀真菌剂、灭鼠剂法》从一个有关农业标示的法律，转变为一套管制农业的法律，申请人必须提供足以证明农药安全、有效及对于环境影响的资料，才可以获得农业注册。《联邦杀虫剂、杀真菌剂、灭鼠剂法》规定，申请人于 1978 年 9 月 30 日以后提出的农药注册申请资料，除非取得其允许，EPA 自申请人取得农药注册之日起 10 年内，不可以参考这些资料批准其他农药的注册申请。他人若想依赖这些数据，可尝试获得数据所有人的自愿许可——通过交叉许可和付费的方式[21]。如果在 90 天之后，最初的注册人和后来的申请人不能达成协议，任何一方都可以选择提起仲裁。仲裁员将对应支付给注册人的许可费作出具有约束力的最终决定，从而解决该问题。试验数据自提交之日起 15 年内享有获得经济赔偿的权利。对于含有新化学成分的产品，须在 10 年独占期满后，在接下来的 5 年获得支付费用赔偿。

付费使用模式的优点在于给了原创企业和仿制药企业双方主动权，使双方可以通过协商的方式来确定补偿数额，降低交易成本，发挥市场的无形作用，还可以减少监管机构对解决数据使用问题的投入，为政府减负。其缺点为对合理的赔偿数额很难达成统一的标准，而且仲裁的达成可能需要耗费一定的时间，会延迟仿制药的上市。如果在谈判能力和缔约方的期望方面存在很大的差异，将会延长这一谈判过程。

目前关于药品还没有一个国家/地区选择付费使用模式。在 EFTA 与中国香港、澳门签订的双边协议中，提出成员可以自行立法：在充分补偿试验数据所有人后，药品监督管理部门即可依赖试验数据对仿制药进行上市审批[17]。这是建立药品试验数据付费使用模式的新尝试，但是目前还没有具体的适用案例出现。

（四）三种模式的比较

以上三种模式是药品试验数据保护制度在演进的过程中出现的，各有优缺点，表 2 - 4 对这三种模式进行了比较。

表 2 - 4　药品试验数据三种保护模式比较

保护模式	TRIPS 模式	NAFTA 模式	FIFRA 模式
含义	禁止药品试验数据的不正当商业使用。权利人享有对抗不当使用未披露的药品试验数据的权利	为未披露的试验数据提供一段时间的独占保护，在保护期内他人不得使用或引用这些数据，药监部门也不能依赖这些数据批准其他药品的上市许可	他人援引之前的申请人为获得注册批准提交给药品监督管理部门的未披露的试验数据时，需要向新药厂商支付一笔分摊原厂取得试验数据成本的"补偿金"
优点	对仿制药进入市场的障碍较低	利于创新药企业收回投资；刺激创新企业进行新药研发；吸引跨国药厂对本国医药的投资	避免重复试验产生的资源浪费和伦理问题；协商解决会促进仿制药的尽快上市；减少政府管理成本
缺点	对新药研发企业不公平；降低医药企业开展新药研发的积极性	拖延仿制药入市；容易造成市场垄断，抬高药品价格	公平地决定补偿金数额比较困难；成本分摊仲裁或协商如无法获得预期效果，会导致仿制药入市的拖延

保护模式	TRIPS 模式	NAFTA 模式	FIFRA 模式
实践国家/ 地区	阿根廷、多米尼加、洪都拉斯、巴拿马、玻利维亚、厄瓜多尔、秘鲁、埃及、沙特阿拉伯、泰国等（发展中国家为主）	美国、欧盟、日本、韩国、智利、加拿大、澳大利亚等（发达国家为主）	美国农药品，尚无药品的实施国家和案例

三、药品试验数据保护制度演进的趋势：不断提高的保护标准

从药品试验数据的演进可以清晰地看出，从 TRIPS 到 FTA，再到 TPP，药品试验数据保护的标准逐步提高。目前，除了少部分发展中国家还在实施 TRIPS 模式的保护外，大多数国家已经在美国、欧盟等发达国家/地区的双边谈判、区域谈判、贸易制裁的压力下采用了数据独占的保护模式。而且数据独占模式下的保护客体和范围在扩大，保护条件在降低。

第一，数据独占模式逐步替代反不正当竞争模式。TRIPS 条款的模糊性，使得各国/地区对药品试验数据保护的模式有不同的理解，TRIPS 并未否认数据独占式的保护模式，同样也未否认反不正当竞争式的保护，因此发展中国家/地区选择反不正当竞争模式的保护也未违反 TRIPS 的规定。但是 FTA 用数据独占模式彻底取代了 TRIPS 时代的反不正当竞争模式，明确规定未经数据持有人同意，在一定时期内药品主管部门不得依赖数据持有人提交的未披露的药品试验数据批准后续药品的上市许可。这基本上终结了 TRIPS 时代的模糊性和解释空间。TPP 同样也明确了其数据独占保护模式。

第二，药品数据的保护条件在降低。TRIPS 确立的试验数据的保护条件主要有三个：获得上市许可所必须、未披露和包含了相当的努力。TRIPS 仅保护"未披露"的药品试验数据。而美国 – 新加坡 FTA、美国 – 韩国 FTA 等 5 个 FTA 没有规定该等限制，理论上已公开的试验数据仍然可以享受数据独占保护[22]。除《北美自由贸易协定》、美国 – 约旦自由贸易

协定外，大多数 FTA 所要求的试验数据保护条件已剔除了"包含相当的努力"，TPP 同样把"包含相当的努力"这个条件给去掉了，但保留了"未披露"。

第三，药品数据的保护范围在扩大。TRIPS 要求保护的药品为"含有新化学成分"的药品，但是 TRIPS 并未详细界定什么是含有新化学成分的药品，给成员留下了很大的解释空间。各国法律对"新型化学实体"采用了不同的立法选择。首先，对"新"的界定。以美国和欧盟为代表的发达国家/地区采取了较宽泛的要求，只需"本国新"即可，而以阿根廷为代表的发展中国家则建立了严格的标准，要求"全球新"。其次，对于什么是具体的"新的化学实体"在 TRIPS 和 TPP 中均未指明是否包含已批准化合物的衍生物。目前，欧盟采取了最为宽泛的标准：已批准的新化学实体的酯、盐、醚、光学异构体等其他衍生物、组合物，若其具有显著的临床优势，则均可视为新型化学实体。美国的标准较为严格，已批准的新化学实体的酸、酯、盐（包括含有氢键或配位键的盐）以及其他衍生物都不视为药品试验数据保护的保护对象。美国－澳大利亚 FTA、美国－韩国 FTA、欧盟－格鲁吉亚、欧盟－摩尔多瓦的 FTA 则将试验数据的范围扩展至已批准药品的新适应证和新用途。同样，TPP 也把新适应证、新剂型或新给药途径的药品纳入了保护范围，给予 3 年的保护期。

第三节　药品试验数据保护的法理基础及法律意义

一、药品试验数据保护的法理基础

（一）药品试验数据是无形的智慧财产

（1）药品试验数据的知识产品属性。

知识产品是通过知识、智力结合资本、劳动等因素的投入而产生的满足消费者物质或精神需求的创造性成果。知识产品没有特定的表现形式，既可能体现在某一实物产品或服务之中，也可能以独立的价值形式体现，还有可能只体现在某一综合价值形式内，主要表现为科学技术、发明创造以及文学艺术作品等[23]。通过第一章对药品试验数据的详细概述，可以把药品试验数据主要分为三部分[24]：①临床前的试验数据。临床前的试验数据包括药学试验数据和非临床研究试验数据。通过动物试验进行药学和药理毒理学研究，以获取大量的证明该药品稳定性、药理、毒理、动物药代动力学等特征的试验数据。②临床试验数据。临床前研究结束，需要提交临床研究申请，经过药品主管部门批准同意后，将进入人体临床试验阶段，以获取药品在人体运用的安全性和有效性试验数据。③生产流程、生产设施等数据。临床研究结束，就需要提交上市注册申请了。除了之前的临床前研究数据和临床研究数据外，生产流程和生产设施等数据也是上市必需的数据。虽然不同国家对药品试验数据的具体要求有所不同，但这些数据是药品在世界上任何一个国家上市必需的。

（2）药品试验数据的财产属性。

最早对试验数据财产属性确认可追溯到美国的"拉克尔肖斯诉孟山都案"（*Ruckelshaus v. Monsanto*）。该案的争议焦点之一就是 Monsanto（孟山都公司）所提出的农药注册申请试验数据是否具有财产属性。

1978 年，美国在制定《联邦杀虫剂、杀真菌剂、灭鼠剂法》修正案时提出[25]，当事人不能就赔偿数额达成协议的，可以提起有约束力的仲裁程序；数据所有人拒绝参加谈判或者仲裁的，丧失赔偿请求权。同时不符合 10 年独占期或 15 年赔偿期的数据可由 EPA 无限制地用于批准其他农药产品上市的依据。另外还规定 EPA 可以将原始资料权利人所提出的农业注册申请资料中有关健康、安全与环境的所有资料，向符合资格的申请人公开，即使这些资料属于 1972 年的《联邦杀虫剂、杀真菌剂、灭鼠剂法》中所确认的营业秘密、商业或财务资讯。但有关制造、品质管控和添加非活性成分细节的资料，除非 EPA 认定其公开与公共健康或环境的不可预期危险有关，并不在授权公开的范围。此外，除非原始资料人同意，EPA 也不可以将资料公开给外国厂商或跨国厂商。

Monsanto 是许多化学产品的研究和开发制药商，产品包括杀虫剂等农药在内。Monsanto 提出美国国会在此次修正案中允许有条件地未经数据所有人同意参考或披露资料所有人提交的试验数据剥夺了试验数据所有人的财产权。最终地区法院和联邦法院都支持了 Monsanto 的主张，承认试验数据具有财产权的属性，Monsanto 有权享受其财产权利。虽然本案是关于农药产品的试验数据的，但是奠定了美国法院对试验数据财产性质的判断。药品试验数据制度的建立的基本理论依据就是基于试验数据的财产属性。

（3）药品试验数据的无形性。

无形性财产具有非物质性、不发生有形控制的占有和不发生有形损耗的使用等特点[26]。

非物质性指的是无形财产是具有内在价值和使用价值的，凝结在有形载体中的无形的脑力劳动成果。药品试验数据是研发人员通过方案设计、试验验证等脑力劳动得出的脑力成果，同时通过递交给药品监管部门的试验资料这一有形载体呈现出来。

无形财产的使用不像有形财产那样会损耗，而且无形财产可以被多个主体共同使用。证明药品安全和有效的试验数据可以被反复使用，也可以被药品监督管理部门用作其他药品上市的参考。

由于药品试验数据的智慧财产属性，TRIPS 将其列为知识产权的一部分。

（二）药品主管部门在批准新药上市时拥有了药品试验数据的合法知悉权

由于药品试验数据是获得上市许可所必须，因此研发者将试验数据提交给药品主管部门时，药品主管部门便获得了药品试验数据的合法知悉权。在以批准此新药上市为目的的范围内，药品试验数据的所有权发生了一定的转移。药品主管部门出于审查数据的需求，拥有对这些数据的使用、处分权。此时，新药研发者不能以试验数据所有权人自居而主张药品主管部门侵害其对药品试验数据的所有权。但是，药品研发者可以以保护商业秘密为由阻止药品主管部门向商业竞争者或者以营利为目的披露、使用这些试验数据。因此，在药品试验数据保护制度出台之前，各国均以商业秘密（有限的）的形式保护药品试验数据。

（三）仿制药审批制度的改革催生药品试验数据保护制度的产生

每一个国家药品试验数据保护制度的诞生都伴随着仿制药注册审批制度的改革。以美国为例，在《药品价格竞争和专利期恢复法》出台之前，仿制药和新药的上市审批程序一样，都需要进行临床前以及临床试验。出于加快仿制药上市、维护公共健康的考虑，FDA 规定仿制药只需提交简化新药申请，提供能够证明和被仿制的新药相同的生物等效性数据即可，FDA 则依赖相应的证明新药的安全性与有效性的试验数据批准仿制药上市。在这种情况下，FDA 拥有了依赖该试验数据批准其他仿制药上市的合法使用权，药品试验数据无法再采用商业秘密的形式进行保护，丧失了商业价值，新药研发者也失去了市场竞争优势。如果不引入试验数据保护制度，就会产生仿制药"搭便车"的情况，这是对新药研发者药品试验数据财产权的剥夺，扰乱竞争秩序、挫伤新药研发者研制新药的积极性和创造性。美国 2010 年推出的生物新药的试验数据保护制度也是伴随着生物仿制药的简化申请改革而产生的。

二、药品试验数据保护的法律意义

（1）药品试验数据保护是收回研发投资的重要保障。

药品试验数据的获得需要经过长期的试验、耗费巨大的金钱，如果不对这些数据加以保护，仿制药生产商就可以无偿地利用这些数据马上获得上市批准，而不必承担新药开发商所付出的巨额投资，造成仿制药"搭便车"的情况，并对品牌药形成竞争，拉低品牌药的价格，这对于新药（特别是未获得专利保护的新药）开发商而言是极其不公平的，并且会抑制他们继续创新。药品数据保护是补偿药品研发投入的有效措施。

（2）药品试验数据保护是维护公共利益和新药投资者的个人利益的法律保障。

药品试验数据除了具备智慧财产属性以外，还具有一定的公益属性。药品作为一种特殊的商品，除了为厂商带来利润以外，更肩负着维护社会公共健康的使命。因此，如果对试验数据只加以保护，不加以限制，则不利于维护公众健康的公共利益。在理论上已经可以预知结果的前提下仍然要求仿制药申请者重复进行证明药品安全性和有效性的试验，从经济的角度而言是一种浪费，从人道的角度而言则是不合理的。重复的动物实验会导致因动物实验而受苦或死亡的动物增加，临床试验也会增加受试者的痛苦和承担副作用的风险。因此，允许药品主管部门依赖相应的新药的试验数据批准仿制药的上市是符合公共健康、社会经济利益以及人道之考量的。这时公共利益和新药投资者的个人利益出现了冲突，需要一种法律制度来平衡这种冲突。药品试验数据保护就是维护公共利益和新药投资者的个人利益的法律保障。

第四节　药品试验数据独占保护和专利保护的平行并存性分析

一、药品试验数据保护和专利保护的平行并存问题的提出

根据 TRIPS 协议第 39 条第 3 款的规定，药品试验数据获得保护应该满足 4 个条件：①为了获得上市许可而提交的药品主管部门所要求提交的药品或农产品的试验数据；②申请上市的药品含有新的化合物实体；③数据处于未披露状态；④为了获得这部分数据，付出了"相当的努力"[27]。虽然各个国家在实施药品试验数据保护上适用的标准不同，有的是高于 TRIPS 标准的，如美国、欧盟等发达国家，但这 4 个条件是获得药品试验数据保护的基本条件。从这 4 个基本条件可以看出，试验数据保护的获得和有无专利保护无关，药品试验数据保护是和专利保护平行并存的独立的知识产权保护形式[28]。

药品试验数据保护和专利保护平行并存的一个显著特点，是药品试验数据保护期和专利保护期会有很大一部分的重叠。专利保护的期限通常为自申请之日起 20 年，远远大于试验数据保护期限。药品试验数据的保护期限从药品获得上市批准之日算起。但一般来说含有新的化学成分或生物活

性成分的药品通常能够获得专利保护，获得试验数据保护时通常还有剩余的专利保护期。专利保护的范围和力度是大于药品数据保护的，因此即使没有数据保护，在新药的专利保护期内仿制药也是无法上市的。以目前试验数据保护期最长的美国的生物新药为例，选取 2010 年 3 月 BPCIA（*Biologics Price Competition and Innovation Act*，《生物制剂价格竞争与创新法案》）颁布后能够享有试验数据保护的 56 个生物新药为例，统计新的生物活性成分专利期满之日和试验数据期满之日的时间差，发现有 33 个生物新药的试验数据保护过期后专利保护仍未过期，56 个生物新药通过注册后剩余的专利期比试验数据保护期平均长 68 天（见表 2 - 5）[29]。

表 2 - 5　生物新药的专利期和试验数据保护期比较

生物新药商品名	新的生物有效成分专利期满日期	12 年的试验数据保护期满日期	专利期满之日与数据保护期满之日间隔天数	生物新药商品名	新的生物有效成分专利期满日期	12 年的试验数据保护期满日期	专利期满之日与数据保护期满之日间隔天数
Aldurazyme	2019 - 11 - 12	2015 - 04 - 30	- 1657	Myozyme	2020 - 10 - 29	2018 - 04 - 28	- 915
Amevive	2017 - 01 - 30	2015 - 01 - 30	- 731	Naglazyme	2020 - 07 - 17	2017 - 05 - 31	- 1143
Angiomax	2010 - 03 - 23	2012 - 12 - 15	998	Natrecor	2014 - 05 - 19	2013 - 08 - 10	- 282
Apidra	2018 - 06 - 18	2016 - 04 - 16	- 793	Neulasta	2013 - 12 - 10	2014 - 01 - 31	52
Aranesp	2016 - 01 - 05	2013 - 09 - 17	- 840	Nplate	2019 - 10 - 22	2020 - 08 - 22	305
Arcalyst	2012 - 11 - 28	2020 - 02 - 27	2647	Orencia	2017 - 11 - 25	2017 - 12 - 23	28
Avastin	2017 - 04 - 07	2016 - 02 - 26	- 406	Ovidrel	2009 - 04 - 29	2012 - 09 - 20	1240
Bexxar	2014 - 01 - 21	2015 - 06 - 27	522	PEG-Intron	2015 - 01 - 19	2013 - 01 - 19	- 730
Byetta	2016 - 12 - 01	2017 - 04 - 28	148	Raptiva	2017 - 11 - 20	2015 - 10 - 27	- 755
Cimzia	2024 - 07 - 06	2021 - 05 - 13	- 1150	ReFacto	2010 - 02 - 28	2012 - 03 - 01	732
Elaprase	2019 - 09 - 03	2018 - 07 - 27	5371	Remicade	2014 - 08 - 12	2010 - 08 - 24	- 1449
Elitek	2016 - 07 - 12	2014 - 07 - 12	- 731	Remodulin	2014 - 10 - 06	2014 - 05 - 21	- 138
Erbitux	2015 - 06 - 07	2016 - 02 - 12	250	Simulect	2020 - 02 - 18	2010 - 12 - 05	- 3362
Fabrazyme	2015 - 09 - 27	2015 - 04 - 24	- 156	Soliris	2014 - 05 - 02	2019 - 03 - 16	1784
Forteo	2005 - 04 - 04	2014 - 11 - 26	3523	Somavert	2017 - 03 - 25	2015 - 03 - 25	- 731
Fuzeon	2014 - 11 - 17	2015 - 03 - 13	116	Stelara	2022 - 07 - 26	2021 - 09 - 25	- 304

生物新药商品名	新的生物有效成分专利期满日期	12 年的试验数据保护期满日期	专利期满之日与数据保护期满之日间隔天数	生物新药商品名	新的生物有效成分专利期满日期	12 年的试验数据保护期满日期	专利期满之日与数据保护期满之日间隔天数
Herceptin	2014 – 10 – 14	2010 – 09 – 25	– 1480	Synagis	2015 – 10 – 20	2010 – 06 – 19	– 1949
Humira	2016 – 12 – 31	2014 – 12 – 31	– 731	Tarceva	2018 – 11 – 08	2016 – 11 – 18	– 720
Increlex	2017 – 09 – 18	2017 – 08 – 30	– 19	Thyrogen	2010 – 08 – 31	2010 – 11 – 30	91
Iplex	2019 – 05 – 11	2017 – 12 – 12	– 515	TNKase	2014 – 06 – 02	2012 – 06 – 02	– 730
Kepivance	2014 – 10 – 14	2016 – 12 – 15	793	Tysabri	2017 – 04 – 27	2016 – 11 – 23	– 155
Kineret	2013 – 12 – 24	2013 – 11 – 14	– 40	Vectibix	2017 – 05 – 05	2018 – 09 – 27	510
Lantus	2011 – 12 – 03	2012 – 04 – 20	139	Velcade	2017 – 05 – 03	2015 – 05 – 13	– 721
Lucentis	2017 – 04 – 07	2018 – 06 – 30	449	Verluma	2010 – 08 – 20	2010 – 10 – 13	54
Luveris	2011 – 06 – 20	2016 – 10 – 08	1937	Visudyne	2011 – 09 – 09	2012 – 04 – 12	216
Macuge	2015 – 05 – 19	2016 – 12 – 17	578	Xigris	2015 – 11 – 21	2013 – 11 – 21	– 730
Mircera	2020 – 08 – 26	2019 – 11 – 11	– 289	Xolair	2017 – 06 – 20	2015 – 06 – 20	– 731
Myobloc	2013 – 12 – 28	2012 – 08 – 12	– 503	Zevalin	2016 – 02 – 19	2014 – 02 – 19	– 725

因此，药品试验数据保护和专利保护平行并存是否合理以及二者平行并存会造成什么负面效应是值得思考的问题。

二、药品试验数据保护和专利保护平行并存的合理性分析

（一）药品试验数据保护与专利保护的平行性

1. 补偿的"努力"不同

无论专利保护还是试验数据保护，都是通过授予一定期限的独占期对获得技术创新成果所付出的"努力"的补偿，但是这两种努力的侧重是不同的。以生物新药为例，专利保护侧重于对研制出或分离出具有疾病治疗作用的生物有效成分所付出的"努力"的补偿，而药物试验数据保护则侧重于为了验证生物有效成分的有效性和安全性（特别是人体临床试验）所进行的大量试验所付出的"努力"的补偿。

2. 创新标准不同

无论专利保护或试验数据保护，都要求"新"。专利保护中的"新"表示未曾在公开的文献上发表过，且在提出专利申请之前未有他人依据同样的试验数据递交过专利申请。药品试验数据保护中的"新"强调的是未曾获得过注册批准。相对而言，专利保护对于"新"的要求和标准是高于药品试验数据保护的。

3. 权利范围不同

试验数据保护赋予新药研发者对证明药物安全性和有效性的试验数据的专有权，药品主管部门不能依赖此数据批准其他相关仿制药的上市申请，但是试验数据保护并不排除其他医药企业依据自行取得的试验数据获得上市批准。因此，试验数据保护只是对试验数据的独占，而不享有绝对的市场独占权。药品专利保护则赋予专利权人绝对的市场独占权，对于未经专利人同意的任何实施专利的行为都是禁止的。但是专利保护的独占权有一个特点就是可以挑战无效。美国、欧盟，包括我国在内的很多国家都规定，非专利权人如果能够证明专利药的相关专利是无效的，比如不符合"新颖性"的要求、属于专利法规定的不授予专利权的范围或公开不充分等，就可以在专利期满之前申请上市而不构成侵权。药品试验数据保护的市场独占权虽然是相对的，但试验数据独占权的有效性却不容挑战。同时专利在实施的过程中被侵权的风险也是很大的，仍然以生物新药为例。生物的化合物是高度复杂的分子，就像是由数百个，有时甚至是成千上万个组件搭建的复杂的三维结构的积木[30]，因此仿制药申请者只要对生物化合物的分子进行一个小的改变，并保留核心设计，就可以规避专利侵权。但是药品试验数据保护却没有这样的风险性，只要是仿制药申请，就不能依赖新药的试验数据，没有任何可以规避的技术手段。

4. 所属法律体系不同

数据保护作为一种独立的知识产权，具有知识产权和行政保护的双重属性。但是极少数的国家，通常为发展中国家，如阿根廷、巴西和越南等，将其列入了知识产权保护的法律体系中。但很多国家，以美国、欧盟等发达国家/地区为代表将其列入了药品管理法中。这是两个完全不同的法律体系。前者属于民商法法律体系，后者则属于行政法法律体系。而专利保护并没有这种分歧，统一都列入了知识产权法律保护体系中。因此试验数据保护既属于国家行政权力的范畴，也属于民事范畴。而专利权为私权，完全属于民事范畴。

5. 获取保护的条件不同

专利保护的获取具有耗时长、花费高、标准高三个特点。专利保护的获得需要向专利主管部门首先提出专利申请，审评的时间较长，一般需要 1.5 ~ 5 年。而且专利申请费用、审查费用以及维持费用的支出通常也比较昂贵。获得专利保护的标准也比较高，药品除了满足最基本的"新颖性""实用性"和"创造性"的要求外，还要求对于化合物能够准确表征该化合物的化学结构或分子式，组合物能够准确描述组分，以使受保护的化合物或组合物能够清楚地被确认。而生物药品通常是由糖、蛋白质、核酸，或这些物质的复杂组合，组分不容易识别和表征，很难满足专利保护的要求，因而获得专利保护的不确定性也比较大。而试验数据保护在一定程度上类似于药品注册审评的"副产品"，无须专门提出申请，只要满足授予数据保护的条件，则在药品注册批准时一并授予，无须额外支付试验数据保护的审查费用及申请费用。

（二）药品试验数据保护和专利保护的互补性

专利保护和药品注册隶属于不同的部门，审核的标准不同、侧重点不同。获得专利保护不一定能够获得上市注册批准，因此也不一定能获得试验数据保护，因为试验数据保护的前提是获得上市批准。同样，获得试验数据保护也不一定能获得专利保护，因为可能已经丧失了"新颖性"。这体现了药品试验数据保护和专利保护的平行性。

同时，药品试验数据保护和专利保护各有优缺点。专利保护标准高、保护力度大、保护期长，但同时也具有保护成本高、风险性和不确定性的特点。药品试验数据保护则具有相对稳定的独占性、申请程序简单，有的国家获得上市许可便自动获得，且无须额外付费，弥补了专利保护的许多不足。因此，药品试验数据保护和专利保护两者分工不同，各司其职；又相互补充，缺一不可。这体现了药品试验数据保护和专利保护的并存性。

　　以上是通过对药品试验数据保护和专利保护的法律特征对比分析了二者平行并存的合理性。如果从试验数据保护和专利保护界入的时间点来分析的话，则更加能够说明问题。因此，仍以美国的生物新药为例，通过图 2-4 展示药品试验数据保护和专利保护在时间点上的平行并存性。

　　将药品研发（Research and Development，R&D）开始的时间点确定为"0"，图 2-4 展示了生物新药临床前研究、临床研究、专利申请、注册申请、专利保护、试验数据保护等各个节点开始的时间点以及时间长度。通过本图 2-4 可以看出，专利保护通常在临床前研究的阶段就提交了，由于提交专利的时间点，专利审批、临床试验以及 FDA 新药审批所用的时间的差异造成了药品通过注册审批之后剩余专利期长短不一致（图中专利期延长是美国对专利审批耗费的时间的补偿；0.5 年的试验数据保护期延长是 BPCIA 规定如果生物新药做了儿童应用的临床研究，则试验数据保护期延长 0.5 年）。试验数据保护和专利保护分别在药品不同的生命阶段发挥知识产权保护作用，从时间点上体现了二者的平行并存性。

本章小结

　　药品试验数据保护制度最早由美国在其国内法中制定，后通过双边和多边协议向其他国家/地区输出。同时，欧盟在药品试验数据保护制度上和美国持有同样的立场。TRIPS 是美国向世界范围内输出药品试验数据保护制度最重要的多边协议。但是 TRIPS 经过多论谈判，最终制定了弹性、灵活的试验数据保护条款，给了成员在本国/地区实施药品试验数据保护制度时充分的解释空间。TRIPS 谈判的结果并未达到美国和欧盟推行高标准的药品试验数据保护的期望，因此在 TRIPS 之后，美国和欧盟继续通过和其他国家/地区签订双边、多边协议推行欧美倡导的药品试验数据保护模式，直至在 TPP 中达成了"TRIPS +"的药品试验数据保护协议。药品试验数据保护制度的发展其实是美国、欧盟等技术出口型发达国家/地区

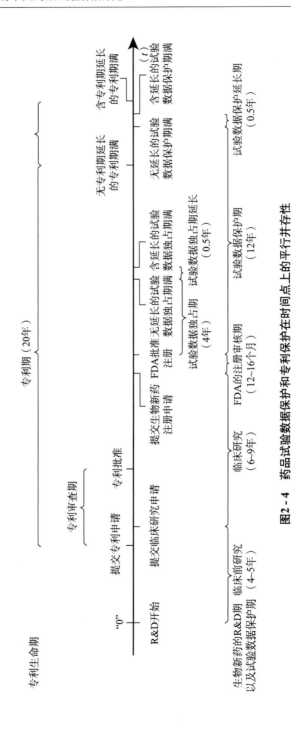

图2-4 药品试验数据保护和专利保护在时间点上的平行并存性

不断向其他国家/地区乃至全球输出自己的知识产权制度，以达到其主导国际规则，为自己国家/地区争取最大利益的一个不断的谈判过程；在整个药品试验数据保护的演进过程中，争议的焦点就是保护模式，集中于反不正当竞争模式和数据独占模式；同时，也可以看到其演进的轨迹就是不断提高的保护标准。

　　药品试验数据是一种无形的智慧财产，由于药品监管机构获得了其合法知悉权，并伴随着仿制药审批制度的改革，催生了药品试验数据保护这一特殊的药品知识产权保护形式。药品试验数据保护是收回研发投资的重要保障，也是维护公共利益和新药投资者的个人利益的法律保障。药品试验数据保护是一种完全不同于专利保护的知识产权形式，二者在存在方式和表现形式上，具有平行共存的特点。

参考文献

［1］AZOULAY P. The changing economics of clinical development ［J］. Earthinst., 2004, 20 (3): 15 – 17.

［2］周婧. 药品试验数据的保护与限制 ［J］. 知识产权, 2017 (3): 87 – 92.

［3］褚童. TRIPS 协定下药品试验数据保护研究 ［D］. 上海：复旦大学, 2014: 28 – 30.

［4］杨莉, 张大为, 陈晶, 等. TRIPS 框架下药品试验数据保护的适用范围与我国的立法选择 ［J］. 中国新药杂志, 2015, 24 (20): 2301 – 2307.

［5］刘桂明, 黄超峰, 骆红英, 琚桂峰. 中国仿制药进入欧美市场知识产权应对策略 ［J］. 中国医药工业杂志, 2016, 47 (10): 1339 – 1343.

［6］冯洁菡. TRIPS 协议下对药品试验数据的保护及限制——以国际法和比较法为视角 ［J］. 武大国际法评论, 2010, 11 (1): 125 – 144.

［7］程文婷. 试验数据知识产权保护的国际规则演进 ［J］. 知识产权, 2018 (8): 82 – 96.

［8］刘晓红, 袁小珺. 国际投资仲裁第三方参与问题研究 ［J］. 上海对外经贸大学学报, 2017, 24 (3): 17 – 29.

［9］North American Free Trade Agreement ［EB/OL］. (2016 – 09 – 30) ［2020 – 12 – 19］. https://www.cbp.gov/trade/nafta.

［10］梁志文．论 TRIPS 协议第 39.3 条之数据保护［J］．法治研究，2014（2）：111－121.

［11］曾令良．区域贸易协定新趋势下《跨大西洋伙伴协定》的负面影响与中国的对策［J］．武汉大学学报（哲学社会科学版），2015，68（2）：59－67.

［12］王辉．司法方法解决国际经济争端中的"英美法系偏好"述评［J］．湖北行政学院学报，2014，4：75－78.

［13］U. S. – Dominican Republic – Central America Trade Agreement［EB/OL］．（2009－09－01）［2020－12－19］．https：//www. fas. usda. gov/sites/development/files/cafta－dr_2009. pdf.

［14］梁炳猛，龚维玲，谢珺莎．从 TPP 与 RCEP 看中美在东盟的经贸博弈［J］．南宁职业技术学院学报，2015，20（3）：30－34.

［15］U. S. Trade Representative. Fact sheet："Special 301" on intellectual property rights［EB/0L］．（2016－04－01）［2018－10－07］．http：//www. ustr. gov/reports/special/factsheets. html.

［16］VICENTE W S. Questionable victory for coerced argentine pharmaceutical patent legislation［J］．University of pennsylvania journal of international law，1998，19（4）：1101－1140.

［17］SELL S K. Post－TRIPS developments：The tension between commercial and social agendas in the context of intellectual property［J］．Florida journal of international law，2002，14：193－216.

［18］MCLAUGHLIN K. International drug companies say Taiwan fails to protect pharmaceutical patents［J］．Daily Rep. for executives（BNA），2004，5：5－6.

［19］蒋红莲．商业秘密法律救济制度研究［D］．上海：华东政法大学，2009：87－88.

［20］林晨悦．浅析商业秘密的公共利益抗辩制度——兼评调和油配方的商业秘密之争［J］．知识产权法研究，2013，11（2）：58－71.

［21］ABBOTT F M. The Doha Declaration on the TRIPS Agreement and Public Health：Lighting a dark corner at the WTO［J］．Journal of international economic law，2002，5（2）：469－505.

［22］车慧晶．TPP 药品试验数据保护问题研究［D］．北京：北京外国语大学，2016：106－108.

［23］陆雄文．管理学大辞典［M］．上海：上海辞书出版社，2013：276－178.

[24] 刁天喜. 药品数据保护的现状与作用分析 [J]. 军事医学科学院院刊, 2007, 4: 160 – 163.

[25] 李钢. 论技术秘密的公共安全审查机制 [J]. 河南财经政法大学学报, 2015, 30 (03): 176 – 183.

[26] 吴汉东. 知识产权法 [M]. 北京: 北京大学出版社, 2005: 5.

[27] 余翔, 蔡立胜. 中国药品数据保护制度的政策立场与执行调适 [J]. 科技与经济, 2014, 27 (6): 37 – 41.

[28] 金安, 宋红爽, 陈静静. TPP 高标准知识产权条款之合理性分析 [J]. 法制与社会, 2016 (31): 291 – 292, 294.

[29] Orange book [EB/OL]. (2013 – 05 – 30) [2013 – 06 – 30]. http: //www. access data. fda. gov/scripts/cder/ob/default. cfm.

[30] LIANG B A. Regulating follow – on biologics [J]. Harv. J. on legis, 2007, 363: 367 – 378.

第三章　TRIPS 第 39.3 条下的
药品试验数据保护分析

TRIPS 是第一个多边知识产权条约，在这个条约的第 39.3 条里面提出了对药品试验数据的保护：

> 各成员如要求，作为批准销售使用新型化学个体制造的药品或农业化学物质产品的条件，需提交通过巨大努力取得的、未披露的试验数据或其他数据，则应保护该数据，以防止不正当的商业使用。此外，各成员应保护这些数据不被披露，除非为保护公众所必需，或除非采取措施以保证该数据不被用在不正当的商业使用中。

TRIPS 第 39.3 条规定了药品试验数据保护的目的：防止不公平的商业使用；获得保护的三个条件：获得上市许可必需、付出相当的努力获得以及未披露；保护的范围：含有新化学实体的药品；保护的义务：不披露。

灵活的条款给各个国家/地区在制定本国/地区的药品试验数据保护制度时留下了很大的空间，同时也产生了诸多争议。本章结合 WTO 组织成立的目的、TRIPS 制定的背景和原则、TRIPS 的法律语境、相关解释条约的关系等对 TRIPS 第 39.3 条进行深入剖析。

第一节　WTO 争端解决中的条约解释规则

迄今为止尚未有 WTO 成员就 TRIPS 第 39.3 条提出过 WTO 争端解决专家组程序。美国 2002 年就阿根廷未有效履行药品试验数据保护义务曾向

WTO 申请专家解决程序，最终该案件以双方协商的方式解决，因此也未进入专家组程序。因而 WTO 未就 TRIPS 第 39.3 条出台过权威解释。按照 WTO《关于争端解决规则与程序的谅解》（Understanding on Rules and Procedures Governing the Settlement of Disputes，DSU）第 3 条第 2 款的规定：“争端解决机构应该‘依照解释国际公法的惯例’来澄清 WTO 协定。”在国际层面的司法实践中，《维也纳条约法公约》（Vienna Convention on the Law of Treaties，VCLT）第 31 条和第 32 条构成了条约解释的国际习惯法，该规则确立了：通常意义解释、上下文解释、目标及宗旨解释、补充解释等条约解释规则[1]。

《维也纳条约法公约》第 31 条规定：“一、条约应依其用语按其上下文并参照条约之目的及宗旨所具有之通常意义，善意解释之。二、就解释条约而言，上下文除指连同弁言及附件在内之约文外，并应包括：（甲）全体当事国间因缔结条约所订与条约有关之任何协定；（乙）一个以上当事国因缔结条约所订并经其他当事国接受为条约有关文书之任何文书。三、应与上下文一并考虑者尚有：（甲）当事国嗣后所订关于条约之解释或其规定之适用之任何协定；（乙）嗣后在条约适用方面确定各当事国对条约解释之协定之任何惯例。（丙）适用于当事国间关系之任何有关国际法规则。四、倘经确定当事国有此原意，条约用语应使其具有特殊意义。”[2-3]

WTO 争端解决实际案例中，专家组与上诉机构都是依据《维也纳条约法公约》第 31 条第 1 款的内容，从以下层面对涉及的争议条款进行解释。

第一个层面是通常意义的解释，也称为文义解释。一般是参考牛津字典中对单个词的定义，对某个短语或句子进行解释。

第二个层面是上下文的解释。上下文解释建立在第一层面的基础上，结合条约里的其他条款，或者相关条约的相关条款对具体条款进行解释。只有充分了解条约制定的语境和背景，才能对做出合情、合理、合法的解释。

第三个层面是目标和宗旨解释。即在第二个层面的基础上对涉案条约的目的与宗旨进行进一步的分析，因为所有具体条款的解释都不能违背条约的目的与宗旨。

VCLT 第 31 条确定了条约解释的基础和权威规则，但有时候第 31 条并不适用于所有情况，因此 VCLT 在第 32 条中制定了补充解释规则：为证实由适用第 31 条所得之意义起见，或依第 31 条作解释而：（甲）意义仍属不明或难解；或（乙）所获结果显属荒谬或不合理时，为确定其意义起见，得使用解释之补充资料，包括条约之准备工作及缔约之情况在内[4]。因此，根据第 32 条的要求，在解释条约时还应考虑条约缔结时的形势、背景以及缔约各方的主客观情况。

第二节　TRIPS 第 39.3 条不公平商业使用之解释

对药品试验数据之不公平商业使用进行分析，是 TRIPS 第 39.3 条解释的核心。药品试验数据保护的争议焦点就在于应该采用何种方式对试验数据进行保护，而各个国家/地区不同的保护方式的选择基于的就是对"不公平商业使用"的理解和解释不同。本部分将首先分析不公平商业使用的通常含义，然后根据第 39 条的其他段落和 TRIPS 协定的其他相关规定进行上下文分析。再根据 TRIPS 和《世贸组织协定》的目标和目的进一步分析。基于围绕第 39.3 条的争议，还要考虑到 WTO 其他协定和做法以及国际法的相关规则。最后结合 TRIPS 中药品试验数据保护的谈判历史和缔结情况进行探讨。

一、"不公平商业使用"的通常含义

在确定通常含义时，WTO 专家组或上诉机构往往首先从字典含义出发。因此首先需要结合"使用"的含义明确使用试验数据的行为有哪些，再分析"商业使用"的含义鉴定出哪些行为属于商业使用，最后再分析哪些情形构成"不公平商业使用"。

（一）使用

"使用"在字典中有名词和动词两个解释。名词的"使用"指的是使用某物的行为、被用于某目的的状态，或使用某物的行为或实践。动词"使用"指通过采取、持有或部署，或投入行动或服务完成或实现某种目的[5]。药品试验数据的使用者应该包括数据持有人、药品监管机构和第三方。结合在第一章中对药品试验数据的作用分析，具体的使用药品试验数据的行为应该包括：

（1）药品审评机构用来审批药品试验数据持有人的药品上市申请。根据这些数据，药品监管机构来判定药品是否符合安全性和有效性的标准，并作出是否给予上市的决定。使用的目的是确保只有安全有效的产品进入市场来保护公众的健康利益。同时也是由于药品监管机构的准入要求才产生了药品试验数据。

（2）其他专家对药品试验数据进行独立测评。药品试验数据可以基于科研的目的，由其他专家对药品试验数据的真实性和可靠性进行测评。后面将会讨论到的很多国家/地区建立的药品试验数据信息公开制度，基于的就是希望试验数据能够受到第三方的监督和验证。

（3）后续申请人未经所有人同意，使用他人的试验数据递交给药品监管机构以支持其自身的申请。

（4）由审批机关在审批仿制药上市申请时，使用原创药品的试验数据审批仿制药的上市申请。

在第 4 种情况中，药品监管机构不会实际使用试验数据，审查的是仿制药的生物等效性数据，但是基于的前提是之前原创药提交的试验数据已经通过了安全性和有效性的审查。这种使用被称为间接使用、参考或依赖试验数据。这种使用的直接目的是避免不必要的重复试验，避免人类和动物不必要地暴露在与临床试验相关的风险中；间接效益是以较低的价格提供仿制药品。

（二）商业使用

"商业使用"的字面意思是商业有关或从事商业活动，目的是盈利或与盈利相关[5]。"商业"一词的同义词包括经济性、可销售性、商业性、待售性、可盈利性和可销售性等。从上述定义中可以清楚地看到，盈利是商业活动的主要动机。依据"商业使用"的含义对药品试验数据的 4 种使用行为进行分析。

上文论述的第 3 种数据的使用方为医药企业，使用试验数据的目的就是用于获得药品的批准，并在在市场上创造利润，明显属于商业使用行为。第 2 种行为应该属于一种科研行为，并非商业用途，用于验证试验数据的真实性和准确性。比较有争议的是第 1 种行为和第 4 种行为。因为第 1 种和第 4 点中试验数据的使用者为药品审批机关。第 1 种中审评机关使用试验数据的目的是确保向消费者提供安全有效的药品。第 4 种中"使用"试验数据的目的是避免不必要的重复试验以及避免将人类和动物暴露于临床风险中。因此，有观点认为审批机构只是依法行使职权，不构成商业使用。然而，审批机构对数据进行审批是使药品商业化的前置程序，在客观上引起了商业效果，属于一种间接商业使用行为。所以说在第 1 种中，药品试验数据商业用途的最终受益者是药品数据持有人，第 4 种中的受益者则是仿制药企业。综上所述，第 1 种、第 3 种、第 4 种都属于商业使用。

（三）不公平的商业使用

《牛津英语词典》将"不公平"定义为"不平等"或"不公正"[5]。其他词典将其定义为"不基于平等和公正原则""以不公正、偏袒或欺骗为标志""不正当、不诚实或不道德"[6]。"不公平"的同义词包括歧视、片面、不诚实、非法和不合理等。

第 3 种中的使用明显属于不公平商业用途。当后续申请人通过不诚实或可疑的方式（包括盗窃、贿赂或违反诚信）获得数据，然后使用该数据提交上市申请时，这种使用明显属于不公平的商业使用。另外，审批机关向数据持有人的竞争对手出售数据或从试验数据中获益也将被视为不公平的商业用途。第 1 种中监管机构要求申请人提交试验数据并对试验数据进行审查，是药品上市审批的基本程序，也列入了各国/地区药品管理法中，因此不属于不公平的商业使用。比较有争议的就是第 4 种中的使用。从通常含义上来讲，第 4 种行为也应该属于不公平的商业使用。根据第一章对药品试验数据数据的产生过程分析，原创药品的试验数据的产生需要经过漫长的药学试验、临床前试验和临床试验，属于一个高成本、高风险和高耗时的过程。而仿制药则可以通过相对简单的生物等效性试验便可申请上市。这是对原创药的免费的"搭便车"的行为。而且由于仿制药的试验投入成本较低，上市之后可以制定相对较低的药品价格，和原创药争夺市场。这种行为虽然是各国/地区的药品审批制度决定的，但是客观上构成了不公平的商业行为。

如果第 3 种、第 4 种都属于"不公平商业使用"行为，那么防止不公平的商业使用应该包括"禁止药品监管部门依赖已提交的未披露的药品试验数据批准仿制药的申请"和"禁止竞争者以不诚实的方式使用药品试验数据"两个路径。下面继续从上下文和协定制定的目的和宗旨分析 TRIPS 是否将"禁止药品监管部门依赖已提交的未披露的药品试验数据批准仿制药的申请"列为反不正当竞争的义务。

二、结合上下文"不公平商业使用"的含义

对"不公平的商业使用"进行解释需要考虑的上下文有 TRIPS 第 39.1 条、TRIPS 第 39.2 条、TRIPS 第 1 条等。TRIPS 第 39.1 条中援引了《巴黎公约》第 10 条第 2 款的规定，因此，《巴黎公约》也是需要考虑在内的，见图 3 - 1。

（一）TRIPS 第 39 条

TRIPS 第 39 条由两段组成。其第 39.2 条引入未披露信息或商业秘密的保护条件，药品试验数据被视为未披露信息或商业秘密一类，因此 TRIPS 第 39.2 条也适用于判断药品试验数据是否是未披露的。TRIPS 第 39.1 条的作用是将 TRIPS 第 39.2 条和 TRIPS 第 39.3 条与《巴黎公约》第 10 条第 2 款所述的不公平竞争保护联系起来。

根据第 39.1 条的规定应该对药品试验数据提供反不正当竞争的保护，《巴黎公约》则界定了在哪些情况下构成不正当竞争。如果依据《巴黎条约》的规定，只需要针对上述论述的药品试验数据使用情况里的第 3 种情况进行数据保护即可，数据独占保护则超出了 TRIPS 规定的义务范围。这

1.本联盟国家有义务对各该国国民保证予以制止不正当竞争行为提供有效保护。
2.凡在工商业事务中违反诚实惯做法的竞争行为，构成不正当竞争行为。
3.下列各项特别应予以禁止：
(1)具有不择手段地对竞争者的营业所、商品或工商业活动造成混乱性质的一切行为；
(2)在经营商业中，具有损害竞争者的营业所、商品或工商业活动者性质的虚伪说法；
(3)在经营商业中使用可能会使公众对商品的性质、制造方法、特点、用途或数量易于产生误解的表示或说法。

1.缔约方应执行本协议的规定。缔约方可以在其国内法中规定比本协议所要求的更为广泛的保护，其条件是这样的保护不得违反本协议的规定，但缔约方没有义务这样做。缔约方有权以适宜的方式，在其本国的法律制度和实践中央行本协议规定的自由。
2.对于本协议来说，"知识产权"一词是指在第二部分的1-7节中所涉及的所有知识产权类型。

在确保针对《巴黎公约》（1967）第10bis条所规定的不正当竞争行为提供有效保护的过程中，缔约方应对该类根据下述第2款的规定对未公开的信息提供保护，根据下述第3款的规定对由政府或政府机构提供的数据提供保护。

自然人或法人应有可能防止他人在未经其同意的情况下以违反诚实商业活动的方式，所谓"以违反本规定来说，违背又和诱导违背信义的行为，并且包括通过明知或本应知道——却因为相心大意而不知道——获得未公开的信息。该第三方知道或本应知道——却因为相心大意而不知道——其参与过程中包含了这样的行为：

在如下的意义上是保密的，即对于通常涉及该类信息的同行业内组合为因此其组成部分的确切排列和组合为框确排列或组合，因而具有商业价值；由于是保密的，对该信息的合法控制人采取了为其情况所需的合理措施来保守秘密。

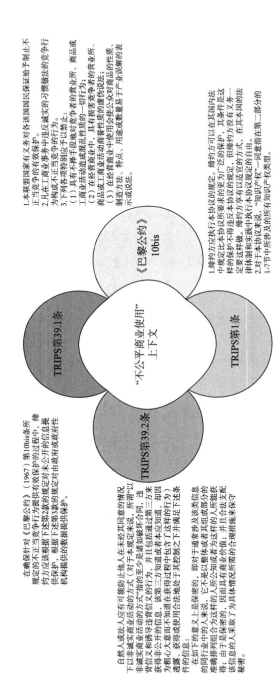

图3-1 "不公平商业使用"的上下文

一上下文分析并未回答第 4 种是否属于不公平的商业使用，但是却说明了对药品试验数据提供反不正当竞争保护是最低的保护标准。数据独占可以看作一种 "TRIPS +" 保护，或额外保护。

（二）TRIPS 协定

TRIPS 第 1 条规定了成员的义务，是对 "不公平商业使用" 进行分析必须考虑的。

从 TRIPS 第 1 条的规定可以看出，TRIPS 标准是成员需要遵守的最低义务标准，成员可以规定高于 TRIPS 标准的保护，但是不强制。因此，TRIPS 并未排除 "TRIPS +" 的药品数据独占保护。

另外在 TRIPS 第 1 条第 2 款里明确把药品试验数据保护界定为知识产权保护。但是与专利、商标等知识产权保护不同的是，并未对保护的期限、例外等做出详细规定。从知识产权保护的特征来看，时限性是主要特征之一，但是从 TRIPS39 条来看，谈判人员也可以采用更清晰的语言，明确规定在有限的时间内试验数据所有人享有排他性权利。但他们选择了刻意宽泛和通融的语言。这也说明数据独占并非 TRIPS 所一定要求的，第 4 种的药品试验数据使用行为也不构成 TRIPS 下的不公平使用。

三、协定目标与宗旨下 "不公平商业使用" 的含义

协定制定的目标和宗旨不能独立对具体的条款进行解释，但可以用来确证解释的合理性。本部分要考虑 WTO 的整体目的和 TRIPS 协定制定的目的，图 3 - 2 展示了 WTO 协定和 TRIPS 协定的目标、宗旨。

WTO 协定序言中指明了 TRIPS 制定的宗旨。TRIPS 在第 7 条和第 8 条里制定了更加具体的目标：

就其本质而言，TRIPS 第 7 条是促进动态竞争和静态竞争的平衡条款。它追求 WTO 协定序言中规定的 "可持续发展" 目标，并明确指出知识产权本身并不是目的。TRIPS 第 8 条则强调 TRIPS 的相关规定需要服务公共健康和公众利益。

从总体上来看，WTO 协定的目标强调对资源的合理利用、提高生活水

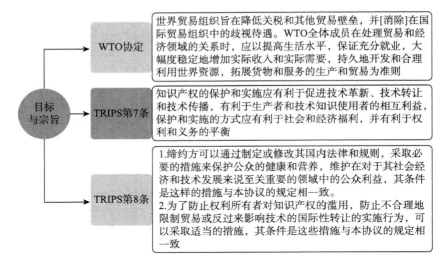

图 3－2　协定目标与宗旨

平。TRIPS 则把公共利益和公共健康作为法律和规则制定基于的前提。这些规定都非常宽泛和灵活，给了各成员充分的空间。但是有一点是肯定的，知识产权的最终目标都是为了长远的公共利益，而非眼前的某个企业或者个体的利益。由于各个成员的情况不同，公共健康的水平也不同，因此采取何种方式才能更好地保证公共利益的选择也不同。

对于是否可以利用已批准的药品的试验数据批准后续仿制药的上市，发展中国家/地区和发达国家/地区持有不同的态度。即使是发达国家/地区，也并不都持统一的观点。如果认为这种行为属于不公平的商业使用，仿制药企业想获得上市一是自行取得试验数据，二就是等待数据独占期满后再申请上市。前一种情况对于仿制药企业来说无疑是不现实的，不仅需要大量的金钱和时间的投入，重复的试验研究也不符合伦理要求，所以其大都会选择等待独占期满后申请上市。对于美国、欧盟等发达国家而言，人们已经满足了基础健康需求，公众们希望获得更好更先进的药品，试验数据独占保护可以促进新药的创新和新治疗方案和手段的出现，提高社会整体的公共健康水平。而发展中国家，例如印度，民众可以获得能够支付得起的药品满足基本的医疗需求才是当前公共健康的首要问题，数据独占无疑会延迟仿制药的上市，给予创新药品市场垄断，使公众不能够及时获得低廉的仿制药，是损害社会公共健康的，所以发展中国家/地区不愿选择数据独占保护，认为参考已批准的药品的试验数据批准仿制药的行为不构成不公平的商业使用。

在缔结 TRIPS 时，不仅发展中国家/地区和发达国家/地区之间，而且发达国家/地区之间也存在相当大的分歧。例如，在 TRIPS 之后的首次贸易单边活动中，美国将澳大利亚列入美国贸易代表 1996 年《特别 301 报告》观察名单，因为澳大利亚没有以数据独占的形式为药品试验数据提供充分的保护，认为这与澳大利亚在 TRIPS 下的义务不一致。同样，1997年，丹麦也被美国列入"特别 301 报告"观察名单，理由是"在药品注册审批的过程中，没有为试验数据提供独占形式的保护"。

不仅对发达国家/地区，对发展中国家/地区美国也是极力推行数据独占式的保护模式。美国 1997 年和 1998 年都将阿根廷列入优先观察名单，声称阿根廷法律没有对试验数据提供与 TRIPS 一致的保护。随后，在向世贸组织争端解决机制提出的关于第 39.3 条的申诉中，美国指控"阿根廷未能给予提交给药品监管部门用于上市必需的未披露的试验数据充分的保护，以避免不正当的商业使用"。

同样，欧盟持有和美国相同的观点：TRIPS 第 39.3 条中提出了保护药品试验数据免受不公平的商业使用的义务，最好的防止"不公平商业使用"的方式就是给予这些数据一段合理期限的独占期，在这段独占期内，仿制药企业不能批准上市。

另外，发展中国家/地区则认为 TRIPS 第 39.3 条并未要求试验数据的独占保护。发展中国家/地区在一次关于知识产权和药物可获得性的特别讨论中，在提交给 TRIPS 理事会的一份联合文件中陈述了这一立场：TRIPS 不要求授予数据所有者"专有"权利。允许国家/地区主管当局依赖其掌握的数据来评估与同一药物有关的后续和进一步的申请，因为这种行为并不构成"不公平的商业使用"。

综上所述，根据 VCLT 第 31 条对条约的"一般解释规则"，并不能得出结论：TRIPS 谈判各方的共同意图是将"防止不正当商业使用"解释为对药品试验数据提供独占保护。从 TRIPS 全文、《多哈宣言》、WTO 协定和 TRIPS 的目标和宗旨以及一些国家/地区的立法实践和国际法的有关规则来看，"防止不正当商业使用"一词为世贸组织成员实现不同的公共政策目标留下了相当大的空间。各成员可以根据其社会经济需要和情况，在不违反其履行义务的情况下，做出不同的选择。

因此，禁止竞争者以不诚实的方式使用原创药品未披露的试验数据是 TRIPS 第 39.3 条明确的防止不公平商业使用的最低标准，但是禁止药品监管部门依赖先前提交的未披露的试验数据审批仿制药也非 TRIPS 所禁止的。

四、"不公平商业使用"的补充解释

VCLT 第 32 条将"条约缔结的情况"视为解释条约条款的另一补充手段。TRIPS 缔结之前 4 个月，《北美自由贸易协定》生效。《北美自由贸易协定》中与药品试验数据保护相关的条款是以 TRIPS 在谈判中的邓克尔文本为基础的。在关于保护未披露的数据不被披露的规定方面，二者几乎是一致的，区别在于对"不公平的商业使用"一词的解释。《北美自由贸易协定》规定，在合理期限内禁止任何第三方在未经数据所有人同意的情况下依赖已提交的试验数据批准后续药品的上市申请，以防止"不正当商业使用"。"合理期限"通常指自产品在该国/地区获得批准之日起不少于五年。实际的保护期限将根据具体情况来确定，同时考虑到数据的性质以及获取数据时的努力和支出。这些内容曾经在《布鲁塞尔草案》中引入，但最终从邓克尔文本中删除，因此没有进入 TRIPS 第 39.3 条，但是这一条被纳入到了《北美自由贸易协定》。从乌拉圭回合谈判的整个过程来看，TRIPS 还是考虑了多国/地区的不同主张，最终并未把"依赖已批准的试验数据批准仿制药的申请"这一使用界定为"不公平的商业使用"。

上述分析充分表明，将试验数据独占视为"防止不公平商业使用"的唯一途径，并将间接使用试验数据批准随后的仿制药视为"不公平的商业使用"在 TRIPS 第 39.3 条中没有依据。结合 TRIPS 第 39.3 条宽泛的措辞以及 TRIPS 和 WTO 协定的目标和宗旨，允许各成员根据其社会经济情况和需要，拥有充分的自由裁量权选择防止"不公平商业使用"的路径。根据 VCLT 第 32 条的补充条约解释方法还确认，试验数据独占并不是"防止不公平商业使用"的最低义务，WTO 成员保留在其社会、经济、政治基础上作出决定的权利。

第三节　TRIPS 第 39.3 条保护条件之解释

TRIPS 第 39.3 条中规定了获得药品试验数据保护的三个条件：上市必需、未披露和付出相当的努力。以下对这三个条件进行分析。

一、上市必需

TRIPS 第 39.3 条对受保护的试验数据提出了一个明确的要求：作为批准上市的条件，即上市必需。根据这一条规定，应该明确以下几点。

（1）如果试验数据并非是药品上市许可必需，则不落入药品试验数据保护的范围。第一章对药品在上市前所进行的试验和取得的试验数据进行了详细论述。在上市前的整个试验过程中，可能会产生大量的试验数据，包括未处理的原始数据和失败的数据。大量的试验数据必须经过筛选、整理、处理和分析之后，按照药品监管部门的要求，以规定的格式和内容提交。只有提交给药品监管部门的数据才是受保护的。

（2）TRIPS 未对试验数据提交的部门做出规定。每个国家/地区试验数据提交的部门均不同，通常是这个国家/地区的药品管理部门，即药品监管机构。但是有时候政府机构会委托其他民间团体或学术机构对试验数据进行接受和审核，政府机关本身并未取得试验数据，也没有进行审核，这类数据仍属于试验数据保护的范围。

（3）有些国家/地区的审评能力有限，因此采取不要求上市申请人提交足以证明药品安全性和有效性的试验数据，而是依据该药品在其他国家/地区已获得上市许可的事实来批准该药品在本国/地区上市。对于这种情况，TRIPS 第 39.3 条并未将上市申请限定于本国/地区的上市申请。所以如果成员上市审批依据的是其他国家/地区的审批数据，这些数据也不应排除在数据保护的范围之外。因此，可以看到有的国家/地区，比如秘鲁，也将这类数据列为保护对象。

（4）如果成员并未规定提交证明安全性和有效性的试验数据是药品获得上市批准的必要条件，药品试验数据保护制度就没有存在的前提了，这些数据也不能获得保护。

（5）TRIPS 第 39.3 条对数据的形式没有要求，书面的、电子的以及被记录下来的口头数据都应该受到保护。

二、未披露

根据 TRIPS 第 39.3 条的规定，提交给药品监管部门的数据只有是"未披露的"，才能享受试验数据保护。"未披露"的含义即"未公开"，通常意义上这个公开的对象应该包括除数据所有人之外的其他所有公众。但是 TRIPS 第 39.3 条缩小了范围："即对于通常涉及该类信息的同行业中的人来说，它不是以整体或者其组成部分的准确排列组合为这样的人所公知或者为这样的人所能获得则视为保密。"

另外需要考虑的一个问题是，上市之后如果药品监管机关出于公共安全的考虑将这类数据公开了，是否还应受到试验数据保护制度的保护。通过对 TRIPS 第 39.3 条进行分析，对"未披露"的要求限定为获准上市之前，并未要求数据上市后也不能披露。后面还有一个限定条款："除非是为保护公众所必需。或者除非已经采取措施来确保防止对数据的不正当商业性使用，否则缔约方应禁止公开这样的数据。"也就是说如果药品监管机构出于保护公共健康的目的，或者是已采取了措施保证这些数据可以不被不正当地商业使用，则可以披露试验数据。这和药品本身的特殊性具有极大的关系。药品的试验数据不仅是简单的商业秘密，还和公众的健康安全密切相关，药品获准上市后，为了保证公众的健康权和知情权，使患者、研究人员、医疗工作人员等对药品信息有更全面的把握，药监机构会对一部分试验数据进行披露。药监机构在药品获准上市之后将之前未披露的试验数据进行披露，这些数据仍应属于数据保护的范畴。这也是药品试验数据保护制度和药品注册管理制度能够衔接的重要保障。后面章节会论述到药品试验数据的公开，会对这一问题进行详细分析。

同时，TRIPS 第 39.3 条也没有规定在提交药品申请时，要求申请人提交试验数据未披露的证明。但是如何证明未披露的标准难以确定，所以有些国家/地区在立法时，将未披露这一条件直接去掉。例如美国和欧盟在药品试验数据保护的立法中就删掉了"未披露"这一条件，但是也视为不违反 TRIPS 第 39.3 条的规定。如前所述，TRIPS 第 39.3 条设立的只是最低保护标准，将已披露的信息纳入保护范围是一种更高标准的保护。

三、付出相当的努力

"相当"一词在语义上表示在大小、数量或程度上显著较大。"努力"应该包括各方面的努力，有智力上的，也有财力上的。在第一章中，已经详细论述过药品上市前的各类试验需要耗费的时间和经济成本，对于新药，尤其是创新药、原创药而言都是一笔巨大的付出。

但是 TRIPS 第 39.3 条并未指出"相当的努力"的具体标准，因此也给了各成员很大的政策制定空间。试验数据的取得可能是申请人自行通过试验研究取得的，也可能是申请人通过合法的手段，比如购买获得的。只要付出了努力都应获得保护。由于对于"相当的努力"很难出台一个科学的标准，经济付出可能还能衡量，其他时间和精力的付出很难统计，因此在很多国家/地区的域内法实践中，都把这一条去掉了。

第四节　TRIPS 第 39.3 条保护范围之解释[7]

TRIPS 第 39.3 条中，明确提出了被保护的对象，即以获准上市为目的而向成员（实际上是各成员的药品上市主管部门）提交的，且包含了相当的努力而取得的原创的未披露的试验数据。同时也提出了一定的适用范围，即这些未披露的试验数据来源于使用了新化学实体的药品。但关于使用了新化学实体的药品的具体定义和涵盖的范围，TRIPS 第 39.3 条中却未给出明确的界定，这给各个成员在制定本国/地区法律时留下了一定的自由空间。

一、专利意义上的"新"还是注册意义上的"新"

关于新化学实体的"新"，有多种理解。首先这个"新"是专利意义上的"新"，还是注册意义上的"新"？即这个"新"是以是否已知或在文献中有所记载来确定，还是以是否在成员通过上市批准来确定。在各成员的立法实践中，希腊、西班牙和葡萄牙曾经把药品试验数据保护和药品专利权联系起来，只有获得专利保护的药品才能获得试验数据保护[8]。如果对 TRIPS 第 39.3 条进行深入分析，可以发现该条款是基于对"以获取药品上市"为目的未披露的试验数据的保护。依据 WTO 法律体系的条约解释《维也纳条约法公约》第 31 条所确立的"上下文"原则，即条约应该依其上下文并且参考条约的目的进行解释，应该将新化学实体界定在药品审批的范畴[2]。扩展开来，对于一些已知的化合物（丧失了新颖性，无法获得专利保护），首次发现其药用用途时提交上市申请，如果有未披露的试验数据，就应该享受药品试验数据保护。美国、欧盟等国家进行药品试验数据保护的立法目的之一就是希望通过药品试验数据保护来保护一些不能获得专利保护的创新性药品，包括因其他原因丧失新颖性的创新药物，如 FDA 批准了很久之前已在文献中有记载的沙丙蝶呤（Sapropterin）的 NCE 上市许可[9]。因此，NCE 的"新"应当以是否在上市成员国/地区通过上市批准来界定。

二、在一国/地区首次批准上市还是在世界范围内首次批准上市

第二个争议则在于"新"的地域范围。即所谓的"新"指的是首次在成员国/地区批准上市，还是首次在全世界范围内批准上市。TRIPS 第 39.1 条明确提出，制定 TRIPS 第 39.3 条的目的是避免不公平的竞争。如果将"新"限定在世界范围内首次上市，一项新化学实体在一个成员国/地区提交上市申请以后，如果继续向其他成员国/地区提交上市申请，就不能享受其他成员国/地区的药品试验数据保护，致使其他成员国/地区可

以任意披露或使用自己的试验数据,是违背 TRIPS "反不正当竞争"的精神的。同时,在原始试验数据权利人向下一个国家/地区提交上市申请时,只要试验数据仍然保持未被披露,这些试验数据的价值则没有发生改变,理应在这个国家/地区也受到 TRIPS 第 39.3 条的保护。因此,药品试验数据保护的适用范围应该遵循的第二条原则为新化学实体的"新"不应限定为在世界范围内首次提交上市申请。

三、NCE 是否包含已批准上市的活性基的衍生物或者组合

2013 年,国际化学命名权威机构——国际纯化学与应用联合会(International Union of Pure and Applied Chemistry, IUPAC)对新化学实体下了一个最新的定义:药品含有的未经药品监管机关批准的活性基[10]。FDA 将活性基定义为:使药品具有生理或药理作用的分子或离子,不包括使药物成酯、成盐(包括含有氢键或配位键的盐)的分子的附加部分,或者分子的其他非共价键衍生物(如络合物、螯合物或包合物)[10]。因此,关于使用 NCE 的药品有以下几点需要思考:

①如果该药物是多个活性基的组合,是否要求每一个活性基都是 NCE,该药物才能被定义为"使用了 NCE 的药物",享受药品试验数据保护。

②已批准上市的活性基的衍生物,如其盐、醚、酯、螯合物、包合物、异构体、代谢产物、共晶体、晶型、溶剂化物等是否属于 NCE。

TRIPS 第 39.3 条并未明确对"使用了 NCE 的药品"中的"药品"做出明确的定义,是只有单个活性基的药品,还是包括含有多个活性基的药品。如果从字面上分析,只要药品所含的活性基中有一个是 NCE,就应该符合获得试验数据保护的条件。在各国/地区的立法实践中,也有美国、秘鲁等国家规定只要药品所含的活性基有一个不是 NCE,就不符合获得 NCE 试验数据保护的条件。但是,TRIPS 对此并没有强制的要求。美国现在也在着手修改相关规定,拟对至少含有一个 NCE 的固定活性基组合药品给予 NCE 试验数据保护。同样,对于已批准的活性基的衍生物是否属于 NCE,TRIPS 第 39.3 条也未给出明确的界定,给了各个国家/地区立法的

自由权。

四、使用 NCE 的药品以外的新药能否适用药品试验数据保护

使用 NCE 的药品在世界上任何一个国家/地区都属于创新程度最高的药品，因此在各国/地区的立法中，将使用了 NCE 的药品称为创新药（Innovative Drug）、原创药（Original Innovative Drug）等。但是广义的新药还包括新的适应证、新的给药途径、新剂型、新复方等。这些新药是否同样应该享受药品试验数据保护呢？追溯 TRIPS 第 39.3 条的立法缘由，该项规定的主要目的在于对药品研发者在取得证明药品安全性、有效性的试验数据资料方面所付出的"相当程度的努力"的补偿。以上各种类型的使用 NCE 以外的新药，有的也需要进行临床试验，投入相当的资金和精力，因此有些国家，例如美国、欧盟等，也授予这类药品试验数据保护。但是，TRIPS 第 39.3 条在对授予试验数据保护的药品的最低标准的表述上非常明确，限定为"使用 NCE 的药品"。因此，各成员可以依据 TRIPS 第 39.3 条的要求，仅仅保护"使用了 NCE 的药品"，但是若高于此标准，将使用 NCE 的药品以外的新药也纳入试验数据保护的范围，也不违反 TRIPS 第 39.3 条的规定。

五、药品试验数据保护可否延伸至非化学药品和其他类别药品

TRIPS 第 39.3 条中明确提出的药品试验数据保护的对象为"使用 NCE 的药品"，属于化学药品的范畴。近年来，随着生物药品在制药产业中占据的地位日益重要，关于生物药品的试验数据的保护也成为关注和争议的焦点。NCE 属于小分子结构，而生物药品为大分子结构，不属于 TRIPS 第 39.3 条保护的义务范围，但也未规定生物药品不能享受试验数据保护。另外，由于罕用药和儿科用药的缺乏，对这两类药实施试验数据保护也成为很多国家/地区激励罕用药和儿科药研发的重要手段[11]。有些罕用药和儿科用药本身就属于"使用 NCE 的药品"，理应享受试验数据保护。而有的则是已上市药品的新适应证的发现或者结构改造，在只授予 NCE 试验数据保护的国家/地区则被排除在试验数据保护的范围之外。而罕用药和儿科

用药作为特殊受众的药品，其临床试验的难度远远要高于其他药品，因此很多国家/地区对罕用药和儿科用药专门制定了特殊的试验数据保护。因此，在提供 NCE 试验数据保护的基础上，对生物药品、罕用药、儿科用药等提供试验数据保护是对 TRIPS 第 39.3 条的试验数据保护的延伸。

综上所述，对含有 NCE 的药品进行保护，是 TRIPS 第 39.3 条的最低保护要求。成员可以制定更广泛的保护范围也是不违反 TRIPS 第 39.3 条的规定的。同时 NCE 的界定并未有统一的标准，所以给各国/地区在保护对象的规定上留下极大的空间。

第四节　TRIPS 第 39.3 条保护义务之解释

TRIPS 第 39.3 条中明确了对药品试验数据不披露的义务，规范的对象是政府。根据前面对药品试验数据保护的法理分析可知，药品试验数据保护实际上是基于药品审评机构获得了药品数据的合法知悉权，而对政府行为的一种规范。在 TRIPS 第 39.3 条中规定了药品试验数据不披露的一般原则和例外原则。

一、药品试验数据不披露的一般原则

由于药品试验数据保护的对象为未披露的数据，因此这类数据对数据持有人具有重要的意义，可以视为商业秘密或技术机密。在提交给药品审评机构之前，持有人需要自己采取措施保障自己的数据不被窃取，或通过其他不诚实手段获得。出于上市审批的目的，药品试验数据提交给药品监管机构之后，药品监管机构需要保证这些数据不被泄露。无论这种泄露是工作人员非恶意的（比如工作疏忽、管理疏漏），还是恶意的（存在主观故意行为，出于获取利益或其他动机），都视为违反了 TRIPS 第 39.3 条的保护义务，需要承担相应的法律责任。

二、药品试验数据不披露的例外原则

在 TRIPS 第 39.3 条中规定了对药品试验数据不披露的两个例外原则：

为保护公众所必需和已经采取措施来确保防止对数据的不公平商业性使用。但是并未详细说明哪些情况构成保护公众所必需，以及什么行为可以视为防止试验数据被不公平商业使用的措施。

（一）保护公众所需

在 TRIPS 里面并未有明确的条款对"保护公众所需"进行界定。只能根据上下文进行分析。TRIPS 第 7 条和 TRIPS 第 8 条是 TRIPS 协定制定的目的和原则，可以结合这两条对"保护公众所需"进行分析。TRIPS 第 7 条和 TRIPS 第 8 条明确规定：出于保护公众健康和其他保护公众的目的，药品监管机构可以对药品试验数据进行披露。

（1）保护公众健康。

一般来说，对公众健康产生影响的事件主要有 4 种情况：第一种是重大传染病疫情；第二种是群体性不明原因疾病；第三种是重大食物和职业中毒；第四种是其他严重影响公众的健康事件[12]。其中和药品密切相关的就是重大传染病疫情和群体性不明原因疾病。

在 2001 年 WTO 第四次部长会议上通过了《多哈宣言》，这是 WTO 框架下唯一考虑到这是 WTO 规则体系下处理 TRIPS 协定下知识产权保护与公共健康关系的法律文件。《多哈宣言》所提供的依据对药品试验数据保护公共健康例外具有重要的参考意义。《多哈宣言》虽然没有对公共健康做出界定，但明确了"引起公共健康危机的国家紧急情势或其他紧急情势，包括艾滋病、结核病、疟疾和其他传染病"。因此，如果对于因发生了艾滋病、结核病、疟疾和其他传染病导致的国家紧急状态，可以作为披露药品试验数据的例外。这种情况下的例外对于采取反不正当竞争药品试验数据保护模式的国家/地区来说，意义并不是非常大。因为在这种情况下披露试验数据的主要目的是允许仿制药依赖这些试验数据获得上市许可，尽快获得价格低廉、数量有保障的应对这些疾病的仿制药。但是采取反不正当竞争药品试验数据保护模式的国家/地区本来就不认为试验数据应该享有独占保护、依赖试验数据批准仿制药上市并不构成不公平的商业使用。因此，试验数据保护并未起到阻碍仿制药上市的目的。但是，对于采取数据独占保护模式的国家/地区而言，这一例外规定具有重要的意义。

第二种情况群体性不明原因疾病的原因可能有污染、中毒等，还有一种不可忽略的情况就是严重的药品不良反应。在第一章提到的"反应停"和"磺胺酏剂"事件都是药物的不良反应导致的群体性不良事件，对公众的健康造成了极大的损害。在发生严重药品不良反应事件时，作为药品安全风险评估的重要手段之一，就是政府会把安全性相关的试验数据提供给第三方研究机构或公众进行研究和审查，同时为了保障公众的知情权，也会向公众把这些安全性数据进行公开。这对于无论采取哪种模式进行试验数据保护的国家/地区而言都是非常重要的。

（2）其他保护公众的目的。

TRIPS 第 39.3 条和整个 TRIPS 协定中对其他保护公众目的的情形没有明确论述，这也给成员国/地区留下了制定本国数据保护例外的自由空间。

（二）已经采取措施来确保防止不公平商业使用

这句表述实际上针对的是试验数据的一种使用行为，这种行为一般情况下不属于不公平商业使用，但是存在被不公平商业使用的风险，政府机构需要采取措施防止不公平使用的发生。在药品领域，这种情况一般指的就是药品监管机构将试验数据交给第三方研究机构，对数据的真实性、准确性进行核查或验证的情况。

药品试验数据的真实性和准确性是保障药品安全和质量的基石，但是药品监管机构往往由于监管能力的限制，无法保障对药品试验数据进行全面无误的审查，因此会把这一部分工作委托给第三方研究机构，有的国家/地区甚至向公众开放这类数据（美国、欧盟等），特别是与药品安全性和有效性密切相关的药物临床试验数据，希望能得到第三方的独立监督。这种对数据的披露和使用的根本出发点是为了公众参与对药品试验数据的监督，同时避免重复试验，保障公共利益，不构成不公平的商业使用。但是在向第三方或公众披露试验数据的过程中，存在试验数据被他人用作其他目的，比如盈利、不正当的商业竞争等的风险，因此需要采取有效的手段来防止对这些数据的不公平商业使用。对于采用数据独占保护的国家/

地区，规定一定期限的数据独占保护期，在保护期内不批准使用这类数据的后续药品上市申请可以防止这类数据被用作上市审批之用。在向公众披露的过程中又采用必要的技术手段对重要的技术秘密和隐私信息等进行保护，以防其他不当使用，包括不公平的商业使用。但是在采用反不正当竞争药品试验数据保护模式的国家/地区还未看到具体的立法实践。

通过对 TRIPS 第 39.3 条的全面分析，可以得出这样的结论，TRIPS 给了 WTO 成员足够的相关政策在本国/地区落地的空间，允许 WTO 成员根据其社会经济需要调整其义务。TRIPS 第 39.3 条只是规定了各成员对药品试验数据进行保护的最低义务，各成员可以选择反不正当竞争模式的保护，也可以选择数据独占模式的保护，均不违反 TRIPS 第 39.3 条的规定。在对受保护的数据所应具备的条件方面，仍是采取了极大的弹性规定。例如，成员只须保护作为上市必需的药品试验数据，没有义务保护自愿提交的其他试验数据。成员也可以自由确定新的标准，该标准可以是全球新的标准，也可以是国内/地区内新的标准，具体取决于成员的监管评估能力。TRIPS 第 39.3 条既不强制要求保护含有生物实体的产品，也不强制要求保护已经批准的化学实体的新适应证、用途或其他延伸产品，但也不排除对这类药品的保护。对于受保护的试验数据，成员有自由决定是本国/地区上市所需，或者是已经在其他国家/地区获得上市所需，把未披露的试验数据纳入保护是最低要求，也可以扩展至对已披露的试验数据进行保护。成员还可以要求申请人通过与临床试验相关的财务和行政数据证明其所做的努力有多大，但是由各成员自行决定所需努力的程度。成员应该对未披露的数据履行保密义务，以防止这些数据用于不正当的商业使用。出于公共健康或其他保护公众需求的考虑，成员可以披露试验数据。对于采取了数据独占保护形式的国家/地区，药品监管部门可以将数据向公众开放，不视为违反了保密的义务。总之，TRIPS 第 39.3 条给了 WTO 成员相当大的灵活的解释空间，各成员应充分利用这种灵活性，基于自身的需求，保障其能够获得负担得起的药物，同时为开发与其需求相关的医药产品提供激励。

本章小结

　　TRIPS 第 39.3 条规定了药品试验数据保护的义务。灵活的条款给各个国家/地区在制定本国/地区的药品试验数据保护制度时留下了很大的空间，同时也产生了诸多争议。本章基于《维也纳条约法公约》第 31 条和第 32 条确立的通常意义解释、上下文解释、目标及宗旨解释、补充解释等条约解释规则对 TRIPS 第 39.3 条进行分析，得出以下结论：各成员根据其社会经济情况和需要，拥有充分的自由裁量权选择防止"不公平商业使用"的路径。试验数据独占并不是"防止不公平商业使用"的最低义务，WTO 成员保留在其社会、经济、政治基础上作出决定的权利，但是制定药品试验数据独占保护制度的国家/地区也不违反 TRIPS 第 39.3 条的义务；"未披露"的条件只限定于获得上市许可前，不延及获得上市许可后；保护范围的"新"是注册意义上的"新"，而非专利意义上的"新"；新化学实体的"新"不应限定为在世界范围内首次提交上市申请。对于已批准的活性基的衍生物是否属于 NCE，TRIPS 第 39.3 条也未给出明确的界定，也给了各个国家/地区立法的自由权。TRIPS 第 39.3 条不禁止成员将试验数据保护的对象延伸至新化学实体以外的药品；采用数据独占保护模式的国家/地区要求获得上市批准的药品公开临床试验数据的行为不违背 TRIPS 第 39.3 条规定的"未披露"义务。

参考文献

［1］孙益武. 世界贸易组织动态与研究［J］. 2012, 19 (5)：12 - 14.

［2］冯寿波. 规则的解释与解释的规则——《维也纳条约法公约》第 31.1 条 "Con-text" 实证研究［J］. 西部法学评论，2013 (6)：108 - 118.

［3］阎慧鸣. 论 WTO 争端解决中的条约解释［J］. 法制与经济，2014 (8)：53 - 54, 69.

［4］羊震. 公正审判权研究［D］. 南京大学，2013.

［5］Oxford Dictionaries［EB/OL］. (2016 - 12 - 31)［2017 - 05 - 03］. http：//oxford-dictionaries. com/definition/english/use? q = use.

［6］ Merriam – Webster ［EB/OL］. （2016 – 12 – 31） ［2017 – 05 – 03］. http：//www. merriam – webster. com/dictionary/unfair.

［7］ 杨莉，张大为，陈晶，等. TRIPS 框架下药品试验数据保护的适用范围与我国的立法选择 ［J］. 中国新药杂志，2015，24（20）：2301 – 2307.

［8］ VALERIE J. Drug marketing exclusivity under United States and European Union law ［J］. Food & Drug L. J.，2014，59（479）：480 – 485.

［9］ 中国药学会医药知识产权研究专业委员会. 药品试验数据保护制度比较研究 ［M］. 北京：中国医药科技出版社，2013：52 – 53.

［10］ IUPCA. Glossary of terms used in medicinal chemistry ［S］. London：International Association of Chemistry Societies，2013：12.

［11］ 杨莉，陈玉文. 罕用药独占制度研究 ［J］. 中国药事，2010，24（1）：50 – 51.

［12］ 苏鹏程. 基于我国国情的公共卫生危机预警机制研究 ［D］. 南京：南京师范大学，2011：103 – 105.

第四章　TRIPS 框架下典型国家药品试验数据保护制度研究

第一节　美国的药品试验数据保护制度

美国是世界上第一个制定现代化药品管理法规的国家，第一个建立现代药品审批管理制度的国家，第一个将新药和仿制药分开管理的国家，也是第一个引入药品试验数据保护制度的国家。因此，对美国的药品试验数据保护制度进行分析，具有非常重要的意义。

一、美国的药品法规体系和药品审批程序

1. 美国的药品法规体系

美国主要的药品监管文件包括法案（Acts）、法规（Regulations）、指导文件（Guidance to Industry）和指南（Guide）等。法规和法案是企业必须遵守的法律要求，指导文件不具有法律效力，指南是 FDA 为药审官员提供参考的，通常属于政策或技术指导性文件，为了使药品审评更加规范和标准化。

法案由国会制定，总统批准。当一部法律正式通过后，国会众议院就把法律的内容公布在《美国法典》（*United States Code*，USC）上。负责《美国法典》编纂的机构是设在美国国会众议院内的法律修订委员会办公室（Office of the Law Revision Counsel of the House of Representatives）。

美国联邦法规是美国联邦政府执行机构和部门在《联邦公报》中发表与公布的一般性和永久性规则的集成，具有普遍适用性和法律效应[1]，内容覆盖广泛。负责美国联邦行政法典编纂的机构是联邦政府公报室（Bulletin Office of the Federal Government）。

2. 美国的药品审批程序

美国药品上市审批有三种程序：NDA 申请程序、505（b）（2）申请程序和 ANDA 申请程序。

创新药品在美国上市，需要向 FDA 提交 NDA 申请，这一申请是根据 FDCA 第 505（b）节的要求提交的。创新药品指的是含有 NCE 的药品，美国对 NCE 的定义是："药品不含有经药品监管机关依据 505（b）程序批准的活性基。"[2-3] FDA 将活性基定义为："使药品具有生理或药理作用的分子或离子，不包括使药物成酯、成盐（包括含有氢键或配位键的盐）的分子的附加部分，或者分子的其他非共价键衍生物（如络合物、螯合物或包合物）。"[3-5] 同时申请人还需要提交能够证明药品安全性和有效性的临床试验数据。还有一点重要的是，通过 NDA 程序申请上市的药品，所有的试验数据都需要是自行取得的，不能引用已公开的试验数据，或者已获得上市的药品的试验数据[6]。因此，此类申请也被称为"完全新药申请"（Full NDA），以和下文将要论述的 505（b）（2）加以区别。一旦 NDA 申请被批准，药品信息将被登记在橘皮书上。NDA 申请的目的是"向 FDA 提供足够的信息，以便审评人员能够决定在拟定用途中，该药品是否安全和有效，以及是否达到最佳的风险效益比"[7]。

505（b）（2）申请同样也包含完整的药品安全性和有效性的试验报告，但是其中部分信息并非申请人自行试验获得的，或不是通过为申请人进行的研究获得的，而是引自公开发表的文献。或者部分信息来源于申请人尚无权引用的研究，其余的信息来源于由申请人自行进行的新的临床试验，或其有权参考或使用他人的临床试验信息。申请人也可以将已发表的文献和可从 FDA 获得的数据结合起来提交申请。当需要向 FDA 阐明申请的药物与已批准的药物具有显著的不同时，则需要进行新的临床试验。这类药品通常被称为"改良型新药"，和已上市的药品具有相同的活性成分，但是在规格、给药途径、强度等方面有所不同。

ANDA 申请是对已上市的药物提出仿制申请。该申请通过 505（j）提交。该类申请无须自行开展临床试验，只需要依据已被 FDA 批准上市的药品的临床试验结果即可。这类药物在给药途径、剂型规格和药品强度等方面需和参比药物一致。同时需要进行生物等效性研究，提供证据证明其和参比药物治疗等效且生物等效。

二、美国的药品试验数据保护制度

美国的药品试验数据保护采取的是数据独占模式，即在一定的保护期内，FDA 不能依赖新药申请人为了获得首次上市批准而提交的能够证明药品安全性与有效性的未披露的试验数据来批准其仿制药的上市。除非仿制药申请者能够提供自行取得的安全性与有效性数据，或者获得新药所有者的"使用授权"，否则在这段数据保护期内，FDA 不再受理该新药的仿制药申请[8]。美国药品试验数据保护授予的条件对"未披露"和"相当的努力"未作明确要求，限于上市必需的数据。在保护范围方面，美国除了给予含有新化学实体的药品数据保护外，还将保护扩展至新配方、新适应证等其他开展了新的临床研究的药品。此外，FDA 还对罕用药、儿科用药、生物药、首仿药制定了额外的试验数据保护制度。除了在一定期限内不批准仿制药上市外，FDA 对于未披露的试验数据还负有保密义务。美国并未有明确的关于披露例外的规定，却将开放部分临床试验数据作为药品获得批准的必要条件。此外，除了儿科独占需要提交申请外，数据独占不需特意申请，自动获得。

（一）美国药品试验数据保护范围和内容

美国药品试验数据保护的范围和内容详见表 4 - 1。

表 4-1　美国药品试验数据保护的范围和内容

法律依据	保护对象	独占期限	具体内容
《药品价格竞争和专利期补偿法》	新药	5 年	如果一个药品包含新的化学实体，且系在 1984 年 9 月 24 日之后按照 505（b）提交申请并获准上市，则在该药品自批准上市之日起 5 年内，其他人不得按照 505（b）（2）程序提交含有相同的活性成分的新药申请，或者按照 505（j）提交 ANDA 申请。除非附加了专利无效或专利不侵权的第 Ⅳ 段声明，则该项 505（b）（2）申请或 ANDA 申请可以在第 4 年提出
《药品价格竞争和专利期补偿法》	新的临床研究	3 年	如果一个药品包含之前已经批准的活性成分，且系在 1984 年 9 月 24 日之后按照 505（b）提交申请并获准上市，并且申请人或赞助人递交了新的临床研究报告，且该申请包含对批准至关重要的、由申请人进行或主办的新的临床研究（非生物等效性研究），则在该药品被批准上市 3 年内，其他人不得按照 505（b）（2）提交申请，或者按照 505（j）提交 ANDA
《药品价格竞争和专利期补偿法》	首仿药	180 天	对专利药的专利有效性提出挑战，并被批准上市的第一个 ANDA 获得 180 天的市场独占期，在这 180 天内，FDA 不批准其他仿制药上市
《罕用药法案》	罕用药	7 年	7 年市场独占期授予第一个被认定为罕用药并获得上市批准的药品，在此期间，FDA 不会再批准针对同一罕见病适应证的相同或相似药品上市。除非，①该药的拥有者许可，或②该药供应不足，或③新的申报药物比该药更安全、更有效或更具有临床优势[9]

法律依据	保护对象	独占期限	具体内容
《食品和药品管理现代化法案》	儿科用药	6 个月	申请人向 FDA 主动递交提议的儿科研究请求（Proposed Pediatric Study Request，PPSR），并获得 FDA 发放的书面请求（Written Request），申请人根据书面请求对儿科研究（Pediatric Study）的要求对 FDA 做出回应。如果该药品主办者同意进行儿科研究，就和 FDA 就儿科研究的具体细节签订书面协议（Written Agreement）。药品主办者按照书面请求和书面协议中规定的期限完成儿科研究要求的所有研究项目，并以新药申请（New Drug Application，NDA）或补充申请（Supplement Application）的形式向 FDA 提交儿科研究的研究报告。如果该研究报告的内容与书面请求和书面协议的要求完全相符，FDA 就会授予该药品 6 个月的儿科独占保护期[10]。
《生物制剂价格竞争与创新法案》	生物新药	12 年	生物仿制药的申请人在新药获得销售许可起 4 年内不得向 FDA 提出生物仿制药简化申请，FDA 不得在原创生物制品获得上市许可之日起 12 年内批准生物仿制药简化申请[6]。

（二）美国药品试验保护制度的相关解释

1. 新药和新的临床研究的药品数据独占的相关解释[8]

（1）不披露、不依赖。根据 TRIPS 协议的有关规定，药品数据保护有两个含义：一是保证数据不被披露，二是保护数据不会受到不正当的商业使用。对于什么行为能够构成"不正当的商业使用"，协议中并未有明确的解释。1995 年 5 月美国贸易代表总顾问办公室的文件中对 TRIPS 协议中的"不正当的商业使用"做出了解释，指的是该数据在一段固定期限内不会被用来支持、批准或以另外方式检查其他的上市申请，除非得到数据原提交者的授权。因此这代表了美国对药品数据保护的实施态度，即"不披露、不依赖"，并且这是美国首次从《药品价格竞争和专利期恢复法》中提出药品数据保护就持有的态度。

（2）相对新颖。5 年期药品数据保护所要求的新化学实体中的"新"是一种相对的新颖（Relative Novelty），系注册性的概念，指该新化学实体中含有的活性基都未在 FDA 注册批准过。因此，即使其含有的活性基不是完全的新颖（Universal Novelty），已经众所共知，或者已经在科技文献上记载发表过，只要未被 FDA 批准使用过就可以获得数据保护。

（3）新的临床研究。3 年期药品数据保护所要求的"新的临床研究"FDA 也做出了解释：即该临床研究的结果从未被 FDA 用来在新的病人群中验证以前已被批准的具有某适应证的某药品的有效性或安全性。在这里，"新"的主要含义是 FDA 以前从未使用过该研究，而并不仅是一种暂时的需要。

（4）对批准至关重要。"对批准至关重要"一词在《美国联邦法规汇编》中被定义为"关于这项研究，没有其他可得的数据可支持申请的批准"。需要满足两个条件：第一，FDA 明确要求提交，或建议现有数据不充分；第二，如果 FDA 没有提出要求，但这些数据对获得 FDA 的批准必不可少。

（5）赞助人提供赞助。FDA 对"赞助人"的解释是提出新药申请或补充申请的申请人（通常为药品公司），而且为新的临床研究做出了实质性贡献。如果该申请人仅仅从文献资料上搜集数据递交给 FDA 或者将购买的他人做过的试验结果递交给 FDA（并且没有获得该试验结果的独占权），则没有资格获得药品数据保护。但是，整个临床研究不需要完全由申请人完成，只要该申请人为研究提供了 50% 以上的资金支持或者获得了试验结果的独占权就可以有资格获得药品数据保护。如果申请人贡献的临床试验费用少于 5%，或者没有赞助临床研究，则必须解释为什么 FDA 应将其视为临床试验的赞助方。

（6）第Ⅳ段申明。5 年期的药品数据保护有个例外，即如果仿制药提出的附带第Ⅳ段申明（Paragraph Ⅳ Certification），则相应的新药数据保护期降为 4 年。

为了促进仿制药的上市,《药品价格竞争和专利期恢复法》中规定:仿制药可以在相应的新药专利到期前提出申请并批准上市,只要能够证明后者的专利是无效的,或者仿制药的行为并不对其造成侵权,并把此种仿制药申请称为第Ⅳ段申明。

与 5 年期数据保护不同的是,3 年期的数据保护允许 FDA 在期满前接收并审核相应的仿制药申请,并且可以授予暂时性的批准,但是只能在 3 年保护期满之日才能正式生效。3 年保护期一过,仿制药就可以立即上市。

2. 首仿药独占的相关解释

《药品价格竞争和专利期恢复法》规定:在专利到期前,5 年数据保护的第 4 年起,仿制药申请者可以向 FDA 递交申请,向专利挑战。申请时除了递交一般仿制药申请所需的完整的材料外,还需递交一份第Ⅳ段申明,申明所牵涉的专利是无效的,或者该仿制药的生产、销售或使用并不对该专利构成侵权。《药品价格竞争和专利期恢复法》规定:给予递交第Ⅳ段申明向专利药挑战并获胜(该申明没有受到专利权人或 NDA 批件持有人的法律申诉,或仿制药公司法律胜诉)的第一家仿制药申报者以 180 天的首仿药独占期。如果多个申请人同一天提出仿制药申请,都可以获得 180 天首仿独占期。这项条款的目的在于鼓励和补偿仿制药公司在专利诉讼中所耗费的资金财力。这 180 天的首仿独占期从该仿制药上市的第一天,或从仿制药公司法律胜诉的当天,按其中最早开始的日子计算。在这 180 天期间,FDA 不再批准相同的仿制药上市。在 180 天的首仿独占期间,仿制药可以新药约 80% 的价格销售,并获得市场领先优势[7]。

美国于 2003 年通过了《处方药和医疗保险促进现代化法》(*Prescription Drug and Medicare Improvement Act*),规定了丧失 180 天首仿独占权的 5 种情况,包括:①未能在规定时间内上市,其首仿独占期的权利将丧失。规定日期指的是以下日期过后 75 天内:收到 FDA 批准;仿制药申请递交 30 个月;地方法院已经作出有利于仿制药申请人的判决且对方没有上诉;上诉巡回法院已经作出了有利于仿制药申请人的判决;已经达成有利于仿制药申请人的协议;专利权过期或者撤回。②仿制药申请人撤销申请、补充申请或撤回第

Ⅳ段申明。③未获得上市批准。④签订违反《反托拉斯法》（*Antitrust Law*）的协议。⑤第Ⅳ段申明中列入的专利在递交申明时已全部过期。同时规定独占期从该药上市之日起算而非法院认定的品牌药公司的专利无效之日起算。通过这些限制，可以有力地促进仿制药尽快上市，实现药品价格的充分竞争从而惠及广大公众，实现社会效益之最大化[11]。

3. 罕用药独占的相关解释

罕用药独占的获得需要满足两个前提条件：一是被认定为罕用药，二是获得药品审批部门的上市批准。美国罕用药的认定标准为：①受累人数少于 20 万人（0.75‰），或无法在 7 年内收回开发成本；②没有商业利润或商业利润很低；③应用的疾病状态为医疗急需或严重危及生命等；④开发成功的可能性很高[9]。

关于罕用药独占有几点需要说明：①获得罕用药独占的药品不都是创新药，已批准上市的药品获得罕用药认定，增加新的罕见病适应证并被批准上市也可以获得罕用药独占。②罕用药认定机构可以认定数量不限的同种罕用药，但仅首家获得上市批准的罕用药可以获得罕用药独占。③在罕用药独占期间，仿制药或已批准的该药的相似药品不能以该罕见病适应证上市，但可以以其他适应证上市。④美国的罕用药独占的权利最大，不仅阻止了针对该罕见病适应证的仿制药药品上市，还阻止了用于与该药相同的罕见病适应证的相似药品上市。⑤罕用药独占不是绝对的，在一定的条件下会丧失。⑥相似药品指的是含有同一有效成分，或对同一有效成分的分子结构进行简单改变（如同一有效成分的酯或盐）。⑦关于临床优势，美国是这样规定的：临床上更有效，更安全；新药能促进患者保健（多从方便性、依从性、舒适感、耐受程度等方面考虑）。另外，FDA 授予某一药物罕用药资格是以其活性成分为基础，而不是以剂量形式为基础，也就是说，新药与已有罕用药品虽具有相同活性成分，但剂量规格或剂型不同都将不会被单独授予罕用药资格[9]。

4. 儿科独占的相关解释[10]

（1）儿科独占的获得。

在美国，儿科独占的获得必须经过一系列完整的程序。首先是 FDA 向药品主办者（Drug Sponsor）发放书面请求，药品主办者根据书面请求对儿科研究（Pediatric Study）的要求对 FDA 做出回应。如果该药品主办者同意进行儿科研究，就和 FDA 就儿科研究的具体细节签订书面协议（Written Agreement）。药品主办者按照书面请求和书面协议中规定的期限完成儿科研究要求的所有研究项目，并以新药申请或补充申请（Supplement Application）的形式向 FDA 提交儿科研究的研究报告。如果该研究报告的内容与书面请求和书面协议的要求完全相符，FDA 就会授予该药品 6 个月的儿科独占保护期[12]。

①药品主办者。药品主办者包括进行儿科临床研究的专利药品或其他独占保护药品的持有者、仿制药持有者以及或者对儿科临床研究感兴趣的其他非药品持有者（如研究机构、高校等）。

②书面请求。书面请求是 FDA 向药品主办者发放的要求进行儿科研究的法定文件。书面请求中主要包含以下内容：研究的类型和目标、研究的适应证、研究的病例数、研究的年龄组、给药途径、剂型、研究开始的时间、研究结束的时间、提交研究报告的时间等。FDA 和美国国立卫生研究院（National Institutes of Health，NIH）会制定一个年度药品目录，将一些没有（或已失去）专利或其他独占保护的已被批准上市的药品列入名单。之所以将这些药品纳入药品目录，是因为 FDA 和 NIH 认为，需要进行额外的儿科研究，以获得这些药品在儿科群体中应用的有效性和安全性信息，并且对于列入药品目录中的药品，FDA 将会给该药品的所有持有者（包括原专利或独占保护持有者以及仿制药持有者）发放书面请求。对于还未被批准上市的新药，以及还有专利保护或独占保护的药品的持有者，需要向 FDA 主动递交提议的儿科研究请求（Proposed Pediatric Study Request，PPSR），以获取 FDA 发放的书面请求。如果专利药品或独占保护药品的持有者不主动获取书面请求，而 FDA 和 NIH 认为该药品需要进行儿科研究，则该药品也可能会被纳入药品目录。另外其他对儿科临床研究感兴趣的第三方非药品持有者，也可以向 FDA 递交 PPSR，以获取该药品儿科研究的书面请求。在书面请求中，FDA 会载明将被进行研究的类型、研究的设计与目标以及将被研究的该年龄段人群。

③儿科研究。对于药品主办者，是否接受书面请求是自愿的。在接到FDA 下发的书面请求后，专利或独占保护的药品持有者应在 180 天之内，而没有（或已失去）专利或其他独占保护的药品持有者以及对儿科研究感兴趣的第三方应在 30 天之内对 FDA 做出回应。接受了书面请求的药品主办者再进一步和 FDA 就儿科研究的具体细节进行商讨，签订书面协议，并且在提交儿科研究的研究报告之前，可以要求 FDA 就书面协议的某些规定进行修改，只要获得 FDA 的同意。如果药品主办者未和 FDA 签订书面协议，FDA 则会根据通常接受的科学原则来要求和评价儿科研究的研究和结果。FDA 将会根据药品适用的不同年龄组和针对各个年龄组的适应证来决定儿科研究具体要完成的项目，但临床研究是必须做的。如果 FDA 认为临床前的动物毒理研究对评价该药品在儿科群体上应用的安全性和有效性是很重要的，其也会将临床前研究作为儿科研究的项目之一。此外还可能会包含配方研究和药理学评价等。这些都需要 FDA 和药品主办者达成书面协议，并从为保证药品安全有效出发。但是，药品主办者不一定必须亲自完成每一项研究来获取数据，已经公开发表的数据和第三方拥有的符合书面请求和书面协议要求的研究数据（需要得到第三方的授权）都可以被药品主办者引用到自己的研究结果中。

④备案。当药品主办者按照书面请求和书面协议的要求完成所有的研究项目后，应该在规定的时间内以递交新药申请或补充申请的形式，将儿科研究的研究报告向 FDA 备案。补充申请通常指的是申请在已批准上市的药品的说明书中加入儿科研究的研究信息（如适用的年龄组、剂量和适应证等）。FDA 将会逐一将研究报告的内容同书面请求和书面协议的要求进行比对，如果药品主办者在规定的时间内，完全按照要求完成了所有的研究项目，就有资格获得儿科独占。

（2）儿科独占期限。

满足以上条件的药品持有者可以获得为期 6 个月的儿科独占期。但是6 个月的儿科独占期生效的前提条件是该药品是经 FDA 批准上市的，并且必须续加在该药品列入橘皮书的现有的专利保护期（包括延长的专利保护期）或其他独占保护期（如数据保护、罕用药独占和仿制药独占）后面生效，相当于对原有专利保护或独占保护的延长。因此，未获得 FDA 上市批准的药品和没有（或已失去）专利保护以及其他保护的药品的儿科独占并不能生效。然而，一旦该药品通过了 FDA 的上市批准，6 个月的儿科独占立刻附加在其有效的专利保护或其他独占保护之后并生效。此外，儿科独占的目的是获取药品在儿科中的使用信息，因此即使经过研究该药品并不能在儿科中使用，也仍然可以获得 6 个月儿科独占[13]。

①特殊规定。根据《药品价格竞争和专利期恢复法》的规定，第一个向专利药挑战并成功上市的仿制药品将会获得 180 天的仿制药独占保护期，如果该药品的持有者也进行了儿科研究，并取得了儿科独占的资格，就可以将 6 个月的儿科独占附加在有效的仿制药独占期后生效。如果已批准的药品在进行儿科研究的过程中获得了新的儿科适应证，并且满足了《药品价格竞争和专利期恢复法》中获得 3 年数据保护的条件，则除了 6 个月儿科保护外，药品主办者的该药品还可以获得 3 年的数据保护。在这 3 年中别的仿制药不能以这一适应证申请上市，但如果儿科研究的研究结果表明这个药品在某方面的应用对儿童是有害的，则在仿制药的标签中必须做出标注。有专利保护的药品不能获得这额外的 3 年数据保护。

②二次儿科独占。一份书面请求只能获得一次儿科独占。但是，如果在获得儿科独占后，药品主办者又收到了一份不同的书面请求，并且按照新的书面请求的要求完成了儿科研究，则药品主办者可以获得第二次的儿科独占，只要满足以下条件：按照新的书面请求进行儿科研究结果获得了该药品的儿科新用途（包括增加新的儿科适用群体）；这个新用途未在该已批准的药品的标签中标注；增加的新用途还使得药品满足《药品价格竞争和专利期恢复法》的要求，获得 3 年的数据保护；6 个月的儿科独占附加在，并且只附加在这 3 个月的数据保护之后，而不能延长其他的专利保护或独占保护。

③同一种有效成分的儿科独占。儿科研究的实质是对药品中含有的某一种或几种有效成分（Active Moiety）在儿科人群中应用的安全性和有效性研究。因此 6 个月的儿科独占仅续加在针对这一种或几种有效成分的专利保护和其他独占保护期后生效。如果药品主办者同时拥有含有这一种或

多种有效成分的多个药品，则每一个药品都可以获得 6 个月的儿科独占。例如，药品 A 因含有某种有效成分 X 而获得 6 个月的儿科独占，药品主办者又通过递交新药申请或补充申请，使同样含有有效成分 X 的药品 B 获得上市批准，则药品 B 自然获得 6 个月的儿科独占，但该儿科独占只能续加在针对有效成分 X 的专利保护或其他独占保护后，而不能续加在药品 B 新获得或产生的专利保护或其他独占保护之后。

（三）美国药品试验数据保护制度的其他规定

（1）橘皮书发布。

根据《药品价格竞争和专利期恢复法》的要求，FDA 出版了《经治疗等同性评价批准的药品》（*Approved Drug Products with Therapeutic Equivalence Evaluation*）一书。该书列出了所有被 FDA 批准的、经过安全性和有效性评价的包括处方药与非处方药的药品名单，并在附录部分发布与所批准的处方药与非处方药相关的专利和独占期信息。因为此书的书皮颜色为橘红色，因此俗称"橘皮书"。橘皮书的内容按月更新[14]。所有的药品试验数据独占信息都将列在橘皮书上。当后续申请或仿制药申请提交时，必须首先查阅橘皮书，如果参比药物的数据独占橘皮书记载仍未过期，则 FDA 不接收申请。

（2）异议处理机制。

美国的药品试验数据保护的核心在于限制药品监管机构对药品试验数据的非正当使用。如果数据持有人认为药品监管部门非法使用了自己的数据，可以通过两种方式来寻求救济，一种是行政救济，另一种是司法救济。

行政救济的主要方式是申诉。权利主张人向 FDA 提起申诉，列明理由，并且可以要求 FDA 对错误行为进行纠正，例如拒绝批准或撤销仿制药的申请。FDA 专员可以通过举办会议、公开讨论或召开听证的方式对申诉进行审核。同时在申诉提出的 90 天内对申诉人做出回复：批准申诉、拒绝申诉或提供暂时答复。在收到回复的 30 日内，如果申诉人对申诉决定有异议，可以要求重新审核。如果 FDA 专员拒绝重新审核，或申诉人对重新审核的结果仍然感到不满，申诉人可以进一步寻求司法救济。

　　司法救济包括民事救济和刑事救济两种途径。民事救济针对的是对侵权人的起诉。权利主张人直接向法庭提起民事诉讼，说明诉讼请求及理由。对构成民事侵权的，侵权人需要向被侵权人停止侵害、赔礼道歉、赔偿损失等。

　　在权利人的权益受到严重侵害的情况下，会启动刑事司法程序。在审查过程中 FDA 会配合司法部门进行联合调查取证。对于构成刑事责任的，对责任人会处监禁、罚款等。对于轻微犯罪，一般最多处 1 年监禁以及个人最高 10 万美元、公司最高 20 万美元的罚款处罚。对于重罪，一般判处最多 3 年监禁以及个人最高 25 万美元、公司最高 50 万美元的罚款[15]。

　　（3）临床试验数据登记制度[16]。

　　美国是世界上临床试验数据公开最早的国家。早在 2000 年，美国就建立了 *Clinical Trials* 临床试验数据库。但是，《食品和药品管理现代化法案》（*Food and Drug Modernization Act*，FDAMA）将数据公开的范围限定为"以治疗严重威胁人类健康疾病的药品、生物制品所展开的临床试验"。由于未对"严重威胁人类健康的疾病"作出明确界定，以及没有相应的惩罚措施，导致临床试验数据的公开发展缓慢。

　　2007 年，美国国会通过了《食品药品管理修正案》（*Food and Drug Administration Amendments Act*，FDAAA），扩展了临床试验数据公开的范围，要求所有在美国开展的临床试验都要在 WWW. Clinical Trials. gov 进行注册，并要公开临床试验结果摘要，而且制定了相应的惩罚措施。但是，Ⅰ期临床试验数据和未通过 FDA 上市批准的药品的试验结果摘要可以不公开。

　　2016 年 9 月，美国健康和福利部（United States of Department of Health and Human Services，HHS）和 NIH 分别发布了临床试验注册和结果信息提交终极规则和终极政策，对 FDAAA 的药物临床试验数据公开的相关规定进行补充。终极规则规定未通过上市批准的药品也要公开临床试验结果摘要，同时药品不良反应事件发生的时间表、搜集方法、全因死亡率、研究计划、统计分析方案等信息均要公开，而且要每年更新数据内容。终极政策针对所有全额或部分受到 NIH 资助的临床研究项目，在终极规则的基础上进一步将临床试验数据公开的范围扩展到包括Ⅰ期临床试验数据[17]，并且要求所有的研究项目在提交项目申请书时必须附加详细的临床试验数据共享计划，或者给出解释为什么这种数据共享是不可能的。

三、美国药品试验数据保护制度评价

（1）完善的法律体系。

美国对药品试验数据保护的相关法规纳入在其与药品管理相关的法律中，而非知识产权法中。所以除了是一项特殊的知识产权制度外，美国更倾向于把药品试验数据保护看作一项行政保护，作为药品专利保护的补充，促进新药的研发和创新。在基于《美国食品药品和化妆品法》做出基本规定的前提下，又出台了一系列的修正案，对各类药品的试验数据进行了全方位的保护。这些法律，无论是《药品价格竞争和专利期恢复法》《罕用药法案》《食品和药品管理现代化法案》还是《生物制剂价格竞争与创新法》都是美国国会颁布的法案，具有较高的立法层次，为药品试验数据保护制度在美国的落地和实施提供了坚实的法律保障。

（2）低标准、分层次、强保护。

TRIPS 第 39.3 条中药品试验数据保护的三个条件，美国在法规中只是对"上市必需"做出了明确要求，对"未披露"和"相当的努力"并未有明显的字面表达。美国在 TRIPS 谈判和 TPP 谈判中，多次发表观点，要求去掉"未披露"这一条件要求，虽然都未被采纳，但是在国内法中，淡化了对"未披露"的要求。美国将试验数据保护非常密切地和其审批制度联系起来，只要满足了相关的审批要求，就可以获得相应的保护。并且，根据不同的审批类别，给予不同种类与层次的保护。与 TRIPS 第 39.3 条要求的保护义务相比，美国建立了相当强的保护。不仅扩大了保护范围，而且采取了数据独占式的保护。罕用药独占的保护力度其实已经超越了数据独占，严格意义讲是一种市场独占（Market Exclusivity），因为不仅排除了仿制药品，还排除了针对统一适应证的相似药品。儿科独占则附加在专利、其他独占保护之后生效，实际上是对现有所有独占的加强。

（3）更加关注临床试验。

无论是 NCE 独占、新的临床试验独占、罕用药独占还是儿科独占，

FDA 都关注是否独立开展了新的临床试验，而不是仅关注于数据本身。因此，美国的药品试验数据保护制度反映出对新药研发所付出的努力的一种补偿。虽然在具体的法条里并未明确提到付出"相当的努力"，但是间接体现出美国试验数据保护的前提是开展了临床试验。临床试验也是药品研发过程中耗时最长、耗资最多的一个环节。

（4）自愿提交试验数据保护申请。

除了儿科独占之外，其他类别数据独占的获得都基于自愿提交试验数据保护申请。FDA 对试验数据独占的授予与是否提交申请无关，符合条件的，药品获准上市之日自动获得数据独占。这说明美国的数据保护是和药品审批程序紧密结合在一起的，数据独占的获得看重的不是"试验数据"本身，而是"药品试验"过程及其结果。

（5）建立在临床试验数据公开之上的保护。

美国的药品试验数据保护借鉴了专利保护的特点，即先公开，再保护。这源于对药品试验数据既具有智慧财产属性、又具有公共产品属性的双重特点的复杂性认识之上。除了是一种知识产权，药品试验数据，尤其是临床试验数据又和公共健康密切相关，公众对药品安全性和有效性信息的知悉权、避免重复试验的伦理要求以及公众对药品试验数据真实性的监督权都要求在一定范围内对试验数据进行公开。数据独占式的药品试验数据保护模式可以视为满足 TRIPS 第 39.3 条中"已经采取措施来确保防止对数据的不公平商业性使用"的要求，因此建立在临床试验数据公开之上的保护模式也是不违反 TRIPS 的规定的。

第二节　欧盟的药品试验数据保护制度

一、欧盟的药品法规体系和药品审批程序

（1）药品法规体系。

欧盟的法律是由欧盟委员会制定的，分为有法律约束的文件和没有法

律约束的文件两大类。有法律约束的文件包括条例（Regulation）、指令（Directive）和决定（Decision）。没有法律约束的文件包括建议与意见（Recommendations and opinions）、通告（Notice）和指南（Guideline）。

（2）药品审批程序。

在欧盟，药品要获得上市可以通过三种途径：

集中审批程序（Centralized Procedure），也称为中央审评程序，即申请人直接向欧洲药品管理局（European Medicine Agency，EMA）提出上市申请，获得批准后，在欧盟各个成员国都得到认可并有效。集中审评程序的优点在于可以实现同时在所有欧盟成员国同步上市，是药品进入欧盟最高效、最便捷的途径。风险在于如果通过集中审批程序未被批准上市，则很难有机会通过其他审批程序获得上市。

必须通过集中审批程序上市的药品见表 4 - 2。

表 4 - 2　欧盟通过集中审批程序上市的药品

法规名称	药品类型
2309/93/EC 号法规	生物制品：①DNA 重组技术；②在原核生物和真核生物，包括转化的哺乳动物细胞中，对生物活性蛋白质进行基因编码的控制表达；③杂交和单克隆抗体方法。有以上任何一个生产步骤生产的产品只能向 EMA 提出申请，且只能通过集中审批程序获得上市许可[18]
EEC/726/2004 号法规	获得性免疫缺陷综合征、癌症、神经退化疾病、糖尿病的新药
EEC/726/2004 号法规	自动免疫疾病、其他的免疫功能失调和病毒性疾病的新活性成分药品[18]
141/2000/EC 法规	罕用药

成员国审批程序（National Procedure），即欧盟成员国各自的药审部门负责对药品进行审批，获得批准的药品只获得该成员国的认可并有效。

相互认可程序（Mutual Recognition Procedure），相互认可发生在两个或多个成员国之间。通常这些成员国通过签订协定的方式达成联盟，只要药品在其中一个成员国获得上市批准，则会在联盟内的其他成员国自动获得上市批准。成员国审批程序和相互认可程序也称为"非集中审批程序"。

二、欧盟的药品试验数据保护制度

欧盟的药品试验数据保护采取的也是数据独占模式，保护对象较美国更加宽泛，只要是新药都列入欧盟药品试验数据的保护范围，同时也对罕用药和儿科药提供额外的试验数据保护。在保护条件上，欧盟也是明确要求"上市必需"，对"未披露"和"付出相当的努力"未作特意规定。与美国相同，欧盟也强制要求公开临床试验数据，并作为上市许可的条件之一。

（一）欧盟药品试验数据保护的范围与内容

欧盟药品试验数据保护制度可以分为新体系和旧体系两个时期。在旧体系时期，欧盟基本上只是给出一个框架，除了集中审评程序上市的药品外，各成员国在框架之内各自选择具体的保护期限。在新体系时期，欧盟将药品试验数据保护的规定进行统一，无论是通过哪种程序，或在哪一个成员国上市，执行统一的保护标准。

1. 旧体系下的药品试验数据保护范围与内容

1965 年欧盟建立了新药和仿制药分开管理的药品审批程序，1987 年首次提出药品试验数据保护，2001 年进行了第一次修订，具体的规定如表4 -3 所示。

表4 -3　欧盟旧体系下的药品试验数据保护范围与内容

法规名称	保护对象	保护期限	具体内容
65/65/EEC[a]指令	无	无	想要获得上市批准，申请人须向药品审批机构提供包括理化、生物或微生物试验、药理学和毒理学试验以及临床试验的结果的数据资料。但是当一药品的活性成分与一已知、已上市使用的药品的活性成分一致时，可用已发布的参考资料替换试验数据[19]
87/21/EEC 指令	新药	6 ~ 10 年	在成员国内，获得上市批准的新药的药品数据保护期不得少于 6 年。如果该产品对于成员国而言，具有高科学技术，且对该国公众健康十分有利，则可将数据的保护期延长至 10 年[20]

法规名称	保护对象	保护期限	具体内容
2001/83/EC^b指令	新药	6～10 年	若提交申请的药品与其他已经在欧盟获准上市的药品类似，则在该药品获准上市 6 年内（如为高技术产品，该期限应该延长至 10 年），药品监管部门不能批准该类似药的申请。此外，基于公共健康的考虑，必要时，成员也可以设立涉及所有境内上市药品的单独条例，延长保护期限最高至 10 年。各成员国有权不采纳原批准的药品专利保护期满后 6 年期限的计算方法[21]

a 表示 EEC（European Economic Community，欧洲经济共同体）；b 表示 EC（European Community，欧洲共同体）。

在旧体系下，由于多种审批程序，再加上欧盟成员国众多，欧盟提供了多种数据保护期限供成员国选择，保护期限从获得上市批准之日算起。

① 10 年的强制保护期限。在任何一个成员国，通过集中审批程序批准的新药必须获得 10 年的数据保护期。

② 6 年的最低保护期。通过相互认可程序或成员国审批程序获得批准的药品至少应该获得 6 年的数据保护期。

③ 6～10 年的任择期。成员国适用 6 年的最低期限可以选择上限，这一数据保护期以受专利保护的药品的专利有效期届满为止，但不能超过 10 年。同时成员国也可以以"公共健康"为理由为药品提供最多 10 年的数据保护期。

根据 2001/83/EC 指令，欧盟成员国采用了 6 年和 10 年不等的试验数据保护期限，见表 4-4。

表 4-4 欧盟各成员国药品试验数据保护期限

保护期限	国家名称
6 年	奥地利、保加利亚、丹麦、芬兰、爱尔兰、希腊、波兰、捷克、匈牙利、立陶宛、拉脱维亚、斯洛文尼亚、斯洛伐克、马耳他、爱沙尼亚、塞浦路斯、列支敦士登、冰岛、挪威、葡萄牙和西班牙
10 年	比利时、德国、法国、意大利、荷兰、瑞典、英国和卢森堡

2. 新体系下药品试验数据保护的范围与内容

2004 年，欧盟对 2001/83/EC 指令进行了修改，改变了各成员分别制定试验数据保护的规定，对通过集中审批程序和互认审批程序上市的药品统一实行一个保护标准，同时，对罕用药和儿科药也单独制定了药品试验数据保护规定，见表 4 – 5。

表 4 – 5　欧盟新体系下的药品试验数据保护范围与内容

法规名称	保护对象	保护期限（年）	具体内容
2004/27/EC 指令	新药	8 + 2 + 1	若申请者能证明其仿制的药品是一个在成员或欧盟内已获得上市许可至少 8 年的参照药品，则不用进行临床试验，只需完成生物等效性试验。同时该仿制药可以在第 8 年递交上市申请，第 10 年获得上市批准。如果在前 8 年，参照药品因为开展了新的临床研究而批准了新的适应证，则 10 年可最多延长至 11 年
EC/141/2000 号法规	罕用药	10	有关罕用药的上市许可在所有成员都已经得到授权后，在 10 年的期限内，欧盟及其成员国不应受理有关相似药品就相同治疗适应证的上市许可申请或准入授权，并不应受理延长现有市场许可的申请
EC/1901/2006 号法规	儿科用药	10 + 1	儿科用药的上市许可在所有成员得到授权后，在 10 年内，欧盟成员国不得受理相似药品上市申请或转入授权。如果上市许可获得新适应证，将获得额外 1 年的市场保护期

（二）相关解释

1. 药品试验数据保护的相关解释

（1）相似药品/基本相同药品。

一种药品本质上类似于另一种参比药品，需要满足以下条件：和参比药品具有在质和量上等同的活性成分，并且具有相同的剂型，且满足生物

115

等效性要求。规定活性物质的盐、酯、络合物、螯合物、异构体、异构体混合物或衍生物都视为同一活性物质，除非其安全性和/或有效性有明显差异。另外，各种普通口服固体制剂都应视为同一剂型[22]。它们都属于"基本相同"的药品，都可以称为新药的仿制药。

(2) 8 + 2 + 1。

2004 年 3 月 21 日欧盟理事会通过了第 2004/27/EC 号指令，该指令是对第 2001/83/EC 号指令的修订，提出了在欧盟任一个成员国，按照集中审批程序批准的药品以及按照非集中审批程序批准的药品，统一遵循数据保护的"8 + 2 + 1"方案，即欧盟的试验数据保护期由 8 年的数据独占期、2 年的市场独占期和 1 年的额外保护期组成。新药被批准上市 8 年后，药品监管部门便可以接收仿制药提交的 ANDA，但是不能批准，只能在 10 年期满后发放上市许可。如果在新药获批的前 8 年内，因为开展了新的临床试验，并获批了新的适应证，且该适应证有显著的临床价值，则该药品可以获得额外的 1 年试验数据保护期。

"8 + 2 + 1"模式如图 4 - 1 所示。

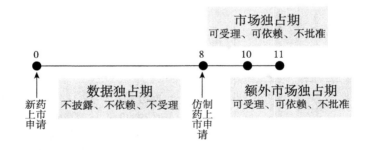

图 4 - 1 欧盟药品试验数据保护模式示意

2. 罕用药数据独占的相关解释[23]

欧盟获得罕用药独占的前提是获得罕用药资格认定，并获准上市。欧盟罕用药资格的获得首先需满足以下两个条件之一：①该药品是用来预防、诊断和治疗危及生命、慢性削弱性的疾病，且在欧洲发病人数不超过万分之五；②该药品是用来预防、诊断和治疗危及生命、慢性削弱性的疾病。而且如果没有激励措施，该药品上市后的收入无法充分地回收其研发成本。除此之外，还应该满足以下条件：除了该药品，目前还没有令人满意的预防、诊断和治疗该疾病的药品或方法，或者相比于现存的方法或药品，该药品对病人有显著价值[24]。欧盟 Regulation（EC）No. 847/2000 号条例对"显著收益"做出了解释，即"具有临床优势或对病人有显著的贡献"。"显著收益"不局限于更好的治疗指征或不同的作用机制，更好的安全性、更良好的给药途径、更好的药代动力学特征、更优的价格都可以构成"显著收益"[25]。

欧盟规定在三种情况下罕用药独占丧失，一是新药品相比于已上市的获得罕用药独占药品更具有临床优势（更有效、更安全或对病人的健康更有益）；二是获得罕用药独占的药品供应不足，无法满足需求；三是获得罕用药独占的药品持有人同意。

10 年市场独占期授予第一个被认定为罕用药并获得上市批准的药品，在此期间，欧洲药品管理局（European Medicine Agency，EMA）不再批准针对同一罕见病适应证的相同或相似药品上市[26]。

3. 儿科用药数据独占的相关解释

1997 年，欧洲药品管理局在欧洲经济共同体圆桌会议上首次提出了建立儿科药物规则（Pediatric Medicines Regulation，PMR），旨在不耽误成人药物审批，及避免不必要的儿科试验的前提下，促进儿科药物的研究和申请。经过不断的讨论和修改，于 2006 年 6 月经欧洲议会（European Parliament，EP）通过，列入欧洲经济共同体理事会规则的第 1901/2006 号规则——Council Regulation（EC）No. 1901/2006，并于 2007 年 1 月 26 号起在各成员国生效。在该法案中，儿科独占是核心和重要组成部分。

（1）儿科独占的获得[27]。

新药或上市许可变更的已批准的药品（如新的适应证、新的剂型和新的给药途径等）在提交上市许可申请（Market Authorization Application，MAA）之前，必须草拟并向成员国药品主管部门提交儿科药物研究计划（Pediatric Investigation Plan，PIP）或豁免（或推迟）PIP 计划，经同意后，申请者必须根据同意的 PIP 的方案（Agreed PIP）进行儿科研究（除非被批准豁免或推迟），并将儿科研究资料和 MAA 一并提交给 EMA 或成员国药品主管部门。经过审核，如果申请者完全按照 PIP 的要求完成了儿科研究，就可能获得一定期限的儿科独占。（注：对于通过集中许可程序申请上市的药品对应的药品主管部门是 EMA，对于通过非集中许可程序申请上市的药品对应的是各成员国药品主管部门）

对于没有（或失去）专利保护和其他独占保护的已批准的药品，可以向 EMA 提交儿科使用上市许可（Pediatric Use Marketing Authorization，PU-MA）申请，要求进行儿科研究，获得儿科用药许可的药品将会获得 10 年的数据保护。同时，在提交 PUMA 之前，申请人也必须首先向 EMA 提交 PIP，并完全按照同意的 PIP 的要求完成儿科研究的内容。

①儿科研究计划。儿科研究计划是申请者为取得必要的儿科数据和通过儿科上市批准所制定的药物研究和开发的方案。无论提交 MAA 申请或 PUMA 申请，都必须事先递交 PIP，并获得审核同意。在 PIP 中，要具体说明论证该药物在所有相关儿科群体中应用的质量、安全性和有效性的研究方法和时间安排，以及为了使不同的儿科群体获得更加易接受、安全、有效的药物的不同的儿科用药配方。PIP 必须在成人药代动力学试验完成之前提交到 EMA 或成员国药品主管部门。EMA 或成员国药品主管部门将会对 PIP 中的研究方法、药物配方和预期的疗效进行审核，做出是否同意的决定。EMA 或成员国药品主管部门可以要求申请人对 PIP 的内容进行进一步的补充和修改，申请人也可以在进行儿科研究的过程中申请修改 PIP。如果，EMA 或成员国药品主管部门拒绝同意一项 PIP，申请人可以要求儿科委员会（Pediatric Committee，PDCO）进行重审。对重审结果不满意的，申请人可以求助于欧洲审判法庭（European Courts of Justice）[28]。同时，对申请人提出的豁免或推迟 PIP 请求，符合条件的药品主管部门也将予以批准。

②儿科研究计划的豁免或推迟。如果药品对儿科应用是不安全的或者无效的；或者药品所针对的适应证不在儿科群体中存在；或者这个药品与现有的治疗方法或治疗药品相比不具有显著的优点，则药品主管部门会豁免 PIP（Waiver PIP）。由于不同的儿科群体之间存在很多差异性，所以常常会有某一或某几个儿科群体中的 PIP 得到豁免。在药品的生产者进行了

3 年儿科试验数据的搜集后，药品主管部门可以撤销放弃 PIP。为了确保儿科研究的安全性和伦理要求，药品主管部门会推迟 PIP（Deferral PIP）。例如，等成人研究完成之后再进行 PIP。

③上市许可申请。对于新药和变更上市许可的已批准的药品，PMR 提出了强制性的儿科研究要求，因此，在 MAA 中必须包含一份 PIP，以及根据同意的 PIP（Agreed PIP）的要求完成的儿科研究数据（或者一份同意的 Waiver 或 Deferral）。对于已被批准上市的，但尚有专利保护或其他独占保护的药品，如果愿意进行儿科研究，也应该以 MAA 的形式提交儿科研究结果。罕用药也适用于 MAA，无论其是否已被批准。

④儿科使用上市许可。为鼓励对没有（或失去）专利保护或其他独占保护的已批准的药品的儿科研究，PMR 提供了一种新的批准方式：儿科使用上市许可，同时也特别适用于儿童专用药品。儿科使用上市许可采用集中许可程序，享受独立的数据保护，产品可沿用已有的商品名，但需要在商品名右上角蓝色星号内标注蓝色字母"P"，且只能以儿科适应证上市。对于儿科使用上市许可申请，欧洲药品管理局将提供免费科学咨询（Free Scientific Advice）。在儿科使用上市许可中必须包含一份 PIP、根据 Agreed PIP 的要求完成的儿科研究数据以及支持该药品在儿科上应用的合适的给药强度、剂型和给药途径的数据。这些数据可以亲自做试验获得，也可以从公开发表的文献和欧盟已经批准的上市药品提交的数据中引用。

（2）儿科独占期限。

与美国相同的是，儿科独占不能独立生效，必须续加在其他有效的专利保护或独占保护后生效（儿科使用上市许可数据保护除外）。与美国不同的是，对于不同药品，欧盟提供了不同的儿科独占期限[29]。

①6 个月的药品补充保护证书（Supplementary Protection Certificate，SPC）延长。拥有 SPC 保护或有资格获得 SPC 保护的药品在满足以下条件的前提下可以获得 6 个月的儿科独占：完全按照 Agreed PIP 的要求完成了所有的儿科研究；通过集中许可程序获得了上市批准，或者通过非集中许可程序获得所有成员国的上市批准；儿科研究的相关信息纳入了药品信息中，如产品特点概述（Summary of Product Characteristics，SmPC，相当于药

品说明书）中。如果合适的话，也可以纳入包装标签（Package Leaflet）中。在满足上述三个条件的前提下，即使药品的儿科适应证没有被批准上市也可以获得 6 个月的 SPC 保护延长。并且，延长的 SPC 不仅保护儿科适应证，而且保护该药品所有的适应证。

②1 年的数据保护延长。如果一个药品新的儿科适应证被批准上市，并且符合了欧盟数据保护"8 + 2 + 1"的要求，就可以获得 1 年的数据保护延长。假若这个药品同时获得了 6 个月 SPC 保护延长的资格，则应该在这两种保护中选择其一，而不能兼得。

③2 年的罕用药独占延长。由于罕用药很少能获得专利保护，因此符合上述所列出的 6 个月的 SPC 保护延长三个条件的罕用药可以获得 2 年的罕用药独占延长。同样，该罕用药的儿科适应证不一定被批准上市。

④ 10 年的 PUMA 数据保护。通过 PUMA 获得儿科适应证上市许可的药品可以获得 10 年的数据保护。在这 10 年中，其他药品不能以批准的儿科适应证上市。这是 PMR 专门设立的一种新的数据保护。同时，儿科研究信息也应该纳入药品信息中。

PMR 规定，如果上市授权持有者从本规则的儿科适应证激励规定中获益后停止销售产品，必须将自己的上市批件转让给第三方，或者允许第三方使用药品文件中的化学成分、生产工艺以及临床前数据、临床数据以获得该药品的上市批准。

2007 年 1 月 26 日前完成的儿科研究，可以算作完成了 PIP，但不能享受奖励政策，但是药品主管部门会更新该药品的说明书和包装标签。2007 年 1 月 26 日前开始的研究，如果研究在该日期后完成并取得"重大"成果的，可以享受优惠政策。指南指出，欧洲药品管理局或者国家药品监督管理部门将对每个研究成果的意义进行评价。

通常认为以下结果为有"重大"意义：疗效对比研究（随机、阳性对照或安慰剂）；剂量研究；前瞻性临床安全性研究（研究成果对儿科安全用药有重大意义）；适合年龄组的新剂型的研究（研究成果对儿童用药安全和疗效有意义）。

要算作"重大"研究结果，临床试验应包括所有儿科范围，除非是一些开展研究有难度的专门领域（如新生儿）。

（三）欧盟药品试验数据保护制度的其他规定[16]

2001 年，欧盟发布第 2001/20/EC 号临床试验指令，该指令第 11 条要求建立临床试验数据库。2004 年，欧盟的临床试验数库 EudraCT 正式建成。所有在欧盟进行的临床试验必须在该数据库进行登记，并上传所有临床试验数据。但是 EudraCT 中的所有临床试验信息并不对外公开。

2004 年，欧洲药品管理局根据（EC）No. 1049/2001 法规的要求，在具备合理和适当的理由的前提下，可以依法申请公开临床试验数据。2004 年和 2006 年，欧盟发布了（EC）No. 726 /2004 和（EC）No. 1901 /2006，分别要求公开欧盟的药物临床试验登记数据和儿科研究临床试验登记数据，并且公开试验结果摘要。依照这两个法规的要求，2011 年 3 月欧盟创建了 EU – CTR 网站，公众可以通过登录该网站，公开获取 EudraCT 数据库中的药物临床试验信息。但是直至 2013 年，EudraCT 才可以上传试验结果摘要，并通过 EU – CTR 进行公开。

2014 年，欧洲药品管理局通过了临床试验数据公布旗舰政策 Policy 0070，并于 2015 年 1 月正式实施。该政策在之前临床试验数据公开的基础之上，进一步要求公开临床研究报告（Clinical Study Report，CSR），使药物临床试验数据公开又向前迈进了一大步。同时该政策也是同年通过的（EU）No. 536/2014 号临床试验法规的补充。

2014 年，欧盟通过了（EU）No. 536/2014 号法规，并于 2016 年正式施行。该法规代替了之前的 2001/20/EC 号指令，创建了单一的临床试验数据提交系统，设置了统一的科学和伦理审查标准，并在整个欧盟/欧洲经济体境内具有法律强制力。并明确要求所有在欧盟境内进行的临床试验必须公开临床试验注册信息、临床试验结果摘要和临床研究报告。

三、欧盟药品试验数据保护制度评价

（1）完善的立法。

欧盟关于药品试验数据保护的立法是通过欧盟委员会制定的指令，提供强制的参考标准，再由各成员国转化为各自国内法来执行。从 1987 年正式提出药品试验数据保护，历经多次修订，形成了完整的立法体系，而且在法律层次上也是比较高的。同样，药品试验数据保护并非在知识产权保护法中制定的，而是在药品管理法中制定的。

（2）低标准、宽范围、长周期。

和美国类似，欧盟在药品试验数据的保护条件方面，只是明确要求了"上市必需"，对于"未披露"和"付出相当的努力"并未有明显的字面表达。同样，欧盟的药品试验数据保护制度和药品注册制度联系密切。根据不同的注册类别，给予不同的试验数据保护。

较之美国，欧盟的保护范围更宽，只要是在欧盟获准上市的新药都可以获得试验数据保护。虽然欧盟未将新药限定为"含新化学实体"的药物，但是根据欧盟对仿制药的解答和已上市药物具有同样的活性成分，或同一个活性成分的酯、盐、螯合物、异构体等都属于仿制药。因此获得 8 年数据独占期的保护范围和美国获得 5 年独占期的保护范围基本一致。和美国相同，对于新的适应证额外给予了 1 年的试验数据保护。与美国有差异的是，欧盟 1 年的新的适应证、新给药途径的保护期的获得有两个前提：一是必须在新药批准上市后的 8 年期间，获得新适应证的上市许可；二是有科学证据表明新的适应证与现有疗法相比，更加具有临床优势。而美国 3 年的数据独占保护则强调进行了"新的临床研究"，那么"新的临床研究"可能产生的是新的适应证、新的给药途径或新的剂型。而且只是强调进行了之前他人未开展过的临床试验，对临床试验的结果是否有优势未有明确表达。但是实际上根据美国的审批制度，只有较之以前的同类药品有显著的临床效益的提高才会被批准，也是将临床优势这个条件隐藏起来了。

欧盟提供了现在世界上最长的试验数据保护期，长达 10 年。更长的保护期能更加激励药品研发企业的热情。特别是对于那些没有专利保护的药品来说，激励作用更大。

（3）分段保护。

欧盟的药品试验数据保护采取了分段保护的措施。前 8 年不接收仿制申请，后2年接收仿制申请并审批，但不能批准上市。分段式保护的好处在于降低数据独占延迟仿制药上市的负面影响，对药品的创新和可及性进行了较好的平衡。美国在5年的NCE独占里面规定，只有当仿制药提出附带第Ⅳ段申明的仿制申请时，数据独占降为4年，也是一种分段保护，但是适用范围有了限制，而欧盟的分段保护适用于所有的保护对象。欧盟的分段保护也可以理解为"8年数据独占+2年市场独占"，数据独占期保护的是数据持有人的数据不被依赖、不被使用。市场独占期数据持有人的数据可以被用来审批仿制药申请，但是不批准仿制药上市，构成了原研药的市场独占。

（4）不需要提交试验数据保护申请。

欧盟的药品试验数据保护无须申请，符合条件则自动获得。这说明和美国一样，欧盟把药品试验数据保护作为药品上市注册的一部分，无须单独申请，把试验数据保护视为药品持有人的一项合法权益。自动的药品试验数据保护程序的好处是减少申请人准备申请资料的工作，保护程序由药品管理部门负责，保护内容由药品管理部门确定，申请人无须提出权利申请，很大程度上是一种行政保护。

（5）集中和分散。

欧盟由多个成员国组成，因此在立法和具体政策的实施上具有复杂性。最开始药品试验数据保护采取了较为分散的立法模式，各成员国各自选择不同的保护期。这样在给了成员国一定自由度的前提下，会造成同一个药品在欧盟不同的国家上市，获得的试验数据保护期长短不同的尴尬。因此自2004年之后，欧盟修改了指令，所有在欧盟上市的药品执行统一标准的试验数据保护，即"8+2+1"模式。欧盟在试验数据的立法上由分散走向统一，减少成员国之间因规定不统一而产生的争议，利于整个欧盟体系下司法协调统一局面的形成。

（6）公开之上的保护。

欧盟目前是世界上药物临床试验数据公开最充分的地区。同美国一样，对药品试验数据的保护，建立在临床试验数据公开的基础上，而且在公开的强制性上比美国还要严格，是药品获得上市批准的必要条件。

第三节　其他 WTO 成员的药品试验数据保护制度

一、药品试验数据保护制度的典型案例

1. *Bayer Inc. V. Canada（Attorney General）*[6]

1991 年，《北美自由贸易协定》制定后，加拿大于 1995 年在其《食品与药品条例》（*Food and Drug Regulations*）第 C. 08. 004. 1（1）条中首次设立了药品试验数据保护制度规定：当申请人向卫生部提交药品上市申请时，卫生部不得依赖之前在加拿大已经获得上市许可的含有新的化学成分的新药提交的能够证明药品安全性和有效性的试验数据批准申请人的药品上市，这一限制期限为 5 年。

但是，对于"依赖"一词的具体含义，法规中并未做出明确解释。之后，加拿大仍然基于仿制药提交的生物等效性试验数据批准了仿制药的上市。1998 年，总部设立在德国的跨国制药企业拜尔公司（Bayer Inc.）将加拿大卫生部告上法院，要求其对《食品与药品条例》中试验数据保护的条款做出合理解释。双方争议的焦点在于对"依赖"一词的理解。

拜尔公司认为，仿制药企业在上市申请时进行的是简略新药申请程序，卫生部根据其提交的生物等效性试验数据就发放上市许可的行为，构成了对原创药品企业提交的未披露的试验数据的"依赖"，违反了第 C. 08. 004. 1（1）条的相关规定。而卫生部则认为，在审评仿制药的时候，审评人员审阅的只是仿制药企业提交的生物等效性数据，并未"查阅"或"打开"创新药的试验数据，不构成"依赖"，卫生部根据简略新药申请程序批准仿制药上市的行为不违规。

双方各执一词，也都提出了自己的观点。拜尔公司认为当仿制药生产者通过简略新药申请程序来证明其药品的安全性和有效性时，采用的方法是通过提交生物等效性试验数据和创新药进行比较，以证明其和创新药是药学和生物学等效的。卫生部在审评仿制药的时候，不可避免地需要直接或间接地查阅或依赖创新药之前为获得上市许可所提交的未披露的试验数据。而且，

之前在审评创新药的时候，卫生部已经对创新药的试验数据进行过审查，在对仿制药进行审查的时候不一定要把这些数据调出来进行"查阅"。而且第 C.08.004.1（1）条是基于《北美自由贸易协定》第 1711 条的制定的，在《北美自由贸易协定》并未限定这种"依赖"为直接使用[30]。

加拿大卫生部则认为根据《北美自由贸易协定》的要求，对仿制药的审查需要三个步骤：第一，接收仿制药通过简略新药申请程序提交的申请；第二，对仿制药企业提交的生物等效性数据进行审核，同时查阅创新药之前提交的安全性和有效性数据；第三，依赖创新药的数据给仿制药颁发上市许可。在这三个步骤全部进行的前提下，才能构成"依赖"，最低 5 年不批准仿制药上市的规定才能生效。而在卫生部审查仿制药的过程中，对新药数据进行"查阅"的情况不存在，因此不能构成"依赖"，也就是"依赖"必须是一种直接的"使用"或"查阅"。

最终，法院支持了加拿大卫生部的观点，认为"间接参考"不构成对试验数据的"依赖"。这一解释对当时加拿大的药品试验数据保护制度产生了重要的影响。因为在批准仿制药上市时，卫生部通常不会把创新药的数据调出来进行"查阅"或直接使用，也就意味着仿制药申请在加拿大不会受到 5 年数据独占期的限制。

这一解释受到了仿制药企业的大力欢迎，但是原创药企业却认为这样的解释违背了《北美自由贸易协定》规定的义务。基于加拿大对药品试验数据未给予充分的保护，美国 2003 年将加拿大列入"特别 301 观察名单"。

2006 年，加拿大对《食品与药品条例》进行了修订，在第 C.08.004.1 条规定，创新药有 8 年的数据保护期限（儿科研究保护期再延长 6 个月）。如果生产商希望通过与创新药直接或间接比较从而获取新药批准，则（a）生产商不得在卫生部向创新药作出首次批准决定之后的 6 年内提交此类新药的新药申请、补充新药申请、简略新药申请或补充简略新药申请；和（b）部长不得在创新药发出首次批准后的 8 年内批准同品种新药申请、补充新药申请、简略新药申请或补充简略新药申请[31]。数据保护在药品被批准加入加拿大卫生部创新药登记数据库（Register of Innovative Drugs），卫生部完成审批新药申请并向生产商发出批准通知时生效。

修订后的条例明确了"依赖"的含义，即直接和间接地使用或参考原创药试验数据的行为都构成"依赖",都属于对试验数据的不公平使用,在数据独占期内是应该禁止的。

2. 阿根廷药品试验数据保护争端

美国分别于 1999 年 5 月和 2000 年 5 月对阿根廷提起争端解决程序,指控阿根廷未能对试验数据提供有效的保护以防止不正当的商业使用。上述争端谈判历时 2 年,最后两国于 2002 年 5 月在磋商阶段达成协议,阿根廷未接受美国关于应给予试验数据独占权保护的要求,并且保持其国内立法不变[32-33]。这也是 WTO 争端解决中唯一涉及药品试验数据保护的案例。

阿根廷在《信息与产品保密法》中第 4 条规定:当含有新化学实体的药品向药品监管部门提交了未披露的含有相当努力的试验数据以求获得上市许可,不公平使用这些数据,或者揭露这些数据的行为都构成不正当竞争。只有出于公共健康所需,或已采取措施保证药品数据不被不公平使用的情况下可以披露数据。同时在第 5 条中明确表示允许仿制药按照简略新药申请的程序提交上市申请[34]。

阿根廷相当于照搬了 TRIPS 第 39.3 条的规定,并未转化为国内法,没有就如何保护试验数据免于不公平的商业使用作出具体规定。

以上两个案例分别代表了发达国家/地区和发展中国家/地区面对 TRIPS 条款存在争议时,不同的制度选择。加拿大拜尔争端案件中对于"依赖"一词的解释对理解数据独占的保护模式具有重要意义。阿根廷在争端中拒不修改本国法的事实也反映了采取 TRIPS 反不正当模式保护试验数据的国家/地区的立场。下面就对 WTO 其他成员的药品试验数据保护制度进行具体分析。

二、其他 WTO 成员的药品试验数据保护具体规定

根据国际药品制造商协会联合会(International Federation of Pharmaceutical Manufactures Associations,IFPMA)最新的统计报告,目前 164 个 WTO 成员中,已经对药品试验数据保护立法的国家/地区已达到 71 个。下面选取除美国、欧盟之外的 46 个 WTO 成员,从立法来源、保护模式、保护对象、保护条件、保护期限、具体内容、保护例外、其他说明方面进行研究。具体内容见表 4-6(所有数据均来自 IFPMA 的统计报告和各国/地区的法规原文)。

表4-6　WTO其他成员药品试验数据保护的具体规定

国家/地区	法律来源	保护模式	保护对象	保护条件	保护期限	具体内容	保护例外	其他说明
加拿大	*Food and Drug Regulations*	数据独占	创新药 儿科用药	上市必需	6年+2年6个月	如果制造商直接或间接利用已上市新药或创新药的试验数据寻求上市许可，(a)在创新药得上市许可之日起6年内，制造商不得收依赖其数据后续提交的新药申请，仿制药申请。(b)在创新药得上市许可之日起8年内，制造商不得批准依赖其数据后续提交的新药申请，仿制药申请	①不在加拿大销售的药品不享有试验数据保护权利。②如果获得数据保护所有人的同意，则可以不受数据保护的限制	①创新药：包含之前从未在加拿大卫生部批准过的活性成分的药品，并且也不是之前批准过的成分的变型。②获得6个月儿科试验数据保护有两个前提：在创新药上市前向药品主管部门提交了儿科研究数据；在6年内儿科适应证获得批准

续表

国家/地区	法律来源	保护模式	保护对象	保护条件	保护期限	具体内容	保护例外	其他说明
墨西哥	Article 86 bis. Industrial Property Law; Article 1711. Trade Secrets, NAFTA; Treaty of Group of Three (Colombia, Mexico and Venezuela); Health Supplies Regulations	数据独占	含有新化学实体的药品	上市必需 + 未披露 + 付出了相当的努力	5 年	一个含有新化学实体的药品被批准上市后，5 年之内药品管理部门不批准该药品的仿制药的上市申请，并且需要对药品的未公开的数据进行保密	①公共健康所需。②已采取措施保证药品数据不被不公平使用	墨西哥的药品试验数据保护有个特点，就是把专利保护和试验数据保护联结起来，将获得专利保护作为获得试验数据保护的前提，而且在专利保护到期前 3 年内可以接收仿制申请
哥伦比亚	Decree No. 2085	数据独占	含有新化学实体的药品	上市必需 + 未披露 + 付出了相当的努力	5 年	如果含有新化学实体的药品中包含了这些提交的试验数据，且未披露该数据的获得包含了相当的努力，药品监管部门 5 年之内不能批准其仿制药上市	①获得数据所有人的同意，该数据可以用于后续药品的上市审批。②保护公共健康的需求。③取得保护的药品在获得上市许可后 1 年内未在哥伦比亚上市	新的化学实体指的是未曾在哥伦比亚被批准上市的具有药理学活性的成分。新剂型、新用途、新适应证、已知化学物质的新组合、暗示药代动力学变化的修改、商业化和包装条件的修改等都不列为药品试验数据保护的范围

续表

国家/地区	法律来源	保护模式	保护对象	保护条件	保护期限	具体内容	保护例外	其他说明
委内瑞拉	*Andean Pact Article 266 of Decision 486 Dated 12/1/2000; Treaty of Group of Three; Trade Secret Law*	数据独占	含有新的化学成分的药品	上市必需+未披露+付出了相当的努力	5 年	如果含有新化学实体的药品提交的数据中包含未披露的试验数据，且这些数据的获得包含了相当的努力，药品监管部门 5 年之内不能批准其仿制药上市	①公共健康所需。②已采取措施保证药品数据不被不公平使用	
哥斯达黎加	*Regulations for the Undisclosed Informa-tion Law*	数据独占	新药	上市必需+未披露+付出了相当的努力	5 年	在药品制剂的授权过程中，没有提供所有临床试验、药理学和毒理学文件以确定该药物是否符合疗效、质量和安全要求的申请人必须满足以下两个条件之一：①原制剂或参比制剂所有者发布并明同意授权卫生当局参考文件中的药理、毒理学和临床文件，以评估有关制剂的申请。②作为申请主题的药物制剂与参考药物制剂必须在北美洲国家授权和销售至少 5 年	①公共健康所需。②已采取措施保证药品数据不被不公平使用	①当所评价的制剂在主要活性成分或剂型特征和治疗等效性方面和参比制剂在质量和参量上均保持一致时，则认为该药品为相似药品。②规定了药品试验数据的强制许可，即在 5 年的数据保护期内，药品监管部门可以批准相似药品上市。强制许可的条件是危机公共健康、大规模的

续表

国家/地区	法律来源	保护模式	保护对象	保护条件	保护期限	具体内容	保护例外	其他说明
哥斯达黎加	Regulations for the Undisclosed Information Law	数据独占	新药	上市必需+未披露+付出了相当的努力	5年	在药品制剂的授权过程中，没有提供所有临床试验、药理学和临床药物是否符合疗效、质量和安全要求的申请人必须至少满足以下两个条件之一：①原制剂或参比制剂所有者发布申明同意参考文件中的临床文件、毒理学和临床药理，以评估有关制剂的申请。②作为申请参考药物的药物制剂与中美洲国家制剂必须在中美洲国家授权和销售至少5年	①公共健康所需。②已采取措施保证药品数据不被公平使用	流行病暴发，或者该药品供应不足不能满足市场需求，或者竞争促进委员会（Competition Promotion Board）裁定该药品构成了不正当竞争。强制许可需要对原药品许可持有人进行经济补偿。③5年内不接收仿制申请
多明尼加	Industrial Property Law	数据独占	新药	上市必需+未披露	5年	当药品主管当局批准了一个新药的上市许可，该新药提交的保证药品安全性和有效性的数据中包含未经披露所有数据，则主管当局未经数据所有人同意，①不能披露这些数据；②5年之内不依赖这些数据批准仿制药的上市	①公共健康所需。②数据所有人同意	新药者的是不合有多明尼加之前已在准上市新的化学的药品。新的化学实体的是一种实体必须实有有效成分

续表

国家/地区	法律来源	保护模式	保护对象	保护条件	保护期限	具体内容	保护例外	其他说明
萨尔瓦多	*Law on the Promotion and Protection of Intellectual Property*	数据独占	新药	上市必需 + 未披露	5 年	当药品主管当局批准了一个新药的上市许可,该新药提交的保证药品安全性和有效性的数据中包含有未披露的数据,则主管当局未经数据所有人同意,①不能披露这些数据;②5 年之内不依赖这些数据批准仿制药的上市	①公共健康所需。②数据所有人同意	①新药指的是药品含有之前未在本国被批准上市的新化学实体。②一个药品如果已经在其他国家/地区上市,如果想要在萨尔瓦多获得数据保护,必须在首个国家/地区上市之后 5 年内在萨尔瓦多上市,才能获得保护
洪都拉斯	Decree No. 16 - 2006, *Law on the Application of the Free Trade Treaty Between the Dominican Republic, Central America and the United States*	数据独占	新药	上市必需 + 未披露	5 年	当药品主管当局批准了一个新药的上市许可,该新药提交的保证药品安全性和有效性的数据中包含有未披露的数据,则主管当局未经数据所有人同意,①不能披露这些数据;②5 年之内不依赖这些数据批准仿制药的上市	①公共健康所需。②数据所有人同意	①新药指的是药品含有之前未在本国被批准上市的新化学实体。②一个药品如果已经在其他国家/地区上市,如果想要在洪都拉斯获得数据保护,必须在首个国家/地区上市之后 5 年内在洪都拉斯上市,才能获得保护

续表

国家/地区	法律来源	保护模式	保护对象	保护条件	保护期限	具体内容	保护例外	其他说明
尼加拉瓜	Health Ministry Resolution No. 115－2006	数据独占	新药	上市必需＋未披露	5年	当药品主管当局批准了一个新药的上市许可，该新药提交的保证药品安全性和有效性的数据中包含有未披露的数据，则主管当局未经数据所有人同意：①不能披露这些数据；②5年之内不依赖这些数据批准仿制药的上市	①公共健康所需。②数据所有人同意。	①新药指的是药品含有之前未在本国被批准上市的新化学实体。②一个药品如果已经在其他国家/地区上市，如果想要在尼加拉瓜获得试验数据保护，必须在首个国家/地区上市之后5年内在尼加拉瓜上市，才能获得保护
巴拿马	Legislative Assembly Law No. 23, 2009	数据独占	含有新化学实体的药品	上市必需＋未披露	5年	当含有新化学实体的药品，向药品监管部门提交了含有未披露的试验数据获得批准后，药品监管部门不能依赖这些数据批准后续申请	①后续申请人自行取得试验数据。②获得数据所有人的使用授权。③能够证明原研药提交的数据并非自行取得，而是引自其他参考文献	

132

续表

国家/地区	法律来源	保护模式	保护对象	保护条件	保护期限	具体内容	保护例外	其他说明
特立尼达和多巴哥	Protection Against Unfair Competition Act 27/1996	反不正当竞争	含有新化学实体的药品	上市必需 + 未披露 + 包含相当的努力		当含有新化学实体的药品向药品监管部门提交了未披露的含有相当提交努力的试验数据以求获得上市许可，不公平使用这些数据，或者揭露这些数据的行为都构成不正当竞争	①公共健康所需。②已取得措施保证药品数据不被不公平使用	
古巴		无保护						
危地马拉	Decree 57 - 2000, Law on Industrial Property, Articles 177 Through 177	数据独占	含有新化学实体的新药	上市必需 + 未披露	5 年	当药品主管当局批准了一个新药的上市许可，该新药提交的数据安全性和有效性的数据中包含有未披露的数据，则主管当局未经获批准有人同意，自获得批准之日起 5 年内不得依赖这些数据批准仿制药的上市	①在国家紧急状态下，为了保护生命安全或者的生命健康情形。②获得了数据持有人书面、经公证的同意书	①未披露的数据：可以是商业秘密，也可以不是商业秘密，但是药品上市所需。②新药：含有之前从未在危地马拉上市的新的化学实体。③一个药品如果已经在其他国家上市，如果想要在危地马拉获得保护，必在危地马拉获得试验数据保护，必

133

续表

国家/地区	法律来源	保护模式	保护对象	保护条件	保护期限	具体内容	保护例外	其他说明
危地马拉	Decree 57 – 2000, *Law on Industrial Property*, Articles 177 Through 177	数据独占	含有新化学实体的新药	上市必需 + 未披露	5 年	当药品主管当局批准了一个新药的上市许可，该新药提交的保证药品安全性和有效性的数据中包含有未经披露的数据，则主管当局未经批准有人同意，自获准之日起 5 年之内不得依赖这些数据批准仿制药的上市	①在国家紧急状态下，为了保护生命或使用者的生命健康，其他健康情形。②获得了数据持有人书面、经公证的同意书	须在首个国家/地区上市之后 5 年内在危地马拉上市，才能获得保护
玻利维亚	*Andean Pact*, Article 266 of Decision 486 Dated 12/1/2000	反不正当竞争	含有新化学实体的药品	上市必需 + 未披露 + 包含相当的努力		当含有新化学实体的药品向药品监管部门提交了未披露的试验数据以求获得上市许可，不公平使用这些数据，或者揭露这些数据的行为都构成不正当竞争	①公共健康所需。②已采取措施保证药品数据不被不公平使用	
巴西	*Protection Against Unfair Competition*	反不正当竞争		上市必需 + 未披露 + 包含相当努力		未经他人许可，泄露、利用或使用他人为获得上市而提交给药品监管部门的付出巨大努力取得的未披露的试验数据的行为不属于不正当商业竞争行为		仅规定：未经授权揭露、利用或使用他人之试验数据资料，构成不公平竞争之犯罪

续表

国家/地区	法律来源	保护模式	保护对象	保护条件	保护期限	具体内容	保护例外	其他说明
智利	Industrial Property Law No. 19.996;	数据独占	含新化学实体的药品	上市必需 + 未披露	5 年	当药品主管当局批准了一个新药的上市许可，该新药提交的保证药品安全性和有效性的数据中包含有未披露所有人未经主管当局同意，自获批准之日起 5 年内不得依赖这些数据批准仿制药的上市	①根据法院的最终决定，试验数据所有人存在违反自由竞争的行为的实践。②因公共卫生、国家安全、非商业用途、公共用途、国家紧急情况或主管机关宣布的其他紧情况终止试验数据保护。③药品取得强制性许可。④从智利获得的上市许可之日起 12 个月内未在该国境内上市。⑤该药品在境外其他国家已经获得上市超过 12 个月	①新的化学实体指的是含有智利在此之前从未被批准上市或使用用的活性成分。活性成分指的是具有一种或多种药理活性的化学物质。新的化学实体不包括：a. 已批准的新化学实体的新用途和新适应证。b. 同一化学实体新的给药方式或新剂型。c. 新化学实体的组合。d. 已批准的新化学实体的盐、复合物、结晶形式。②要想在智利数据保护，需要提交试验数据申请，和新药上市申请一同提交，在申请中

续表

国家/地区	法律来源	保护模式	保护对象	保护条件	保护期限	具体内容	保护例外	其他说明
智利	Industrial Property Law No. 19.996:	数据独占	含新化学实体的药品	上市必需+未披露	5 年	当药品主管当局批准了一个新药的上市许可，该新药提交的保证药品安全性和有效性的数据中包含有未披露的数据，则主管当局未经数据所有人同意，自获批准之日起 5 年内不得依赖这些数据批准仿制药的上市	①根据法院的最终裁定，试验数据存在违反自由竞争的行为而为实践。②因公共卫生、国家安全、非商业用途、国家紧急情况或主管机关宣布的其他紧急情况，有理由终止试验数据保护。③药品取得强制许可。④从智利获得的上市许可之日起 12 个月内未在该国境内上市。⑤该药品已经在境外其他国家获得上市超过 12 个月	要包含以下内容：a. 已采取了合理措施，以保持数据"未披露"。b. 数据并非一般知识的数据，即使一般的专业人员也不能未经相当努力就能获得这些数据。c. 是未披露数据的持有人或使用持有有人的授权。d. 数据持有人因从事违反公平竞争的不公平行为而被判有罪，或未被反托拉斯法院做出最终有约束力的决定，而该不公平行为与使用此类信息直接相关。e. 在国外未被批准上市，如已获得批准上市，需要注明批准的国家/地区和时间

续表

国家/地区	法律来源	保护模式	保护对象	保护条件	保护期限	具体内容	保护例外	其他说明
厄瓜多尔	Andean Pact, Article 266 of Decision 486 Dated 12/1/2000	反不正当竞争	含新化学实体的药品	上市必需 + 未披露 + 包含相当的努力		当含有新化学实体的药品向药品监管部门提交了未披露的含有试验数据以求获得努力的具有相当上市许可,不公平使用这些数据,或者揭露这些数据的行为都构成不正当竞争	①公共健康所需。②已采取措施保证药品数据不被不公平使用	
秘鲁	Legislative Decree 1072	数据独占	含新化学实体的药品	上市必需 + 未披露 + 包含相当的努力	5 年	当药品主管当局批准了一个新药的上市许可,该新药提交的保证药品安全性和有效性的数据中包含未披露的数据,且获得这些数据付出了相当的努力,则主管当局未经数据所有人同意,自获得批准之日起 5 年之内不得依赖这些数据批准仿制药的上市	①后续申请人自行取得试验数据。②公共健康所需。③已采取措施保证药品数据不被不公平使用	①新化学实体指的是含有未批准上市的具有药理和生理活性的有效成分。以下不属于新化学实体:同一化学实体或已知化学实体的不同治疗用途或适应证;已批准的化学实体新的给药方式、剂量;已批准的新剂型;已批准的化学实体的盐(包括含氢键的

续表

国家/地区	法律来源	保护模式	保护对象	保护条件	保护期限	具体内容	保护例外	其他说明
秘鲁	*Legislative Decree 1072*	数据独占	含新化学实体的药品	上市必需+未披露+包含相当的努力	5 年	当药品主管当局批准了一个新药的上市许可,该新药提交的保证药品安全性和有效性的数据中包含有未披露的数据,且获得这些数据付出了相当的努力,则主管当局未经数据所有人同意,自获得批准之日起 5 年之内不得依赖这些数据批准仿制药的上市	①后续申请人自行取得试验数据。②公共健康所需。③已采取措施保证药品数据不被不公平使用	的盐)、酯、醚、配合物、同分异构体、代谢物、共晶体、多形物、溶剂化物、粒径、前药;一种已知的化学实体和一种新的化学实体的结合。②数据保护期从药品在秘密被批准上市之日起算起。如果该药品之前在其他国家已经被批准上市上市了,则独占期要在首次上市国/地区上市 6 个月之内在秘鲁提交上市申请,且独占期从在首次上市国/地区上市之日起计算。③数据保护要发布在官方文件 "El Peruano" 上

续表

国家/地区	法律来源	保护模式	保护对象	保护条件	保护期限	具体内容	保护例外	其他说明
阿根廷	*Law on the Confidentiality of Information and Products*, No. 24, 766, Articles 4 and 5	反不正当竞争	含新化学实体的药品	上市必需 + 未披露 + 包含相当的努力		当含有新化学实体的药品向药品监管部门提交了未披露的含有相当努力的试验数据以求获得上市许可，不公平使用这些数据，或者揭露这些数据的行为都构成不正当竞争	①公共健康所需。②已采取措施保证药品数据被不公平使用	照搬了 TRIPS 第 39.3 条的条款，实际上并无实质的保护，可以依赖新药的数据批准仿制药的上市
乌拉圭	无保护							
巴拉圭	无保护							
土耳其	*Regulations on Licensing the Human Medical Products*	数据独占	新药	上市必需	6 年	新药被批准 6 年之内，不批准其仿制药上市		保护期不能超过专利保护期，随着专利到期，试验数据保护终止
克罗地亚	*Law on Medicines and Medical Products*, Article 15	数据独占	新药	上市必需	6 年	新药被批准 6 年之内，不批准其仿制药上市		
俄罗斯	无保护							

139

续表

国家/地区	法律来源	保护模式	保护对象	保护条件	保护期限	具体内容	保护例外	其他说明
埃及	*Peoples Assembly Committees Undisclosed Information – Articles 55–62*	反不正当竞争	含新化学实体的药品	上市必需+未披露+包含相当的努力		当含有新化学实体的药品向药品监管部门提交了未披露的含有相当努力的试验数据以求获得上市许可，不公平使用这些数据，或者揭露这些数据的行为都构成不正当竞争	①公共健康所需。②已采取措施保证药品数据被不公平使用	
以色列	Chapter I: Health Amendment of the *Pharmacists' Ordinance Commencement and Effect*	数据独占	含新化学实体的药品	上市必需	5 年	一个新药在以色列获得上市后，5 年之内不得依据该新药提交的证明药品安全性和有效性的数据批准仿制药的上市	①公共健康所需。②已获得新药所有者的同意	保护期为在"本国上市之日起 5 年""在外国首次上市后 5 年半"，二者先届满者
约旦	*Trade Secrets and Unfair Competition Law,* No. 15 of 2000	数据独占	新药	上市必需+未披露+包含相当的努力		当药品主管当局批准了一个新药的上市许可，该新药提交的保证药品安全性和有效性的数据中包含未披露的数据，且获得这些数据付出了相当的努力。则主管当局未经数据所有人同意，自获得批准之日起 5 年之内不得依赖这些数据批准仿制药的上市	①公共健康所需。②已采取措施保证药品数据被不公平使用	

续表

国家/地区	法律来源	保护模式	保护对象	保护条件	保护期限	具体内容	保护例外	其他说明
沙特阿拉伯	Decision No. 3218: *Regulations for the Protection of Confidential Commercial Information*, Later Amended by Decision No. 4319 of 2005	数据独占	含新化学成分的药品	上市必需＋未披露＋包含相当的努力		当药品主管当局批准了一个新药的上市许可，该新药提交的保证药品安全性和有效性的数据中包含未披露的数据，且获得这些数据付出了相当的努力。则主管当局未经数据所有人同意，自获批准之日起 5 年之内不得依赖这些数据批准仿制药的上市	①新药被批准上市后，在合理的期限内并未产生交易。②保护公共健康所需	
南非	*Medicines Control Act* 101 of 1995, Section 34	反不正当竞争	新药	上市必需＋未披露＋包含相当的努力		未经他人许可、泄露、利用或使用他人为取得上市而提交给药品监管部门的付出巨大努力取得的未披露的试验数据的行为均属于不正当商业竞争行为		仅规定不得依据本法案持有之资料向他人揭露，或成为自己或雇主之利益而使用该资料
肯尼亚	无保护							

141

续表

国家/地区	法律来源	保护模式	保护对象	保护条件	保护期限	具体内容	保护例外	其他说明
摩洛哥	Article 15.10: Measures Related to Certain Regulated Products	数据独占	新药 新临床信息	上市必需	5 年 3 年	一个新药应药品监管部门的要求，提交了证明药品安全性和有效性的试验信息，并获得了上市许可，在 5 年内，不批准仿制药的申请；如果向药品监管部门提交了新的临床信息（非生物等效信息），则基于新临床信息可以获得 3 年的保护		新药指的是含有未被批准过的新的化学实体的药品
尼日利亚	无保护							
澳大利亚	Data Exclusivity Provision of the Therapeutic Goods Act	数据独占	含新的有效成分的药品	上市必需	5 年	一个新药在澳大利亚获得上市后，5 年之内不得依据该药品安全性和有效性证明药品的数据批准仿制药的上市		
中国香港	Pharmacy and Poisons Regulations	数据独占	含新的有效成分的药品	上市必需	5 年	一个新药在香港获得上市后，5 年之内不得依据药品安全性和有效性的证明药品的数据批准仿制药的上市		

续表

国家/地区	法律来源	保护模式	保护对象	保护条件	保护期限	具体内容	保护例外	其他说明
韩国	*Pharmaceutical Affairs Law*	数据独占	新成分、新配方、新的使用途径、新适应证	上市必需	6年 4年	药品的有效成分、配方、用途、适应证等各方面明显区别于已上市或进口药品的，应在规定期限内届满3个月之内向药监部门提交再审查申请。在此规定期限内，不受理和批准仿制药的申请		新成分、新配方、新的使用途径的保护期为6年，新适应证的保护期为4年
新西兰	*Medicines Act 1981*	数据独占	创新药	上市必需	5年	一个创新药向药品监管部门提交了未披露的试验数据并获得上市许可，获得上市许可5年之内，药监部门不能批准仿制药的上市申请		在以下几种情况下可以披露试验数据：①获得了数据持有人的同意，或保护公共健康所需。②披露对象为药品分类委员会、药品审查委员会、顾问机构、药品监管部门门制定的政府机构或法定团体。③披露对象为WHO、WTO的相关专业机构

续表

国家/地区	法律来源	保护模式	保护对象	保护条件	保护期限	具体内容	保护例外	其他说明
新加坡	Medicines Act (Chapter 176)	数据独占	新药	上市必需	5 年	一个创新药向药品监管部门提交了未披露的试验数据并获得了上市许可，获得上市许可 5 年之内，药监部门不能批准仿制药的上市申请		
日本	Medical Devices, Article 14 – 4	数据独占	新活性成分 新配方 新的使用途径 新适应证等	上市必需	10 年 8 年 6 年 4～6 年	药品的有效成分、配方、用途、适应证等各方面明显区别于已上市的或进口的药品的，应在规定期限内届满 3 个月之内向药监部门提交再审查申请。在此规定期限内，不受理和批准仿制药的申请		罕用药：10 年 新活性成分：8 年 新配方、新的使用途径：6 年 新适应证、新剂型：4～6 年

续表

国家/地区	法律来源	保护模式	保护对象	保护条件	保护期限	具体内容	保护例外	其他说明
马来西亚	*Regulation 29 of the Control of Drugs and Cosmetics Regulations* 1984	数据独占	含有新化学实体的药品、新适应证的药品	上市必需＋未披露＋付出相当的努力	5年 3年	含新化学实体的药品为了获得上市批准向药品监管部门提交了未披露的药品安全性和有效性的试验信息,这些信息是付出了相当的努力才获得的,并获得了上市许可的,则在5年内,不批准仿制药的申请;如果药品是已批准的药品的新适应证药品,则可以获得3年的保护	①后续申请人自行进行了试验,并获得数据(使用或引用)。②获得数据持有人的手写授权使用或引用。③药品出于保护公共健康的原因被强制许可。④国家处于危及公共健康的紧急状态	①含有新化学实体的药品指的是药品含有未被批准上市的活性成分指的是活性成分中指具有生理活性的分子或离子,但不包括它们的酯、盐(包括含氢或氢配位键的盐)或其他非共价衍生物(如络合物、整合物)等。②第二适应证指的是新批准的一个或一组新的适应证,为了获得批准进行了新的临床试验,而非简单的生物等效性试验。③如果在马来西亚上市之前,该药品或新的适应证已经

续表

国家/地区	法律来源	保护模式	保护对象	保护条件	保护期限	具体内容	保护例外	其他说明
马来西亚	Regulation 29 of the Control of Drugs and Cosmetics Regulations 1984	数据独占	含有新化学实体的药品,新适应证的药品	上市必需 + 未披露 + 付出相当的努力	5 年 3 年	含新化学实体的药品为了获得上市批准向药品监管部门提交了未披露的药品安全性和有效性的试验信息,这些信息是付出了相当的努力获得的,并获得了相当的上市许可的,则在 5 年内,不批准仿制药的申请;如果药品是已批准的药品的新适应证药品,则可以获得 3 年的保护	①后续申请人自行进行了试验,并取得数据。②获得数据持有人的手写授权使用或引用。③药品出于保护公共健康的原因被强制许可。④国家处于危及公共健康的紧急状态	在其他国家/地区被批准上市,新化学实体的药品必须在首个上市国家/地区上市 18 个月内在马来西亚提出注册申请,才有资格获得数据保护。新适应证的这一时间要求为 12 个月。④新化学实体和新适应证的保护期均从在首个上市国/地区上市申请之日算起。⑤想在马来西亚获得药品试验数据保护,必须提出申请,该申请和上市申请一并提出

续表

国家/地区	法律来源	保护模式	保护对象	保护条件	保护期限	具体内容	保护例外	其他说明
泰国	Trade Secret Act, Chapter 3, Section 15	反不正当竞争	含新化学实体的药品	上市必需 + 未披露 + 包含相当的努力		当含有新化学实体的药品向药品监管部门提交了未披露的含有相当努力的试验数据以求获得上市许可，不公平使用这些数据，或者揭露这些数据的行为构成不正当竞争	①公共健康所需。②已采取措施保证药品数据不被不公平使用	
中国台湾	Pharmaceutical Affairs Law, Article 40	数据独占	新药	上市必需 + 未披露	5年	含有新成分的新药向药品监管部门递交含有未披露的试验数据的上市申请，并获得了批准，5年内药品监管部门不能批准该药品仿制药的上市		①如果该药品之前已经在其他国家/地区获得了上市批准，必须在首个上市国/地区获批3年之内在中国台湾提出上市申请，才有资格获得试验数据保护。②试验数据保护第3年开始可以接收仿制药申请，但是不能批准，5年过后才能正式批准。③药品试验数据保护只授予有专利保护的药品

续表

国家/地区	法律来源	保护模式	保护对象	保护条件	保护期限	具体内容	保护例外	其他说明
越南	*National Assembly of the Socialist Republic of Vietnam; Intellectual Property Law*	数据独占	新药	上市必需 + 未披露	5 年	含有新的成分的新药向药品监管部门递交含有未披露的试验数据的上市申请，并获得了批准。5 年内药品监管部门不能依赖这些数据批准后续药品的申请		
印尼	无保护							
菲律宾	无保护							
巴基斯坦	无保护							
印度	无保护							

第四节 TRIPS 框架下 WTO 成员药品试验 数据保护制度的比较与评价

研究选取的 48 个 WTO 成员中，古巴、肯尼亚、巴拉圭、乌拉圭、俄罗斯、尼日利亚、印度尼西亚、菲律宾、巴基斯坦和印度在国内法中没有药品试验数据保护的相关规定，其他国家/地区都有专门立法。

一、立法模式比较

38 个有专门立法的国家/地区中，选择数据独占模式的国家/地区有 30 个，反不正当竞争模式的国家有 8 个，见表 4 - 7。

表 4 - 7　立法模式比较

立法模式	国家/地区
数据独占	美国、欧盟、加拿大、墨西哥、哥伦比亚、委内瑞拉、哥斯达黎加、多米尼加、萨尔瓦多、洪都拉斯、尼加拉瓜、巴拿马、危地马拉、智利、秘鲁、土耳其、克罗地亚、以色列、约旦、沙特阿拉伯、摩洛哥、澳大利亚、韩国、新西兰、新加坡、日本、马来西亚、越南和中国香港、中国台湾地区
反不正当竞争	特立尼达和多巴哥、玻利维亚、巴西、厄瓜多尔、埃及、南非、泰国、阿根廷

通过以上数据统计，可以看到，选择"反不正当竞争"药品试验数据保护模式的国家都是发展中国家。虽然，美国、欧盟等国家/地区通过多边、双边贸易谈判积极推动"数据独占"式药品试验数据保护模式，但是一些发展中国家仍然选择对药品试验数据不提供保护，或者选择"反不正当竞争"式的保护，这一态度在前面阿根廷的试验数据保护争端案例中已经显出。

选择"反不正当竞争"模式的国家基本上是直接照搬 TRIPS 第 39.3 条，保护的核心是"不披露"，实际上把试验数据当作一种商业秘密来进行保护。根据前文对 TRIPS 第 39.3 条的分析，这种保护模式也是不违背 TRIPS 的相关规定的，如果没有和其他国家/地区达成双边、多边协议，这种模式无可厚非。发展中国家选择"反不正当竞争"模式主要基于对本国现有公共健康状况的考虑，采取灵活的方式，最大程度上避免试验数据保护带来的负面影响。所有采取"反不正当竞争"模式的国家都不禁止后续仿制药通过 ANDA 程序获得上市许可。这一模式的好处在于促进仿制药的积极上市，但是缺点也比较明显，就是对创新药企业的激励作用减弱。当一个国家的医药工业发展到一定水平、具备一定的新药创新能力时，这样的制度安排会起到负面作用。

采取"数据独占"保护模式的国家/地区把药品试验数据保护当作一种特殊的知识产权形式，不同于商业秘密保护和专利保护。这一保护模式的核心是"不依赖"，即在一定的期限内不允许药品监管部门直接或间接依赖创新药未披露的试验数据（有的国家/地区把披露了的试验数据也纳入）批准仿制药的上市。从促进创新来讲，数据独占能发挥更加积极的作用。"数据独占"把试验数据看作一种无形的智慧财产，不允许他人随便使用，包括直接和间接使用。在一定的独占期内，不允许仿制药依照 AN-DA 程序上市，避免了仿制药的"搭便车"行为，激励和促进创新药物的研发。另外，"反不正当竞争"模式主要强调的是药监部门不披露相关试验数据，但是对他人非法取得试验数据的行为无法起到有效的防范。而"数据独占"形式通过不批准这一方式，杜绝了他人通过不诚实手段取得试验数据来寻求上市的行为。另外，"数据独占"模式的试验数据保护模式对于药品监管部门而言，保护方式和标准明确，更加易于操作，监管部门在其中的权利和义务也很明确，执行起来更有依据。但是"数据独占"式的保护无疑会延迟仿制药的上市，所以不被一些国家所接受。

二、法律来源比较

经过统计发现，药品试验数据保护的法律来源主要有两种：药品管理法和知识产权立法。其中，知识产权立法又可以分为知识产权保护法、工业产权保护法、未披露信息保护法、商业秘密法和反不正当竞争法，具体如表 4 - 8 所示。

表 4 - 8　法律来源比较

法律来源		国家/地区
药品管理立法		美国、欧盟、加拿大、哥伦比亚、尼加拉瓜、巴拿马、秘鲁、土耳其、克罗地亚共和国、以色列、南非、摩洛哥、澳大利亚、中国香港、韩国、新西兰、新加坡、日本、马来西亚、中国台湾
知识产权立法	知识产权立法	萨尔瓦多、越南
	工业产权保护法	墨西哥、多米尼加、危地马拉、智利
	未披露信息保护法	哥斯达黎加、阿根廷、埃及、沙特阿拉伯
	商业秘密法	委内瑞拉、洪都拉斯、厄瓜多尔、约旦、泰国
	反不正当竞争法	特立尼达和多巴哥、玻利维亚、巴西

　　试验数据保护属于知识产权保护，这在 TRIPS 中已经得到确认，也得到大多数国家/地区的承认。但是，由于不同的国家/地区对试验数据保护的模式采取不同的观点，国际上也没有形成统一标准，因此各国/地区落实到国内法之后将药品试验数据保护纳入了不同的法律体系。其中，采用"数据独占"模式的国家/地区基本上都纳入药品管理法中，成为药品管理法的一部分。因为"数据独占"模式和药品上市审批具有密切联系，很多国家/地区，包括美国、欧盟都无须额外提出试验数据保护申请，而是作为上市审批的一部分，满足条件的自动获得。而且"数据独占"还和专利链接、Bolar 例外、橘皮书发布等其他药品监管政策密切相关，是专门针对药品的一项特殊的知识产权保护制度。另外，"数据独占"规范的主要是药品监管部门在药品行政审批中的行为，因此无论从适用对象、可操作性，纳入药品管理法都是比较合适的。同时，也反映了药品试验数据保护"知识产权保护"和"行政保护"的双重特征。

　　选择"反不正当竞争"模式的国家都将试验数据保护纳入了知识产权保护法律体系，且主要是未披露信息保护法、商业秘密法和反不正当竞争法，这些国家把试验数据保护视为普通的商业秘密进行保护，和药品上市没有任何联系。也有一些数据独占的国家，比如墨西哥、多米尼加、危地马拉、智利等纳入了知识产权法律体系。

三、保护范围比较

TRIPS 第 39.3 条规定了含有新化学实体的药品为最低的保护标准。因此，制定了药品试验数据保护的国家/地区都将含有新化学实体的药品列为保护对象。但是有的国家/地区在语言表述上采用了"新药""含有新成分的药品"等形式。有的国家/地区对新化学实体做出了解释，有的则没有解释。有的国家/地区则把试验数据保护范围进一步扩展到了新用途和新适应证、罕用药、儿科用药以及生物药品等。各国/地区的具体保护范围见图 4 - 2。

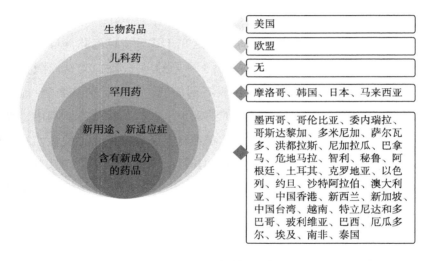

图 4 - 2　保护范围比较

从图 4 - 2 中可以看出，从保护范围来讲美国是最大的，其次为欧盟，再次为摩洛哥、韩国、日本和马来西亚。大多数国家/地区都选择了只保护含有新成分的药品。根据前面对美国和欧盟的药品试验数据保护制度分析，设定保护范围越广的国家/地区，药品试验数据保护制度越完善。世界上建立了最完善的药品试验数据保护制度的三个国家/地区分别为美国、欧盟和日本。

四、保护条件比较

TRIPS 第 39.3 条中列出了 3 个保护条件：上市必需、未披露和付出相当的努力。图 4 - 3 展示了不同国家/地区的保护条件。美国、欧盟、加拿大、土耳其、克罗地亚、以色列、摩洛哥、澳大利亚、中国香港、韩国、新西兰、新加坡和日本则只对"上市必需"做出了要求。这些国家/地区都采用了"数据独占"保护模式。数据独占的核心是"不依赖"，这一要求其实已经隐藏了"不披露""的条件。因为对于已披露的数据，可以被公众所取得，是不受"不依赖"的影响的，因为各个国家/地区审批制度允许药品将公开发表的数据作为安全性和有效性证据上交。对于美国、欧盟和日本等强制要求公开临床试验数据的国家/地区而言，不把"未披露"作为保护的条件也是符合"公开之上的保护"模式的要求的。由于"数据独占"式把数据保护和药品审批联系在一起，在药品审批的过程中，就包含了对前期工作是否充分、完整的考量，因此也去掉了"付出相当的努力"这一条件。

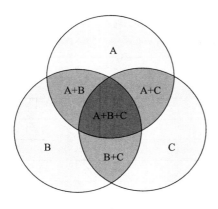

A：美国、欧盟、加拿大、土耳其、克罗地亚、以色列、摩洛哥、澳大利亚、中国香港、韩国、新西兰、新加坡、日本
A+B：多米尼加、萨尔瓦多、洪都拉斯、尼加拉瓜、巴拿马、危地马拉、智利、中国台湾、越南
A+B+C：墨西哥、哥伦比亚、委内瑞拉、哥斯达黎加、特立尼达和多巴哥、玻利维亚、巴西、厄瓜多尔、秘鲁、阿根廷、埃及、约旦、沙特阿拉伯、南非、马来西亚、泰国

A：上市必须　B：未披露　C：相当努力

图 4 - 3　保护条件比较

多米尼加、萨尔瓦多、洪都拉斯、尼加拉瓜、巴拿马、危地马拉、智利、中国台湾和越南规定了"上市必需"和"未披露"两个条件。这些国家/地区既有"数据独占"模式的，也有"反不正当竞争"模式的，未要

求"付出相当的努力"主要是因为"相当的努力"很难去衡量和界定。

其余国家/地区的试验数据保护包含了"上市必需""未披露"和"付出相当的努力",这些国家/地区大部分都是采用了"反不正当竞争"的保护模式,很多都是照搬了 TRIPS 第 39.3 条。

五、保护期限比较

"反不正当竞争"保护模式的国家/地区因为把药品试验数据当作商业秘密来保护,不设保护期限。"数据独占"模式的国家/地区的保护期限最低 5年,最长 10 年。根据不同的药品种类,保护期限也不一致,见表 4 – 9。

表 4 – 9 保护期限比较

药品种类	保护期限	代表国家/地区
含新化学成分	10 年	欧盟
	8 年	加拿大、日本
	6 年	土耳其、克罗地亚、韩国
	5 年	美国、墨西哥、哥伦比亚、委内瑞拉、哥斯达黎加、多米尼加、萨尔瓦多、洪都拉斯、尼加拉瓜、巴拿马、危地马拉、智利、秘鲁、阿根廷、以色列、约旦、沙特阿拉伯、摩洛哥、澳大利亚、中国香港、新西兰、新加坡、马来西亚、中国台湾、越南
新用途、新适应证	4 ~ 6 年	韩国、日本
	3 年	美国、摩洛哥、马来西亚
罕用药	10 年	日本、欧盟
	7 年	美国
儿科药	10 年	欧盟
	6 个月	加拿大、美国
生物药	12 年	美国

保护期限的长短是最能反映药品试验数据保护强度。欧盟是设置保护期限最长的地区,而美国是保护范围最广的,特别是给了生物药长达 12 年的数据保护期。试验数据保护期越长,对仿制药上市的延迟作用越强。因此,大多数国家/地区都选择了《北美自由贸易协定》规定的 5 年最低保护期限。

六、保护例外比较

TRIPS 第 39.3 条规定了 2 种保护例外：公共健康所需和已采取必要的措施防止不公平的商业使用。这两种例外在第三章中已经讨论过了，这里不再赘述。除了这两种例外，其他国家/地区根据实际情况又制定了其他保护例外情况。

（1）获得数据持有人同意。加拿大，哥伦比亚、多米尼加、萨尔瓦多、洪都拉斯、尼加拉瓜、巴拿马、危地马拉（需书面、经公证的授权同意书）、以色列和马来西亚（需手写授权）规定了取得试验数据持有人的许可和同意，就可以依据这些数据获得批准上市。TRIPS 第 39.3 条制定试验数据保护的最主要的目的就是防止试验数据被不公平的商业使用，建立"数据独占"保护的国家/地区之所以在一定期限内不允许仿制药依赖创新药的试验数据获得上市，基于把这种未经授权的使用看作了不公平的商业使用，如果获得数据持有人的同意，可能通过给付一定使用费或以其他产权作为交易，则不构成不公平的商业使用。而且试验数据作为一种财产权，从知识产权的理论角度讲，是允许许可使用的，但是大多数国家/地区并未明确规定如何来判定获得了数据持有人的同意。危地马拉规定须出具数据持有人书面的经公证的授权同意书。马来西亚规定要具有手写授权书，使得这项规定更具有操作性。

（2）自行取得试验数据。巴拿马、秘鲁和马来西亚规定了自行取得试验数据的保护例外。从理论上来讲，如果后续申请人能够提交自行取得的试验数据，则规避了对他人试验数据的使用，就更构不成不公平的使用了。但是实际操作起来，仿制药企业自行取得试验数据有很多不可行性。第一，试验数据的取得，尤其临床试验数据的取得需要经历很长时间的试验，耗资巨大，无疑是又进行了一次新药研发。这对于仿制药企业来讲从经济上是不合理的，一般情况下企业会选择可以申请仿制再仿制，而不会自行做实验。第二，重复试验会造成浪费，验证一个已经被验证的科学事实，同时药物试验涉及动物和人体试验，是不符合医学伦理的。第三，验证试验数据是否是申请人自行取得具有一定的技术上的困难，如果通过其他不诚实途径，比如盗取、泄密等手段获得，药品监管机构可能有时无法分辨。

（3）不在本国/地区销售了。加拿大规定如果获得试验数据保护的药品不在本国销售了，则其试验数据保护终止。这是非常有效的预防权利滥用的条款。药品不在本国/地区销售的原因一方面可能是营销策略的原因，还有一方面就是可能由于严重的不良反应或药品安全风险造成的退市。对于前者，由于药品不销售了，为了满足本国/地区的医疗需求批准仿制药的上市基于的也是对公共健康的考虑。如果药品发生了严重的不良反应或安全风险造成退市，则应该尽早向公众公开数据，满足公众的知情权，同时这些数据也可以作为其他研究的参考，避免他人重复进行对人体有害的试验。

（4）上市后指定时间内未销售。如果上市后一定时间之内，药品没有生产、销售或商业化，则取消试验数据保护。其中哥伦比亚、智利和沙特阿拉伯制定了相关规定。哥伦比亚规定的时间为 1 年，智利为 12 个月，沙特阿拉伯没有具体要求，规定为合理期限内。这一点也是为了防止权利的滥用。药品和其他产品最大的区别就在于和公共健康密切相关，如果一个药品获得了上市许可和试验数据保护，但是不上市，也不允许其他仿制药上市，就构成了恶意的垄断，且与 TRIPS 的立法目的不符。TRIPS 第 7 条规定，本法制定的目的是"有利于社会和经济福利，并有利于权利和义务的平衡"。TRIPS 第 8 条指出："缔约方可以通过制定或修改其国内法律和规则，采取必要的措施来保护公众的健康和营养，维护在对于其社会经济和技术发展来说至关重要的领域中的公众利益……为了防止权利所有者对知识产权的滥用，防止不合理地限制贸易或反过来影响技术的国际性转让的实施行为，可以采取适当的措施。"因此，享受了试验数据保护的权利，不履行保护公共健康的义务是与 TRIPS 的法律精神相违背的。取消不上市药品的试验数据保护既出于对公众利益的考虑，也是为了防止权利者的知识产权滥用。

（5）上市后药品供应不足。哥斯达黎加规定药品供应不足不能满足市场需求，则可以对药品试验数据保护实施强制许可。这也是基于公共健康的考虑制定的。特别是当暴发大规模的流行病和传染病时，针对药品供应不足，可以允许其他企业来生产，解决或缓解公共危机状况。

（6）数据持有人行为不当。巴拿马规定：如果能够证明原研药提交的数据并非自行取得，而是引自其他参考文献，则取消试验数据保护。智利规定：根据自由竞争法院的最终决定，试验数据的所有人存在违反自由竞争的行为则取消试验数据保护。哥斯达黎加规定：如竞争促进委员会裁定药品构成了不正当竞争，则可以对试验数据保护实施强制许可。这实际上属于试验数据保护异议处理的一种。TRIPS 授予药品试验数据保护的条件中虽然没有明确的"自行取得"，但是通过"付出相当的努力""未披露"两个条件基本上可以判定引自参考文献的行为不具备获得试验数据保护的条件，因此应该予以撤销其试验数据保护。智利和哥斯达黎加的相关规定实际上是从反不正当竞争的角度来考虑的，药品试验数据保护是为了防止不公平的竞争，如果试验数据所有人存在违反自由竞争的行为，比如通过窃取、泄密等其他不诚实手段获取了这些数据，实施了不公平的商业竞争，也是不应该给予保护的。

（7）其他国家紧急状况。智利规定：因公共卫生、国家安全、非商业性公共用途、国家紧急情况或主管机关宣布的其他紧急情况，有理由终止试验数据保护。但是其并未对这一条款做出更深入的解释。

（8）药品取得专利强制性许可。智利规定取得药品专利强制许可，则有理由终止试验数据保护。TRIPS 协定中虽然没有明确规定药品的专利强制许可，但是在之后的《多哈宣言》中提出：各成员有权批准强制许可，并且可以自由决定批准强制许可的理由。之后在《关于 TRIPS 和公共健康的多哈宣言第六段的执行决议》中也明确：允许发展中国家/地区以及最不发达国家/地区成员在面对公共健康危机的情形下，可以在未经专利权人许可之时在其内部采用实施专利强制许可制度来展开有关公共健康疾病的医疗工作。因此，很多发展中国家/地区都对药品执行过专利强制许可。如果在进行专利强制许可的时候，药品试验数据是获得实施许可的药品上市必需，终止试验数据保护，允许依赖这些试验数据批准其被许可的其他企业的同种药品上市不应构成不公平的使用。在强制许可的情况下，获得

157

许可批准上市的药品和按照 ANDA 途径上市的仿制药并不是一个性质,这类药品被许可上市的目的并不是为了商业竞争或替代,不构成不正当竞争,应该是被允许的。在这种情况下,终止试验数据保护是符合 TRIPS 的立法宗旨的。当然,如果制定试验数据的强制条款,需要配套相应的"合理补偿"条款,但是智利却没有相关的规定。

七、其他规定的比较与评价

(1)对创新药的解释。

加拿大、哥伦比亚、多米尼加、萨尔瓦多、洪都拉斯、尼加拉瓜、危地马拉、智利、秘鲁、摩洛哥和马来西亚对保护的对象做出了解释。这些国家虽然在具体的语言表述上不尽一致,但是总体的意思都统一。受到保护的新药指的是含有未批准上市的新化学实体的药物。新的化学实体则指的是含有未批准的活性成分。活性成分指的是具有药理和生理活性的分子或离子,但不包括它们的酯、盐(包括含氢或配位键的盐)或其他非共价衍生物(如络合物、螯合物)等。同时新剂型、新用途、新的适应证的药品不属于新药。

TRIPS 未明确界定什么是新的化学实体,关于是否属于被保护的对象,很多国家都发生过案例纠纷。比如 2007 年发生在欧盟的 *Sepracor Pharmaceuticals(Ireland)V. European Commisions* 一案中,Sepracor Pharmaceuticals 对 EMA 未授予其药品 Lunivia 试验数据保护提出了异议。法院最后认定 Lunivia 的活性成分 Eszopiclon 是非苯二氮䓬催眠药消旋佐匹克隆(Zopiclone)的 S - 异构体,并且在有效性和安全性上和 Zopiclone 并没有明显的不同,因此不属于试验数据保护的对象[35]。美国 *Actavis V. FDA* 一案中,Actavis 向 FDA 申请仿制药品 Vyvanse 遭到拒绝,理由是 Vyvanse 仍处于试验数据保护期。而 Actavis 公司认为 Vyvanse 的活性成分二甲磺酸赖右旋安非他明是一批准上市活性物质右旋安非他明的有机盐,而美国药品试验数据保护规定保护对象不包括已批准的活性成分的酯、盐等,因此该药品不符合试验数据保护的规定,应该撤销其试验数据保护。最终法院采纳了 FDA 的意见:Vyvanse 真正的活性成分为是赖右旋安非他明,是一种新的活性成分，仍然属于试验数据保护的范围。

因此，明确界定试验数据的保护范围，对保护对象做出详细的解释可以减少的纠纷和争议，提高行政效率。同时，对保护范围限定越窄，越会减少试验数据保护的强度。

（2）对何时接收仿制药申请的解释。

欧盟规定了对药品试验数据的分段式保护，即在试验数据到期前 2 年可以接收仿制药的申请。加拿大、哥斯达黎加和中国台湾也制定了类似的规定。加拿大是"6 + 2"，中国台湾是"3 + 2"，哥斯达黎加则规定在整个试验数据保护期内不接收仿制。试验数据保护想要发挥实质作用，必须对接收仿制药申请做出明确规定。美国、欧盟、日本这些在试验数据保护方面运行比较成熟的国家/地区都有明确规定。由于仿制药的审批需要一定的时间，如果在试验数据保护期内不允许提交仿制申请，则到期后再接收，加上审评的时间，实际上变相延长了试验数据保护的时间、延缓仿制药的上市。药品专利存在同样的问题，因此各国/地区针对药品专利保护都制定了 Bolar 例外条款，即允许药品监管部门在获得专利前接收仿制申请，并开始审批，但不发放上市许可，等专利到期后批准上市。因此，试验数据保护也应该借鉴专利保护的做法，允许试验数据保护到期前的合理期限内接收仿制申请，但是可以不批准，等数据保护过期后再发放批准文件。

（3）专利保护和试验数据保护连接起来。

墨西哥规定：获得专利保护作为获得试验数据保护的前提，而且在专利保护过期前 3 年内可以接收仿制申请。土耳其规定：保护期不能超过专利保护期，随着专利到期，试验数据保护终止。中国台湾规定：药品试验数据保护只授予有专利保护的药品。这三个国家/地区将专利保护和试验数据保护连接起来，主要目的是降低数据独占对延迟仿制药上市的负面影响。前面在专利保护和试验数据保护的关系讨论一章提到过，由于很多获得试验数据保护的药品通常会获得专利保护，而专利保护期通常会覆盖试验数据保护，因此，只有当药品没有专利保护，或专利到期但试验数据未到期的情况下，试验数据保护会发挥最大的作用。但是如果把专利保护作为限定试验数据保护的条件，则会大大降低试验数据保护的作用。专利保护和试验数据保护为两种独立的知识产权保护形式，用专利保护来限定试验数据保护是不合理的，也会造成 TRIPS 所反对的知识产权滥用。

（4）设立试验数据等待期。

萨尔瓦多、洪都拉斯、尼加拉瓜、危地马拉、马来西亚和中国台湾都设立了试验数据保护"等待期"，即如果一个药品已经在其他国家/地区获得了上市（全球范围内的首次上市），那么，这个药品必须在首次上市一定期限内在本国/地区申请上市，才有资格获得试验数据保护。具体的等待期如表4-10所示。

表4-10 试验数据保护等待期

国家/地区	等待期
萨尔瓦多	5 年
洪都拉斯	5 年
尼加拉瓜	5 年
危地马拉	5 年
马来西亚	18 个月
中国台湾	3 年
秘鲁	6 个月

设置等待期的国家/地区都把新药中的"新"界定为绝对的"新"，也就是全球范围的"新"。在其他国家/地区获得首次上市批准后，只有在一定期限内向本国提出申请，才属于"新"的范畴。设置等待期的好处在于可以限制本国获得试验数据的药品数量，另外还可以吸引药品尽早在本国/地区上市。但是"等待期"的合理期限的设定需要参考药品在本国/地区、美国、欧盟等上市的时间延迟。

（5）数据独占保护期的计算方法。

数据独占一般从药品在本国/地区获得上市许可之日起计算，但是以色列、秘鲁和马来西亚的独占期计算参考了在其他国家获得首次上市的日期。马来西亚和秘鲁都规定：试验数据保护期从药品在首个上市国/地区上市之日算起。马来西亚和印度都是设立试验数据"等待期"的国家，从首个上市国/地区上市之日计算保护期会降低试验数据保护期，是有助于仿制药上市的。在美国和秘鲁、马来西亚制定的双边协议中，也默认了这种期限的算法。在 TPP 的附件中，专门就马来西亚和秘鲁的这一情况制定了例外。可见，这种保护方法也是发展中国家/地区在和发达国家/地区的谈判中取得的胜利。以色列则规定：保护期为在"本国上市之日起 5 年"及"在外国或地区首次上市后 5 年半"，二者先届满者。这也是尽量降低药品试验数据保护期限的方法。

（6）关于药品试验数据保护申请的解释。

药品试验数据保护一般都不需要申请，药品监管部门在审批药品时自动授予。但是智利和马来西亚明确规定需要提出申请。智利规定：要想在智利获得试验数据保护，需要提交试验数据保护申请，和新药上市申请一同提交，在申请中要包含以下内容：a. 已采取了合理措施，以保持数据"未披露"。b. 数据并非一般知识的数据，即使一般的专业人员也不能未经相当努力不能获得这些数据。c. 是未披露数据的持有人或拥有持有人的授权。d. 数据持有人未因从事违反公平竞争的不公平行为而被判有罪，或未被反托拉斯法院做出最终有约束力的决定，而该不公平行为与使用此类信息直接相关。e. 在国外或地区外未被批准上市，如已获得批准，需要注明批准的国家/地区和时间。a、b 条主要是需要申请人证明提供的数据满足"未披露"和"付出相当的努力"这两个条件。c、d 条需要申请人证明自己是试验数据的合法持有人，并且不存在不公平商业使用的行为。由于智利采用的是"等待期"的数据保护模式，因此要求申请人提交药品在其他国家/地区的上市情况。

马来西亚则规定：想获得药品试验数据保护，必须提出申请，该申请和上市申请一并提出。但是并未规定申请需要具体准备的文件。

智利的详细规定使药品试验数据保护更具有可操作性，同时可以尽量避免日后针对试验数据保护产生的争议。但是也会增加政府的行政成本，增加申请人的工作量。如果把这些内容作声明或保证来提交，类似于药品上市申请的第Ⅳ段申明，则既可以减少行政成本，也可以免除药品监管部门在日后发生争议时的部分责任，具有一定的参考意义。

（7）其他规定。

此外，哥斯达黎加对相似药品或仿制药品做出了专门的解释。加拿大规定：获得 6 个月儿科试验数据保护有两个前提，在创新药获批 5 年内向药品主管部门提交了儿科研究数据，在 6 年内儿科适应证获得批准。危地马拉和新西兰对什么是未披露的数据以及向哪些部门提供数据不违反"禁止披露"的义务做出了规定。同时，秘鲁规定数据保护要发布在官方文件"El Peruano"上，类似于美国的"橘皮书"。

本章小结

美国作为药品试验数据保护制度的全球推动者，是世界上最早建立药品试验数据保护制度的国家。同时，欧盟在药品试验数据保护方面和美国一贯持有统一的立场。美国和欧盟对药品试验数据采取了强保护的措施，执行"TRIPS＋"的标准，也代表了大部分发达国家/地区对药品试验数据保护所持有的态度。值得借鉴的是将药品试验数据保护扩展至儿科用药、罕用药，对促进儿科用药和罕用药的研发起到了积极作用。完善的立法和具体的执行程序使药品试验数据保护更具可操作性。通过对药品试验数据保护的典型案例分析，可以看出发达国家/地区和发展中国家/地区在面对TRIPS 条款存在的争议时，不同的制度下所做出的选择。本研究从比较法的角度，对 48 个 WTO 成员，从立法来源、保护模式、保护对象、保护条件、保护期限、具体内容、保护例外、其他说明方面进行研究。得出以下结论：药品试验数据保护的立法来源主要有药品管理立法和知识产权立法；发达国家/地区均采取数据独占模式，部分发展中国家照搬 TRIPS 第39.3 条的条款，采取的是反不正当竞争模式。38 个有专门立法的国家/地区中，选择数据独占模式的有 30 个，反不正当竞争模式的有 8 个；在保护对象上，美国和欧盟的保护范围最广，大多数国家都将保护对象限定为含有新化学成分的药品；在保护条件上，大多数国家/地区照搬了 TRIPS 第39.3 条中的"上市必需""未披露"和"付出相当的努力"的条款，由于

"付出相当的努力"难以界定，这一条件被很多国家/地区略去。美国和欧盟则是将"披露"和"未披露"的数据都纳入保护；不同国家/地区针对不同的保护对象对药品试验数据设立了 6 个月至 12 年的保护；发展中国家通过设定保护例外和其他限制性条件从制度设计上降低试验数据保护对药品可及性的影响。总之，发达国家/地区和发展中国家在药品试验数据保护的立法实践上存在诸多差异，但均可为我国药品试验数据保护制度的完善提供借鉴。

参考文献

[1] 陈娟. 中美林火行政管理比较研究 [D]. 哈尔滨：东北林业大学，2017：86 - 97.

[2] IUPCA. Glossary of terms used in medicinal chemistry [S]. London：International Association of Chemistry Societies，2013 - 12 - 30.

[3] 杨莉，张大为，陈晶，等. TRIPS 框架下药品试验数据保护的适用范围与我国的立法选择 [J]. 中国新药杂志，2015，24（20）：2301 - 2307.

[4] 刘金洁，杨悦. 完善中国药品数据保护的研究 [J]. 中国新药杂志，2012，21（1）：6 - 9.

[5] IUPCA. Glossary of terms used in medicinal chemistry [S]. London：International Association of Chemistry Societies，2013：12.

[6] Federal Food，Drug，and Cosmetic Act [EB/OL]. (2013 - 05 - 20) [2016 - 05 - 17]. https：//www. fda. gov/regulatory - information/laws - enforced - fda/federal - food - drug - and - cosmetic - act - fdc - act.

[7] FDA. New drug application [EB/OL]. (2017 - 06 - 30) [2018 - 10 - 05]. http：//www. fda. gov/Drugs/DevelopmentApprovalProcess/HowDrugsareDevelopedandApproved/ApprovalApplications/ NewDrugApplicationNDA/default. htm.

[8] 杨莉，李野，岳晨妍. 美国的药品数据保护及启示 [J]. 中国药房，2007（10）：730 - 733.

[9] 杨莉，陈玉文，黄哲，等. 罕用药独占制度研究 [J]. 中国药事，2010，24（1）：49 - 52.

[10] 杨莉，罗纯，陈晶. 儿科独占制度研究（一）[J]. 中国新药杂志，2009，18

（8）：677 - 680.

[11] 杨莉，袁红梅，连桂玉. 美国的仿制药独占制度研究［J］. 中国新药杂志，2011，20（19）：1839 - 1842.

[12] FDA. Guidance for industry qualifying for pediatric exclusivity under section 505a of *The Federal Food*, *Drug*, *and Cosmetic Act*［EB/OL］.（2015 - 07 - 15）［2018 - 10 - 03］. http：//www. fda. gov/cder/guidance/index. htm.

[13] LEDERER S E，GRODIN M. Historical overview：pediatric experimentation，in children as research subjects［J］. Science，ethics，and law，2003，3：4 - 18.

[14] 杨莉，李野. 美国的药品专利连接制度研究［J］. 中国药房，2007（4）：251 - 253.

[15] 刘潇，丁锦希. 公共卫生应急事件中的行刑联动机制研究——从食品药品监督执法的角度探析［J］. 中国卫生法制，2009（3）：15 - 19.

[16] 杨莉，田丽娟，林琳. 药物临床试验数据公开制度研究及启示［J］. 中国新药杂志，2017，26（9）：990 - 998.

[17] ZARIN D A，Tony T，WILLIAMS R J，et al. Trial reporting in clinical trials. gov—the final rule［J］. NEJM，2016，375（20）：1998 - 2004.

[18] 李丹. 美国、欧盟及我国药品注册管理制度研究比较［D］. 杭州：浙江大学，2013：67 - 68.

[19] Art. 4（8）（a）Directive 65/65/EEC［EB/OL］.（2015 - 12 - 31）［2016 - 04 - 23］. https：//www. docin. com/p - 236117197. html.

[20] Art. 4（8）（a）Directive 87/21/EEC［EB/OL］.（2015 - 12 - 31）［2016 - 04 - 23］. https：//wenku. baidu. com/view/76a7130dba1aa8114431d976. html.

[21] Art. 10（1）（a）（iii）Directive 2001/83/EC［EB/OL］.（2015 - 12 - 31）［2016 - 04 - 23］. https：//wenku. baidu. com/view/999f941fc5da50e2524d7fce. html.

[22] 张念先. 欧盟对创新药品的注册保护制度［J］. 中国药业，2007（2）：15 - 16.

[23] 杨莉，田丽娟，林琳. 美国和欧盟的罕用药研发激励政策对比研究与启示［J］. 中国药房，2017，28（16）：2161 - 2166.

[24] OGBAH R. Orphan medicinal products——A European process overview［J］. Regulatory rapporteur，2015，12（2）：5 - 11.

[25] FRANCO P. Orphan drugs：the regulatory environment［J］. Drug discov. today，2013，18（3 - 4）：163 - 172.

［26］林禹鸿，吴晓明．我国罕用药法律制度的思考［J］．科技与经济，2012，25（3）：56 - 60.

［27］杨莉，罗纯，陈晶．儿科独占制度研究（二）［J］．中国新药杂志，2009，18（9）：773 - 777.

［28］EMA. Note for guidance on clinical investigation of medicinal products in the pediatric population（CPMP/ICH/2711/99）［EB/OL］.（2007 - 05 - 06）［2018 - 10 - 08］. http：//www. emea. eu. int/pdfs/human/ich/271199en. pdf.

［29］EMA. PediatricMedicines Regulation）［EB/OL］.（2007 - 05 - 06）［2018 - 10 - 08］. http：//ec. europa. eu/enterprise/pharmaceuticals/paediatrics/docs/paeds _ ethics _ consultation20071129. pdf.

［30］S. D. Myers，Inc. V. Canada，and Attorney General of Canada V. S. D. Myers，Inc.［J］. The American journal of international law，2004，98（2）：339 - 348.

［31］KENDALL M，HAMILL D，金晶．加拿大创新药物数据保护的十年——对问题、限制和时间的重新评估［J］．中国食品药品监管，2017（12）：46 - 49.

［32］Argentina - patent protection for pharmaceuticals and test data protection for agricultural chemicals［EB/OL］.（2017 - 12 - 20）［2018 - 12 - 06］. http：//www. wto. om/engUsh/tratope/dipue/cases/ds171eJito.

［33］冯洁菡．TRIPS 协议下对药品试验数据的保护及限制——以国际法和比较法为视角［J］．武大国际法评论，2010，11（1）：125 - 144.

［34］钟博思．浅析 TRIPS 框架中药品专利强制许可的问题［J］．大观周刊. 2012，562（2）：35.

［35］Strategic partnership and IP policy for competing against pharmaceutical giants［EB/OL］.（2015 - 12 - 25）［2018 - 10 - 05］. https：//www. wipo. int/ipadvantage/en/details. jsp？id = 2608.

第五章 TRIPS 框架下药品试验数据保护实施效果实证分析

第一节 药品试验数据保护制度的预期效应分析

"反不正当竞争"试验数据保护模式把试验数据当作商业秘密来进行保护，而且不禁止药品监管部门按照 ANDA 程序批准后续仿制药的申请，因此实质上并不发挥真正的作用。事实上，采取"反不正当"模式的国家目前尚未发现药品试验数据保护的实践案例。对药品试验数据保护制度究竟会产生什么样的积极和负面作用的争论主要基于"数据独占"式的试验数据保护，而且集中于对药品可及性的影响和医药产业激励作用的影响的讨论。

一、药品试验数据保护负面效应之降低药品的可及性

1977 年 WHO 的基本药物政策项目（Essential Drugs and Medicines Policy）开始提及药品可及性问题。WHO 指出药品可及性代表人人有可承担价格的药品，能安全地、切实地获得适当、高质量以及文化上可接受的药品，并方便地获得合理使用药品相关信息的机会[1-2]。

2001 年 WHO 指出影响药品可及性的两个决定性因素为可获得性（Availability）和可支付性（Affordability）。可获得性含义是指是否有令人满意的产品被开发，是药品从无到有的过程，包括药品的基础研究阶段和药

品被发现、研制并上市的过程[3]。可支付性指的是按照标准治疗指南，在一定疗程内，使用标准剂量的药品治疗某一疾病所花费的药品总费用城市（农村）的平均收入人群是可以承担的[4-5]。

药品可及性总结起来就是有药可用且价格可以承担。人们对于药品可及性最直观的判断就是药品价格。仿制药由于未进行临床试验，因此在价格上会比新药低廉很多。仿制药的价格一般要比新药低 20%～60%，仿制药和新药的竞争产生的直接影响就是药品价格逐步降低，消费者获得了以便宜的价格使用到安全有效的好药的直接利益[6]，大大减少了药品开支。从图 5-1 可以看出，随着同一类仿制药数目的增多其平均相对价格逐步降低，该价格的计算方法是：仿制药的价格除以原研药的价格。仿制药的低廉价格更是受到了很多发展中国家的欢迎。印度是世界第三大医药市场，覆盖世界 8% 的药品产量，其中 70% 的药品都是印度本土产的。印度医药市场虽然发达，但是产能却不集中。该市场由大约 270 家以研发为主的大型医药企业和 5600 家仿制药企业以及其他 3000 余家从事药品生产的企业组成。由于市场上大多是仿制药，其药品价格比照原研药大约下降了 40% 至 60%[7]。因此，印度现在是世界上最大的仿制药出口国。根据普华永道会计师事务所的一项研究报告，印度占据了世界上 20% 的仿制药生产。

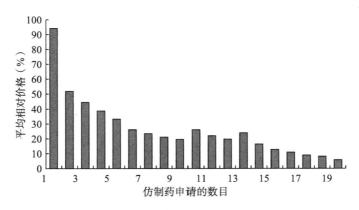

图 5-1　仿制药数目对药品价格的影响比例

资料来源：余煊强. 美国仿制药的历史演变 [J]. 中国处方药，2008，78：48.

其中 80% 的艾滋病药物和其他一些抗癌和心脏疾病药物都是产自印

度。仅在非洲，超过 250 万艾滋病患者都依赖于印度的仿制药。无国界医生组织（Médecins Sans Frontières，MSF）更是主要依赖于印度低廉的仿制药救助来自 20 多个国家的 18 万左右的艾滋病患者以及肺结核和疟疾患者[8]。MSF 80% 的治疗艾滋病的药物，25% 的治疗肺结核和疟疾的药物采购自印度。联合国儿童紧急基金会（United Nations Children's Emergency Fund，UNCEF）向发展中国家/地区发放的 50% 的基本药物都来自印度，75% ~ 80% 的国际药房协会（International Dispensary Association）发放的药物也来自印度。印度在全球可支付的仿制药的供应中起到非常重要的作用[9]。

然而，数据独占的核心就是在一定时期内，不允许仿制药企业依赖未披露的数据以 ANDA 的形式获得上市许可。在数据独占期内，受保护的药品由于没有仿制药的价格冲击和市场竞争，处于市场垄断，因此制定较高的药品价格，降低药品的可及性。所以，试验数据保护对可及性的影响主要源于"市场独占"效应。但是也有人提出不同的观点，认为数据独占和专利保护平行存在，通常专利保护期远远大于数据保护期，基本上会覆盖数据独占期，因此一个药品的市场独占的主要影响因素是专利，而非数据保护，试验数据保护制度对数据、对药品可及性的影响是有限的。

二、药品试验数据保护正面效应之促进医药产业投资增长

药品试验数据保护制度设计依据的假设，就是希望借由赋予资料所有人一段时期的市场独占期限，使其得以回收开展药品安全性和有效性试验的投资。

药品研发的特点是投资大，且风险大，其中大部分研发支出都投入到了临床前试验和临床试验。而且随着人类发现新的治疗手段越来越困难、临床试验成本增加以及药品监管标准逐渐加强，研发投入近些年来呈现增长状态。图 5 - 2 ~ 图 5 - 4 演示了药品的研发投入和研发增长。

单位：百万美元

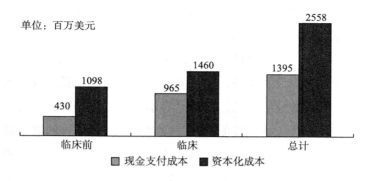

图 5 - 2　不同阶段的新药研发成本

　　图 5 - 2 数据来自塔夫茨药物发展研究中心（Tufts Center for the Study of Drug Development，CSDD）的研究报告。其统计了 1995—2007 年 10 家公司的 106 种（1442 个化合物）研究性新药和生物制剂研发费用，包括药物所有开发适应证的长期动物试验，公司管理费用，临床试验期间和首次批准前的化学制造与控制费用，也包含了开发失败的药品的机会成本。从图 5 - 2 可以看出成功开发一个药物，药企实际花费高达 13.95 亿美元，资本化成本则为 25.58 亿美元。其中，临床试验的开发成本比临床前试验要高[10]。

　　图 5 - 3 的数据仍然来自 CSDD 的研究报告。从图 5 - 3 可以看出，随着时间的推移，单个新药的研发成本呈现逐年上升趋势[10]。

单位：百万美元

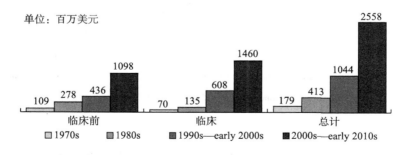

图 5 - 3　不同时期新药研发成本比较

　　高额的研发成本使得药品在上市后必须获得相应的回报和利润，才会促使企业愿意把钱投入在新药研发上。试验数据独占制度产生的"市场独占"保证了医药企业的利润回报，因此设定"市场独占"会吸引企业进行新药研发投入，增加研发投入需要更多的投资，进而促进医药产业的投资增长。关于这一论点，在罕用药方面似乎得到了很好的印证。

从图 5 - 4 可以看出，推行罕用药独占后，美国和欧盟罕用药资格认定数量和批准上市数量都在上升，说明了对罕用药的研发投入也在增加，医药产业罕用药研发投资在增长。但是也有学者持不同态度，认为研发投入更多地取决于一个国家的研发能力。研发实力强的国家自然愿意将更多的钱投入到研发中[11]。来自欧美发达国家的全球大型制药公司研发投入占销售额的比重在 9% ~ 18%，而著名生物技术公司的研发投入占销售额的比重则在 20% 以上，而发展中国家/地区这一比例还不足 1%[12][13]。另外，药品专利保护作为对药品研发回报最大的知识产权保护方式，是吸引投资的主要因素，会消化掉部分数据独占的效用。

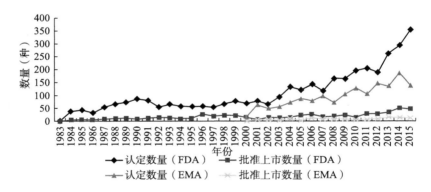

图 5 - 4　美国和欧盟的罕用药资格认定情况和批准上市情况

数据来源：FDA. Search orphall drug designations and approvals [EB/OL]. (2016 - 06 - 25) [2016 - 07 - 15]. http：//www. accessdata. fda. gov/scripts/opdlisting/oopd/index. cfm；EMA. Orphan medicines figures (2000 - 2015) [EB/OL]. (2016 - 03 - 03) [2016 - 07 - 06]. http：//www. ema. europa. eu/docs/en_GB/document_library/Other/2015/04/WC500185766. pdf.

第二节　药品试验数据独占保护制度
与药品可及性的相关性评估

本部分将采用指数评价的方法，对 WTO 成员的药品试验数据保护制度进行量化，通过量化计算后的具体得分来评估各个成员的药品试验数据保护制度对药品可及性的影响。

一、研究思路

药品试验数据保护最受争议的地方，就是对药品可及性的影响。从前文的分析可知，一个国家/地区的药品试验数据保护制度，如果保护条件要求越宽泛、保护范围越广、保护期限越长、保护例外越少、其他限制性规定越少，则越易获得试验数据保护、试验数据保护的力度也越强、对药品可及性的影响也会越大。本书第四章从理论的角度对各个国家/地区的试验数据保护制度进行了比较，通过指数设计能够对各个国家/地区的药品试验数据保护制度进行评分，更加直观地反映出各个国家/地区试验数据保护制度的规则缺失，以及采取哪些具体的措施可以有效平衡药品试验数据保护与药品可及性的关系。

二、指数设计与分析

1. 指数设置

指数已经在知识产权领域使用了二十多年，一般用来评价知识产权的保护力度。本指数的构建主要用于分析各个国家/地区药品试验数据保护制度和药品可及性的相关性。本指数的构建参考了 Ginarte[14]、Park[15] 和 Shaikh[16] 的指数模型。

本研究选取 WTO 框架下建立了药品试验数据独占保护模式的国家/地区共 31 个，包括美国、欧盟、加拿大、墨西哥、哥伦比亚、委内瑞拉、哥斯达黎加、多米尼加、萨尔瓦多、洪都拉斯、尼加拉瓜、巴拿马、危地马拉、智利、秘鲁、阿根廷、土耳其、克罗地亚、以色列、约旦、沙特阿拉伯、摩洛哥、澳大利亚、中国香港、韩国、新西兰、新加坡、日本、马来西亚、中国台湾、越南。对这 31 个国家/地区的药品试验数据保护制度进行深入分析，分析它们的药品试验数据保护独占指数，一级指数被分解成 5 个二级指数：保护条件、保护范围、保护长度、保护例外和其他限制条件。二级指数进一步被分解为 27 个三级指数。详见表 5 - 1。

表 5－1　药品试验数据独占保护指数

一级指数	二级指数	三级指数	赋值
药品试验数据独占保护指数	保护条件 A	上市必需 A_1	1（如有，则赋值）
		未披露 A_2	1（如有，则赋值）
		付出相当的努力 A_3	1（如有，则赋值）
	保护范围 B	含有新化学实体的药品 B_1	1（如无，则赋值）
		新用途、新适应证 B_2	1（如无，则赋值）
		罕用药 B_3	1（如无，则赋值）
		儿科用药 B_4	1（如无，则赋值）
		生物药品 B_5	1（如无，则赋值）
	保护长度 C	NCE 数据保护长度 C_1	保护期越长，赋值越低
		新用途、新适应证数据保护长度 C_2	保护期越长，赋值越低
		罕用药数据保护长度 C_3	保护期越长，赋值越低
		儿科用药数据保护长度 C_4	保护期越长，赋值越低
		生物药品数据保护长度 C_5	保护期越长，赋值越低
	保护例外 D	获得数据持有人同意 D_1	1（如有，则赋值）
		药品取得专利强制性许可 D_2	1（如有，则赋值）
		不在本国/地区销售了 D_3	1（如有，则赋值）
		自行取得试验数据 D_4	1（如有，则赋值）
		上市后指定时间内未销售 D_5	1（如有，则赋值）
		上市后药品供应不足 D_6	1（如有，则赋值）
		数据持有人行为不当 D_7	1（如有，则赋值）
		公共健康等国家/地区紧急状态 D_8	1（如有，则赋值）
	其他限制条件 E	新化学实体不包含已批准的活性基的酯、盐、醚等 E_1	1（如有，则赋值）
		数据保护到期前可以接受仿制药的申请 E_2	1（如有，则赋值）
		将专利保护和试验数据保护连接 E_3	1（如有，则赋值）
		设立试验数据保护等待期 E_4	1（如有，则赋值）
		数据保护自首个上市国/地区上市之日计算 E_5	1（如有，则赋值）
		需要提交试验数据保护申请 E_6	1（如有，则赋值）

2. 分值设置

三级指数有 0 和 1 两个值。根据试验数据保护制度中有无相关规定，选择 0 或 1 赋值。降低试验数据独占保护对药品可及性的负面影响赋值 1，增加负面影响的则赋值 0。每个二级指数的得分应在 0～1 之间。以二级指标 A 为例：$A = (A_1 + A_2 + A_3)/3 = (0, 1)/3 + (0, 1)/3 + (0, 1)/3$。

其中二级指标 C 及其三级指标的计算方法略有不同。二级指标 C 是对数据独占保护期的统计，保护期都是具体的数值，无法用 0 或 1 来进行赋值。目前试验数据保护期最长的是美国对生物药的保护，长达 12 年，因此，以 12 年为基准计算。保护期越长的，三级指标得分越低。因此 c 的值也在 0～1 之间。计算公式为（其中，c_1、c_2、c_3、c_4 和 c_5 为实际保护期的长度）：$C = (C_1 + C_2 + C_3 + C_4 + C_5)/5 = \{(1 - c_1/12) + (1 - c_2/12) + (1 - c_3/12) + (1 - c_4/12) + (1 - c_5/12)\}/5$。

再把每个二级指数的得数相加，则得到这个国家/地区总体的试验数据独占保护指数 I：$I = A + B + C + D + E$。

总的药品试验数据保护独占指数 I 的值应在 0～5 之间。

3. 测算结果

（1）指数的值及排序。

指数计算结果见表 5－2。

表 5－2　各成员药品试验数据独占保护指数的值及排序

排序	国家/地区	保护条件	保护范围	保护期限	保护例外	其他限制规定	保护指数
1	欧盟	0.33	0.20	0.48	0.25	0.17	1.43
2	美国	0.33	0.00	0.54	0.25	0.33	1.45
3	日本	0.33	0.40	0.60	0.00	0.17	1.50
4	摩洛哥	0.33	0.60	0.87	0.00	0.00	1.80
5	韩国	0.33	0.60	0.83	0.00	0.17	1.93
6	克罗地亚	0.33	0.80	0.90	0.00	0.00	2.03
7	澳大利亚	0.33	0.80	0.92	0.00	0.00	2.05
8	中国香港	0.33	0.80	0.92	0.00	0.00	2.05
9	新加坡	0.33	0.80	0.92	0.00	0.00	2.05
10	土耳其	0.33	0.80	0.90	0.00	0.17	2.20
11	新西兰	0.33	0.80	0.92	0.25	0.00	2.30

排序	国家/地区	保护条件	保护范围	保护期限	保护例外	其他限制规定	保护指数
12	越南	0.67	0.80	0.92	0.00	0.00	2.39
13	以色列	0.33	0.80	0.92	0.25	0.17	2.47
14	加拿大	0.33	0.60	0.86	0.38	0.33	2.49
15	巴拿马	0.67	0.80	0.92	0.38	0.00	2.77
16	多米尼加	0.67	0.80	0.92	0.25	0.17	2.81
17	萨尔瓦多	0.67	0.80	0.92	0.25	0.17	2.81
18	洪都拉斯	0.67	0.80	0.92	0.25	0.17	2.81
19	尼加拉瓜	0.67	0.80	0.92	0.25	0.17	2.81
20	危地马拉	0.67	0.80	0.92	0.25	0.17	2.81
21	委内瑞拉	1.00	0.80	0.92	0.13	0.00	2.85
22	哥斯达黎加	1.00	0.80	0.92	0.13	0.00	2.85
23	约旦	1.00	0.80	0.92	0.13	0.00	2.85
24	中国台湾	0.67	0.80	0.92	0.00	0.50	2.89
25	沙特阿拉伯	1.00	0.80	0.92	0.25	0.00	2.97
26	墨西哥	1.00	0.80	0.92	0.13	0.33	3.18
27	智利	0.67	0.80	0.92	0.50	0.33	3.22
28	哥伦比亚	1.00	0.80	0.92	0.38	0.17	3.26
29	秘鲁	1.00	0.80	0.92	0.25	0.50	3.47
30	马来西亚	1.00	0.60	0.87	0.50	0.67	3.64

（2）各指数的离散程度分析。

各指数的离散系数见表 5 - 3。

表 5 - 3　各指数的离散系数

指标	保护条件	保护范围	保护期限	保护例外	其他限制规定	保护指数
标准差	0.27	0.19	0.11	0.15	0.17	0.58
均值	0.61	0.71	0.87	0.18	0.16	2.54
离散系数	0.45	0.27	0.13	0.86	1.08	0.23

三、结果评价

试验数据独占保护指数得分越高，说明在制度设计方面对药品可及性的考虑越多，从制度本身而言对药品可及性的影响最小。根据数据，可以明显看出在制度设计方面对药品可及性负面影响居前的几个国家或地区是欧盟、美国、日本、摩洛哥和韩国，数据独占保护指数都小于2。其中，除了摩洛哥外，全部为发达国家/地区。保护指数最高的为马来西亚、秘鲁、哥伦比亚、智利和墨西哥，均高于3，均为发展中国家。同时，保护指数最低的10个国家/地区中，除了摩洛哥、克罗地亚和土耳其外全部为发达国家/地区。以上数据说明，在制度设计上，发展中国家/地区更加倾向于考虑药品的可及性，因此设立了较弱的保护。发达国家则倾向对药品的创新激励，因此设立了较强的药品试验数据独占保护规则。

从表5-3中可以看出，在5个二级指数里，保护条件、保护范围和保护期限的均值较高，分别达到0.61、0.71和0.87。除了美国、欧盟等个别发达国家/地区，大部分国家/地区都将上市必需、未披露和相当的努力列为获得试验数据保护的条件。在保护范围上，80%的国家/地区限定为含有新化学实体的药品。在保护期限方面，80%的国家/地区设置为《北美自由贸易协定》要求的最低期限5年。而保护例外和其他限制规定的均值较低，分别为0.18和0.16。其中，保护例外值最高的国家为马来西亚和智利，均为0.5，远远高于平均值。其他限制性规定的最高的为马来西亚和秘鲁，分别为0.67和0.5，也远远高于平均值。这说明，在保护例外和其他限制性规定设定方面，大部分国家/地区都规定得很少，或缺失。而发展中国家/地区多通过设定一些保护例外和其他一些限制性规定来降低制度对药品可及性的影响。以上结论也可以从离散系数中看出来。把离散系数按照大小进行排序，其他限制性规定和保护例外的离散系数最大，说明在这两部分具体制度的设计上，各个国家/地区之间的变异很大，集中体现在发展中国家/地区，特别是马来西亚、智利和秘鲁在这方面的制度设计比较充分，而发达国家/地区则基本没有相关规则。保护条件、保护范围和保护期限的离散系数较低，说明在这三方面国家/地区之间的变异不是很大，尤其在保护期限方面，除了美国、欧盟和日本设置了较长的保护期限，其他国家/地区基本上都选择了5年的保护期。

由以上分析可以得出结论：在制度设计上，发展中国家/地区的制度对药品可及性的影响较小，对药品可及性有利。此外，在满足 TRIPS 基本义务的前提下，可以通过保护例外和其他限定条件规则的设置，来降低试验数据保护制度对药品可及性的负面影响。

第三节　药品试验数据独占保护制度
对药品市场独占的影响评估

一、研究思路

药品试验数据独占制度对药品可及性的影响源于其"市场独占"效应，即通过在一定期限内限制仿制药通过 ANDA 获得上市，延长原研药的市场独占期，从而在整体上提高药品价格，降低药品的可及性。因此，如果想要评估试验数据独占保护对药品可及性的影响程度，只需要评估药品试验数据独占对药品市场独占的影响即可。通过药品试验数据独占对药品市场独占的影响进一步评估药品试验数据独占保护是否对药品可及性产生显著的影响。

二、研究方法

本部分采用推断统计和多元线性回归分析方法。美国是最早实行药品试验数据独占保护的国家，具有相对完备的制度设计，而且这一制度在美国也运行了近 35 年，可以获得较为充分的研究数据，进行较长的历史性追溯研究，在试验数据独占保护方面具有典型的代表性，因此，本部分选取美国为研究对象。在美国进一步选取 2003—2015 年年销售额排名前 200 的药品作为研究对象，以这些药品的市场独占期作为因变量，数据独占保护作为自变量，再引入专利保护、专利挑战、审评方式、药物类型等控制变量，通过多元线性回归的方法判断试验数据独占是否会对药品的市场独占产生显著影响。本部分的数据统计操作运用 Stata 13.0 软件。

三、数据选择与变量设计

（一）数据选择

根据以往学者的研究，药品的销售额会对药品市场独占产生重要影响。销售额大的药品因为市场占有率更高、消费者更愿意买单，也成为仿制药企业争相仿制的对象。Henry G. Grabowskia[17] 随机选取了 251 个在 1995 年 1 月至 2005 年 12 月在美国享受过市场独占，并有仿制药被批准上市的药品，其中 147 个为 NME（New Molecular Eutity，新分子实体），104 个为其他药品。按照年销售额进行分类，对它们的市场独占期进行研究，得到表 5－5 和表 5－6 两个统计结果。

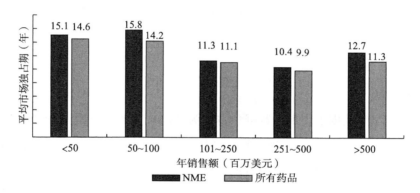

图 5－5　年销售额和药品市场独占期

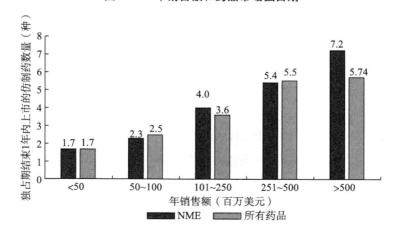

图 5－6　年销售额和药品市场独占结束 1 年内上市的仿制药数量

从图 5 - 5 可以看出，市场独占期和年销售呈现负相关，随着销售额的增加，市场独占期在降低。这一观点从图 5 - 6 中也可以得到印证，独占期满后 1 年之内上市的仿制药数量则和年销售额呈正相关。尤其是 NME 的仿制数量高达平均 7.2 种。因此，市场规模对市场独占期有潜在的影响作用。为了消除市场规模对市场独占期的影响，本研究采取市场规模近似的药品进行研究，再加上数据的可得性，选取 2003—2015 年在美国年度销售额排名前 200 的药品作为研究对象。本研究的数据全部来自官方的统计数据，主要来源为 FDA 官方网站发布的橘皮书、哈佛医学部推荐的网站 https：//www. drugs. com/，以及 FDA 药品数据库（https：//www. drugfuture. com/fda/）。因为年度销售额前 200 的药品每年都有重复，例如 Lipitor 连续 15 年位列年度销售额前 200，再加上有些药品信息缺失，经过处理后，最终获得 231 种药品的统计数据。

（二）变量设计

1. 因变量

因变量为数据独占期。数据独占期为药品在美国首次获得上市批准日期和该药品首个仿制药被批准上市之日期的时间间隔。对于创新药而言，市场独占期是盈利最为重要的时期，因为在市场独占期间，药品维持市场垄断地位，没有仿制药来瓜分市场份额，同时可以较高的价格销售，是收回前期研发投入及获得盈利的重要保障。同时，无论是专利保护还是试验数据独占，对原研药和创新药来讲，最大的意义就是获得市场独占期。然而，从药品可及性的角度来讲，市场独占是延迟仿制药上市、提高医疗支出的主要原因。因变量为连续变量。

2. 自变量

自变量为药品试验数据独占，包括 NCE 独占、新临床研究独占、罕用药独占和儿科独占。因为生物药独占从 2012 年开始，且时长为 12 年，即使最早获得试验数据独占的生物药，其试验数据独占还未到期，因此无法评估其数据独占期，因此不作为考量的自变量。首仿药独占是针对仿制药的固定 6 个月的独占期，因此也不纳入考量。试验数据独占自变量均为分类变量。

3. 控制变量

美国药品市场独占期的构成，受多种因素影响。除了试验数据独占外，还包括其他多个影响因素。图5-7展示了美国药品市场独占保护期总体构成（以NCE独占为例）。

（1）有效专利期。

有效专利期（Effective Patent Period，EPP）指的是药品批准上市之日起至药品专利期满之日的时间间隔。药品产品专利自申请之日算起共20年。药品的活性成分，或通式结构的基本化合物以及核心技术都在药品研发阶段产生[18]，因此通常专利申请都在研发阶段递交。等药品获得上市许可，药品专利保护已经过去了一段时间，而产生市场独占效应的就是剩余的专利期，即有效专利期。理论上，有效专利期越长，市场独占期也越长。有效专利期为连续变量。由于个别药品存在专利期延长，因此在本研究中将专利期延长部分也算入有效专利期。

（2）专利期延长。

药品有效专利期损耗，一方面来自于药品研发，另一方面来自上市审评。为了弥补这两部分损耗，美国制定了药品专利期延长（Patent Term Extension，PTE）制度，即在药品专利期满后再给一定期限的专利期延长。

药品要获得专利保护期延长，药品专利持有人须在获得FDA的药品上市批准60天内，向美国专利商标局（US Patent Trademark Office，USPTO）递交专利期延长申请，须满足以下情况：该项专利尚未过期、以前从未获得过专利期延长且是经FDA批准的首次上市销售、使用或在该制备方法专利下生产的药品[19]。

药品专利期延长的期限由USPTO综合考量药品研发和药品审评造成的有效专利期的损耗来授予。其计算公式为：专利期延长期限 = （研发阶段 - 未尽责时间）×50% + （审批阶段 - 未尽责时间）。其中未尽责时间指的是由于申请人拖延、漏交材料等造成的有效专利期的损耗时间。延长期不得超过5年，且FDA批准后剩余的专利期加上延长期不得超过14年。理论上，获得专利期延长会延长药品市场独占期。专利期延长可以是连续变量，即延长期限；也可以是分类变量，即是否获得了延长。

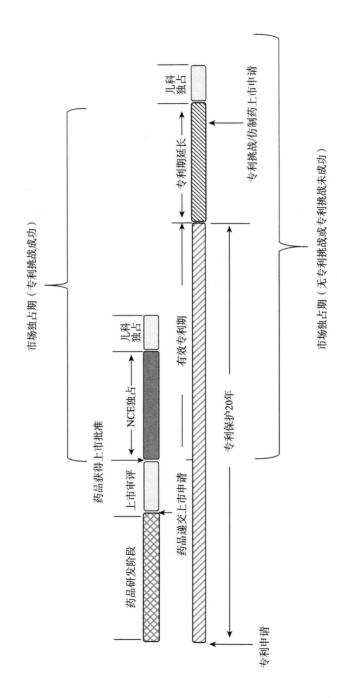

图5-7 美国药品市场独占期示意图

（3）专利挑战。

为了鼓励仿制药尽快获批上市，美国制定了 Bolar 例外制度和专利挑战制度。Bolar 例外制度允许仿制药专利到期前向 FDA 提出上市申请，并开展为了获得仿制药上市批准得的相关研究而不视为侵权，FDA 接收申请后可以开展审批，待专利过期后发放上市许可。专利挑战制度指的是在专利到期前提交仿制申请的同时，可以附带提交第Ⅳ段申明，对专利提出挑战，即原研药专利无效，或虽然有效但是仿制药并不侵犯原研药的专利。如果挑战成功，则仿制药可以在原研药专利到期前获得批准，促进仿制药的上市，同时降低原研药的市场独占期。因此首仿药是否是通过专利挑战获得上市对市场独占期会有影响。专利挑战也是需要考虑的重要的控制变量，为分类变量。

（4）上市审评模式。

1992 年 FDA 创建了标准审评（Standard Review）和优先审评（Priority Review）两种审评通道。其中，标准审评周期为 10 个月，优先审评的周期为 6 个月。对于临床急需药物，具有重大创新药物、罕用药，以及在治疗、诊断或预防重大疾病方面更具有临床优势的药物可以通过优先审评通道获得上市。优先审评的药物将会更早获得上市许可。在其他条件均等的情况下，优先审评的药品将具有更长的市场独占期。因此上市审评模式也是需要控制的变量，为分类变量。

（5）药物类型。

FDA 在审评时将药物分为 5 种类型：新分子实体、新活性成分（New Active Ingredient，NAI）、新剂型（New Dosage Form，NDF）、新组合（New Combination，NC）、新配方或新工艺（New Formulation or New Manufacturer，NF）。从上文数据可以看出，新分子实体相对于其他药品具有更长的市场独占期。药物创新程度越高、越容易获得专利保护和其他独占保护。因此，专利药物类型也作为需要考量的控制变量，为分类变量。

（6）药物治疗疾病领域。

之所以将药物治疗领域作为控制变量，主要基于仿制药企业在选择仿制对象时更倾向于选择市场利润度高的药品进行仿制的假设。不同治疗领域的药品的盈利程度是有区别的，因此也会影响仿制药企业的选择，进而影响药品市场独占期。本研究依据解剖学、治疗学及化学分类系统（Anatomical Therapeutic Chemical，ATC）代码，对药品进行分类[20]，共分为 15 类：皮肤病、心血管疾病、传染病、抗生素和抗真菌、抗病毒、血液和肿瘤、胃肠病、过敏和肺病、神经精神病、风湿、泌尿生殖、内分泌、镇痛、抗骨质疏松以及其他。药物治疗疾病领域也为分类变量。

四、实证分析

（一）描述统计

本书遴选了 251 个初始药品统计数据，这 251 个药品中有 57 个药品没有仿制药，包括还没有仿制药上市就被撤市的 22 个和到统计时还在专利保护期内、没有仿制药被批准的 35 个。另外 53 个药品本身就是仿制药，没有市场独占。因此，最终列入统计分析的药品共有 141 个。

1. 连续变量描述

对三个连续变量市场独占期、有效专利期和专利延长期进行统计，结果如表 5-4 所示。

表 5-4　连续变量描述统计　　　　　　　　（单位：天）

变量	最大值	最小值	均值	标准差	中位数	离散系数
市场独占期	9273	635	4055.42	1542.07	4374	0.38
有效专利期	9273	59	4346.93	1600.59	4578	0.37
专利延长期	1835	0	482.84	645.13	0	1.34

通过上述统计，可以看出，141 个药品的平均市场独占期为 4055.42 天，约 11.1 年。平均有效专利期为 4346.93 天，约 11.9 年。专利延长期平均为 645.13 天，约 1.8 年。平均市场独占期小于平均有效专利期。以上数据可以说明，总体上数据独占并未明显起到延长市场独占期的作用，但是专利挑战对缩短市场独占期起到了作用。市场独占期的最小值大于有效专利期的最小值，说明在个案上存在数据独占延长了市场独占期。例如药品 dexilant，有效专利期为 59 天，但是市场独占期为 3028 天。药品专利期

延长的中位数为 0，说明有超过一半的药品都没有获得专利期延长。从离散系数可以看出，专利延长期的数据差异大于市场独占期，大于有效专利期。

2. 分类变量描述

（1）二分类变量描述（见表 5-5）。

表 5-5　二分类变量描述　　　　　　（单位：个）

	专利期延长	专利挑战	NCE 独占	新临床独占	罕用药独占	儿科独占	优先审评
是	65	50	56	53	15	73	44
否	76	91	85	88	126	68	97
总和	141	141	141	141	141	141	141

从表 5-5 可以看出，超过一半的药品的仿制药都是通过专利挑战上市的。获得儿科独占的药品最多，NCE 独占和新临床独占次之，罕用药独占最少。也说明了在市场销售额排名前 200 的药品里，大部分都开展了儿科研究，但是属于罕用药的较少。

（2）多分类变量描述（见表 5-6）。

表 5-6　治疗领域分布描述

治疗领域	频数	频率	累计频率
传染病	1	0.71	0.71
风湿	6	4.26	4.96
过敏和肺病	3	2.13	7.09
抗病毒	10	7.09	14.18
抗骨质疏松药	1	0.71	14.89
抗生素和抗真菌药	9	6.38	21.28
泌尿生殖	10	7.09	28.37
内分泌	3	2.13	30.50
皮肤病	2	1.42	31.91
神经精神病	30	21.28	64.54
胃肠病	6	4.26	68.79
心血管疾病	29	20.57	89.36
血液和肿瘤	9	6.38	95.74
镇痛	6	4.26	100.00

治疗领域	频数	频率	累计频率
其他	16	11.35	43.26
总和	141	100.00	

从表 5-6 可以看出，年销售排名前 200 的药物治疗领域最多的是神经精神病、其次为心血管疾病。

从表 5-7 可以看出，本次统计的药物中新分子实体占绝大多数，因此从总体上看，本轮统计的药品的市场独占期可能总体稍微偏长。

表 5-7　药物类型分类统计

药物类型	频数	频率	累计频率
新分子实体	86	60.99	60.99
新剂型	32	22.70	83.69
新组合	12	8.51	92.20
新活性成分	6	4.26	96.46
新配方	5	3.54	100.00
总和	141	10.00	

（二）控制变量遴选

1. 皮尔逊相关系数

用皮尔逊相关系数 r 来考查连续型控制变量和因变量之间的相关程度。

$$r = \frac{\sum_{i=1}^{n} (X_i - \overline{X})(Y_i - \overline{Y})}{\sqrt{\sum_{i=1}^{n} (X_i - \overline{X})^2} \sqrt{\sum_{i=1}^{n} (Y_i - \overline{Y})^2}} \quad (5-1)$$

本研究属于连续变量的控制变量有两个：有效专利期和专利延长期。计算结果如表 5-8 和图 5-8、图 5-9 所示。

表 5-8　皮尔逊相关系数和显著性

项目	皮尔逊系数 r	显著性（P 值）
有效专利期——市场独占期	0.5490	0.0000
专利延长期——市场独占期	0.1817	0.0311

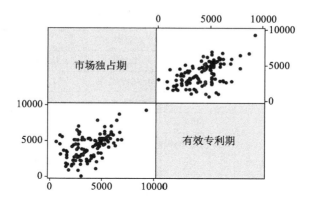

图 5 - 8　药品市场独占期和有效专利期的相关程度

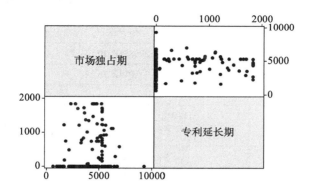

图 5 - 9　药品市场独占期和专利延长期的相关程度

从上述计算结果和相关性图可以看出，药品市场独占期和有效专利期在 0.001 的水平显著相关。市场独占期和专利延长期在 0.05 的水平具有相关性。因此都可以作为模型构建的控制变量。

2. 方差分析

本部分首先用方差分析来考核分类变量在不同的类别下，药品数据独占期是否具有显著性差异。属于分类变量的控制变量有专利挑战、药品审评模式、药物治疗领域和药物类型。由于药品专利延长期也可以作为分类变量，因此在这里也做一下方差分析。分析结果如表 5 - 9 所示。

表 5 - 9　方差分析计算结果

专利挑战方差分析

差异源	方差和	自由度	均方差	F 检验值	显著水平
组间	45364755. 9	1	45364755. 90	21. 93	0. 0000
组内	287553312. 0	139	2068728. 87		
总计	332918068. 0	140			

药品审评模式方差分析

差异源	方差和	自由度	均方差	F 检验值	显著水平
组间	23644292. 6	1	23644292. 60	10. 63	0. 0014
组内	309273776. 0	139	2224991. 19		
总计	332918068. 0	140			

药物治疗领域方差分析

差异源	方差和	自由度	均方差	F 检验值	显著水平
组间	41839954. 8	14	2988568. 20	1. 29	0. 2203
组内	291078114. 0	126	2310143. 76		
总计	332918068. 0	140			

药物类型方差分析

差异源	方差和	自由度	均方差	F 检验值	显著水平
组间	43682573. 5	4	10920643. 40	5. 13	0. 0007
组内	289235495. 0	136	2126731. 58		
总计	332918068. 0	140			

专利期延长方差分析

差异源	方差和	自由度	均方差	F 检验值	显著水平
组间	27823264. 1	1	27823264. 10	12. 68	0. 0005
组内	305094804. 0	139	2194926. 65		
总计	332918068. 0	140			

从以上计算结果可以看出，专利挑战、药物类型和专利期延长在 0.001 的水平上显著，药品审评模式在 0.005 的水平上显著，而药物治疗领域结果不显著。这说明不同治疗领域的药物在市场独占期上不存在显著差异。而是否是专利挑战、不同的药物类型、是否专利期延长和不同的审评模式在药品市场独占期上存在显著差异。由于把专利期延长当作分类变量处理时差异更显著，因此在控制变量的选择上把专利期延长当作分类变

量处理结果会更好。

因此，经过遴选，控制变量确定为有效专利期、专利挑战、药物类型、专利期延长和审评模式。

（三）回归分析

1. 模型构建

本研究以药品的数据独占期作为因变量 Y，NCE 独占、儿科独占、罕用药独占和新临床试验独占分别作为自变量 X_1、X_2、X_3 和 X_4，有效专利期、专利挑战、审评模式、药物类型、专利期延长作为控制变量。药物类型共有 5 种，以新活性成分作为参照变量，药物类型共产生 4 个变量。控制变量编号如表 5－10 所示。

表 5－10　控制变量编号

编号	X_5	X_6	X_7	X_8	X_9	X_{10}	X_{11}	X_{12}
变量	有效专利期	专利挑战	审评模式	新剂型	新分子实体	新组合	新配方	专利期延长

根据以上变量构建多元线性回归模型：

$$Y = \alpha + \beta_1 X_1 + \beta_2 X_2 + \beta_3 X_3 + \beta_4 X_4 + \beta_5 X_5 + \beta_6 X_6 + \beta_7 X_7$$
$$+ \beta_8 X_8 + \beta_9 X_9 + \beta_{10} X_{10} + \beta_{11} X_{11} + \beta_{12} X_{12} + \varepsilon \qquad (5-2)$$

2. 回归结果

回归结果见表 5－11、表 5－12、表 5－13 所示。

表 5－11　整体模型情况

决定系数 R	决定系数 R^2	调整后的 R^2	估计标准误差
0.8218	0.6755	0.6450	918.73

表 5－12　方差分析

项目	方差和	自由度	均方差	F 检验值	显著性水平
回归	224877346	12	18739778.800	22.20	0.0000
残差	108040722	128	844068.142		
总和	332918068	140			

表 5 – 13　系数

指标	非标准化系数		标准化系数	t 检验值	显著性水平
	B	标准误差	Beta		
常数	2526.95000	481.3156		5.25	0.000
NCE 独占	116.72450	167.9378	0.0371695	0.70	0.488
儿科独占	17.78476	163.1934	0.0057834	0.11	0.913
罕用药独占	– 226.99690	264.7615	– 0.0455483	– 0.86	0.393
新临床试验独占	301.86040	171.2741	0.0951496	1.76	0.080
有效专利期	0.65711	0.0540	0.6820447	12.17	0.000
专利挑战	– 1708.15700	179.0136	– 0.5318083	– 9.54	0.000
审评模式	– 519.60330	182.8162	– 0.1566772	– 2.84	0.005
新剂型	– 776.57380	423.0776	– 0.2116863	– 1.84	0.069
新分子实体	– 775.20430	409.5526	– 0.2460756	– 1.89	0.061
新组合	– 942.46220	468.5720	– 0.1711478	– 2.01	0.046
新配方	– 960.90390	570.9702	– 0.1156528	– 1.68	0.095
专利期延长	550.34310	183.7834	0.1785331	2.99	0.003

3. 模型检验

多元线性回归有 5 个基本条件：①自变量与因变量之间存在线性关系；②对于自变量的所有观测值，随机误差项有相同的方差，即不存在异方差；③随机误差项彼此之间相互独立，即不自相关；④各自变量间相互独立，不存在多重共线性问题；⑤随机误差项服从正态分布。

下面将对模型进行检验，第一条假设将在结果分析中进行检验。

（1）异方差检验。

异方差检验，利用 Stata 软件进行 White 检验。当检验结果显著（$P < 0.05$），说明存在异方差。经检验 $P = 0.9627$，明显大于 0.05，所以不存在异方差。

（2）自相关检验。

用 Stata 软件选择 BG 检验进行自相关检验。如果检验结果显著（$P < 0.05$），说明存在自相关。经检验 $P = 0.8823$，明显大于 0.05，所以不存在自相关。

（3）多重共线性检验。

运用Stata软件，通过检验每个变量的方差膨胀因子（VIF）和容忍度（1/VIF）来检验多重共线性。如果VIF大于10，或1/VIF < 0.1，则认为共线性问题比较严重。共线性检验结果见表5-14。

表5-14 膨胀因子和容忍度

变量	VIF	1/VIF
NCE独占	1.13	0.88
儿科独占	1.11	0.90
罕用药独占	1.11	0.90
新临床试验独占	1.15	0.87
有效专利期	1.24	0.81
专利挑战	1.23	0.81
审评模式	1.20	0.83
新剂型	5.25	0.19
新分子实体	6.67	0.15
新组合	2.86	0.35
新配方	1.86	0.54
专利期延长	1.40	0.71

所有变量的VIF均小于10，因此不存在多重共线性问题。

（4）残差正态分布检验

利用Stata软件绘制残差直方图（见图5-10），可见回归方程的残差基本符合正态分布。

根据以上检验，基本上可以判定上述回归模型具有统计学意义。

4. 结果分析

根据表5-11和表5-12可知，在该回归模型中，F检验值分别为22.20，显著性水平为0.000。说明模型拟合程度良好。同时，表5-11显示回归模型的决定系数R^2为0.6755，说明模型中自变量对因变量药品具有67.6%的解释力，整体解释度较高。但是由于影响药品市场独占期的因素多且复杂，且因数据可得性的限制，不能将所有的因素纳入到模型中去，所以还留有一定的解释空间。

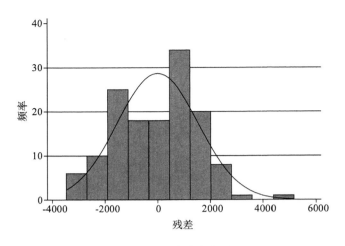

图 5 – 10　残差直方图

从表 5 – 13 可知，有效专利期和专利挑战在 0.001 的水平上对药品市场独占期具有显著影响。且从标准化系数的大小来看，有效专利期和专利期延长是对药品市场独占期影响最大的。有效专利期每增加 1 天，市场独占期预期增加 0.66 天。有仿制药专利挑战成功的原研药比无专利挑战或专利挑战失败的原研药，市场独占期平均减少 1708.16 天。专利期延长对市场独占期的影响在 0.01 的水平上统计显著，有专利期延长的药品相对于没有专利期延长的药品，药品市场独占期多了约 550.34 天。审评模式对药品市场独占期的影响在 0.01 的水平上显著，标准审评模式的药品相对于优先审评模式的药品，市场独占期平均减少 519.60 天。药品类型在加入其他控制变量之后，对药品市场独占期的影响的显著水平下降，但都在 0.1 的水平上显示出显著影响。从标准化系数来看，影响程度从大到小依次为新分子实体、新剂型、新组合和新配方。新活性成分、新分子实体、新剂型、新组合和新配方的药品市场独占期依次递减。这个顺序基本上也反映了随着药物创新程度的降低、市场独占期也相应降低。也验证了前面的数据和分析，市场独占期和药物创新程度呈正比。

NCE 独占、儿科独占和罕用药独占对市场独占的影响不显著。结合前面的分析可知，药品的平均有效专利期为 11.9 年，远大于 5 年的 NCE 独占、7 年的罕用药独占。因此，NCE 独占和罕用药独占的市场独占效应基本上都被有效专利期消化掉了，因此未呈现出显著影响。其中罕用药独占的系数为负数，意味着获得罕用药独占的药品比未获得独占的药品市场独占期平均少 227 天。出现这一结果的原因在于很多罕用药是对已上市药品的罕见病适应证的二次开发。例如抗癌药物 Taxol，其有效成分紫杉醇于 1962 年被美国国家癌症研究院发现，1991 年授予 BMS 公司商业开发独占权。BMS 公司先后在 1994 年、1998 年进行研发改进后获得了 FDA 的罕用药资格认定并获得上市批准[21]。但是因为已经丧失了新颖性，因此无法获得专利保护，只能通过罕用药独占来获得市场独占，但罕用药独占期与专利期相比要少很多，因此会出现获得罕用药独占的药品市场独占期反而低的现象。值得注意的是儿科独占的影响也不显著，而且标准化系数最低。出现这一原因主要是因为儿科独占是附加在其他独占期之后生效的，包括专利期，相当于对其他独占期的延长。本研究在统计时把延长的 6 个月也算入到了有效专利期里，因此大大弱化了儿科独占的影响。如果单独对儿科独占进行方差分析，结果是在 0.05 的水平上显著的。因此，儿科独占事实上对影响药品市场独占还是具有显著影响的。新临床试验独占在 0.1 的水平上显著，从标准化系数来看，相对于其他独占，影响程度最大。是因为很多获得 NCE 独占和罕用药独占的药品，由于开展了新的临床试验，又额外获得了新临床试验独占，有一些新的临床试验独占是在专利即将过期时获得的，一定程度上会延长市场独占期。但是通常如果出于技术改进进行的新临床试验，会额外申请新的专利，专利期延长还是在一定程度上覆盖掉数据独占。因此，新临床试验独占虽然在统计学上呈现出一定的影响，但显著水平不高。

五、结论与启示

通过上述分析，可以得出这样的结论：总体上，在试验数据独占期限远低于有效专利期的情况下，影响药品市场独期的主要因素仍然是有效专利期、专利挑战、专利期延长以及药品的审评模式。而且，药品市场独占期和药品的创新程度成正比，创新程度越高、独占期越长。在数据独占里面，新临床试验独占和儿科独占由于一定程度上会延长既有的独占期，因此对药品市场独占期的延长会起到一定的积极作用。因此，如果在总体上想要弱化试验数据保护对市场独占的影响，需要控制药品数据独占的期限，使其小于药品的有效专利期。儿科独占不采取附加生效的模式，而是借鉴罕用药独占，单独给出独占期限。从美国的例子来看，5~10 年的独占期都不会对市场独占产生显著的影响；不授予或通过增加限定条件限制新临床试验独占，弱化其对药品市场独占的影响。

第四节　药品试验数据独占对医药产业投资的影响

一、研究思路与方法

支持药品数据独占制度的一个潜在理论在于，药品数据独占会激励医药产业的投资增长。本部分仍然采用多元线性回归的实证研究方法。从理论角度结合数据的可得性，遴选出医药产业投资的影响因素，通过回归分析药品试验数据独占是否会对医药产业投资产生显著影响。

二、变量设计与数据选择

（一）因变量

衡量医药产业投资的变量选取固定资本形成总额（Gross Fixed Capital Formation，GFCF）。固定资本形成总额指常住单位在核算期内通过购买和销售、易货交易、实物资本转移或自己生产所形成的固定资产净增加值和因生产活动所实现的非生产资产的增加值之和[22]。固定资产包括有形固定资产和无形固定资产。GFCF 是度量一个国家、行业或公司的投资行为的重要指标，常常被用来做跨国家的工业投资比较[23]。

各个国家和各工业 GFCF 数据可以在联合国工业发展组织（United Nations Industrial Development Organization）的数据库 INDSTAT4 里面获得。INDSTAT4 按照联合国的行业分类代码将各类工业数据进行分类，其中制药工业代码为 2423[24]。

(二)自变量

自变量为试验数据独占。本研究根据 IFPMA 的统计报告，结合 IND-STAT4 里面可以获得的数据，选取 45 个国家作为研究对象。它们分别为澳大利亚、奥地利、比利时、保加利亚、哥伦比亚、克罗地亚、塞浦路斯、捷克、荷兰、芬兰、法国、德国、希腊、匈牙利、爱尔兰、意大利、日本、约旦、韩国、拉脱维亚、立陶宛、马耳他、墨西哥、摩洛哥、丹麦、挪威、阿曼、波兰、葡萄牙、新加坡、斯洛伐克、斯洛文尼亚、西班牙、瑞士、英国、美国、厄瓜多尔、印度、印度尼西亚、马来西亚、巴基斯坦、巴拿马、菲律宾、特立尼达和多巴哥、乌拉圭。这些国家里面厄瓜多尔、印度、印度尼西亚、巴基斯坦、菲律宾、特立尼达和多巴哥、乌拉圭是没有药品试验数据独占制度的国家，其他都是有数据独占的国家。数据独占按照二分类变量进行处理。

(三)控制变量

1. 人均国民总收入和人口数量

市场吸引力是决定医药企业投资意愿的重要影响因素。消费能力和潜在的消费人数是构成市场吸引力的 2 个关键要素。人均国民总收入（Gross National Income，GNI）可以作为衡量消费能力的指标，人口数量（Population）则代表了潜在的消费人数。两个数据均从世界银行的统计报告中获取。

2. 营商环境指数

营商环境（Ease of Doing Business）是吸引海外投资的重要因素。营商环境是指伴随企业活动从开办、营运到结束的各环节各种周围境况和条件的总和，包括市场环境、政策政务环境、社会化服务环境、融资环境和法治环境等[25]。2001 年世界银行提出加快发展各国私营部门的新战略，急需一套衡量和评估各国私营部门发展环境的指标体系，即企业营商环境指标体系[26]，并成立了相关小组，负责企业营商环境指标体系创建。世界银行每年出版世界 155 个国家的营商环境指数排名（Ease of Doing Business

Rankings，EDBR）。

3. 全球创新指数

全球创新指数（Global Innovation Index，GII）由欧洲工商管理学院会同世界知识产权组织、印度工业联合会、康奈尔大学等联合设计和发布，每年一版。GII 从机构和政策、人力资源、基础设施、创新驱动、技术先进性、商业市场与资本、知识创造、财富等 71 个要素综合评价一个国家的创新能力。在欧洲工商管理学院发布的报告里指出：GII 和一个国家的研发投资成正比[27]。因此，GII 也是需要考量的一个重要的控制变量。

以上控制变量均为纵向数据，但是很多年度的数据缺失，只有 2007 年的数据完整。因此，均选用 2007 年的数据做截面数据分析。

三、实证分析

（一）控制变量遴选

控制变量均为连续变量，因此做皮尔逊系数分析，见表 5 – 15。

表 5 – 15　皮尔逊相关系数和显著性

项目	皮尔逊系数 r	显著性（P 值）
GFCF—GNI	0.3251	0.0293
GFCF—Population	0.4283	0.0037
GFCF—EDBR	− 0.2782	0.0645
GFCF—GII	0.7430	0.0000

从以上数据可以看出，GII、Population、GNI 分别和 GFCF 在 0.001、0.01 和 0.05 的水平显著相关。EDBR 相关性差一点，在 0.1 水平相关。其都可以作为控制变量纳入分析。

（二）回归分析

1. 模型构建

本书以 GFCF 作为因变量，数据独占作为自变量 X_1，GNI、Population、EDBR、GII 分别作为控制变量 X_2、X_3、X_4、X_5，构建回归模型如下：

$$Y = \alpha + \beta_1 X_1 + \beta_2 X_2 + \beta_3 X_3 + \beta_4 X_4 + \beta_5 X_5 + \varepsilon \qquad (5-3)$$

2. 回归结果

回归结果报告整体模型见表 5 - 16，方差见表 5 - 17，回归系数见表 5 - 18。

表 5 - 16　整体模型情况

决定系数 R	决定系数 R^2	调整后的 R^2	估计标准误差
0.8218	0.7021	0.6639	6.7×10^8

表 5 - 17　方差分析

项目	方差和	自由度	均方差	F 检验值	显著性水平
回归	4.1006×10^{19}	5	8.2012×10^{18}	18.38	0.0000
残差	1.7401×10^{19}	39	4.4618×10^{17}		
总和	5.8407×10^{19}	44			

表 5 - 18　回归系数

指标	非标准化系数		标准化系数	t 检验值	显著性水平
	B	标准误差	Beta		
常数	-4.34×10^9	8.52×10^8		-5.09	0.000
数据独占	2.31×10^7	3.43×10^8	0.007755	0.07	0.947
GNI	-18983.07	9205.904	-0.3043518	-2.06	0.046
Population	0.6381367	0.743841	0.1002951	0.86	0.396
EDBR	7264449	4527934	0.2465668	1.60	0.117
GII	1.52×10^9	2.34×10^8	1.11228	6.52	0.000

3. 模型检验

（1）异方差检验。异方差检验，利用 Stata 软件进行 White 检验。当检验结果显著（$P < 0.05$），说明存在异方差。经检验 $P = 0.0001$，明显小于 0.05，所以存在异方差。

（2）自相关检验。用 Stata 软件选择 BG 检验进行自相关检验。如果检验结果显著（$P < 0.05$），说明存在自相关。经检验 $P = 0.7101$，明显大于 0.05，所以不存在自相关。

（3）多重共线性检验。运用 Stata 软件，通过检验每个变量的方差膨胀因子（VIF）和容忍度（1/ VIF）来检验多重共线性。如果 VIF 大于 10，或 1/ VIF < 0.1，则认为共线性问题比较严重。本研究多重共线性检验结果见表 5 - 19。

表 5 - 19　膨胀因子和容忍度

变量	VIF	1/VIF
数据独占	1.74	0.57
GNI	2.85	0.35
Population	1.79	0.56
EDBR	3.09	0.32
GII	3.81	0.26
平均 VIF	2.66	

所有变量的 VIF 均小于 10，因此不存在多重共线性问题。

（4）残差正态分布检验

利用 Stata 软件绘制标准化残差直方图，见图 5 - 11，可见回归方程的残差基本符合正态分布。

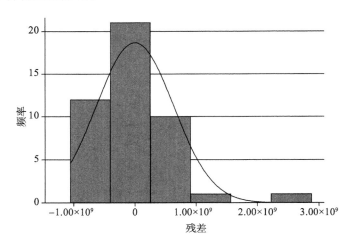

图 5 - 11　残差直方图

4. 模型修正

针对模型存在的异方差问题，使用异方差稳健标准误对模型进行修正。调整后的模型，回归结果见表 5 - 20 和表 5 - 21。

表 5 – 20　调整后的整体模型情况

决定系数 R	决定系数 R^2	调整后的 R^2	估计标准误差	F 检验值	显著性水平
0.8218	0.7021	0.6639	6.7×10^8	3.52	0.0100

表 5 – 21　调整后的回归系数

指标	非标准化系数		标准化系数	t 检验值	显著性水平
	B	标准误差	Beta		
常数	-4.34×10^9	1.40×10^9		-3.09	0.004
数据独占	2.31×10^7	1.65×10^8	0.007755	0.14	0.889
GNI	-18983.07	10326.82	-0.3043518	-1.84	0.074
Population	0.6381367	0.7394749	0.1002951	0.86	0.393
EDBR	7264449	3439412	0.2465668	3.14	0.041
GII	1.52×10^9	4.84×10^8	1.11228	6.52	0.004

5. 结果分析

由表 5 – 20 和表 5 – 21 可知，在该回归模型中，F 检验值分别为 3.52，显著性水平为 0.0100。说明模型拟合程度良好。同时，表 5 – 11 显示回归模型的决定系数 R^2 为 0.7021，说明模型中自变量对因变量药品具有 70.2% 的解释力，整体解释度较高。但是由于影响医药工业投资的因素复杂，且因数据可得性的限制，不能将所有的因素纳入模型，所以还留有一定的解释空间。

控制变量中，GII 和 EDBR 分别在 0.01 和 0.05 的水平上显著。说明 GII 和 EDBR 会对投资产生显著影响。从标准系数上来看，GII 的影响力要大于 EDBR。加入其他控制变量之后，GNI 对投资的影响下降，在 0.1 的水平上显著，而人口则变得不显著。这说明，改善营商环境、提高创新能力可以弱化收入水平和人口数量对投资吸引的影响。但是数据独占的统计结果并不显著，而且从标准系数上来看，对投资的影响非常小。这说明是否建立数据独占制度，从统计学意义上对医药产业投资并没有显著的影响。

四、结论与启示

药品试验数据独占制度的支持者认为一定时期的数据独占可以促进医

药产业投资增长。但是目前并没有确切的数据或研究能够支持这一论点。医药产业投资，包括研发投资的影响因素诸多，好的营商环境、创新能力是影响投资的关键因素，和这些因素相比，是否建立了数据独占制度从总体上并不能对投资产生显著影响。

第五节　药品试验数据独占对发展中国家/地区的影响分析

目前，关于药品试验数据独占制度的实证研究非常少，还没有确切的研究和证据表明试验数据独占制度对提高药品价格和投资究竟会产生多大的影响。但是前面的研究从统计学的角度表明，在一个国家的专利保护力度很强的情况下，试验数据独占总体上对延迟仿制药入市的影响是不显著的。但是对于一些发展中国家，在专利保护力度不强的情况下，试验数据独占的影响就较为突出。

2007 年，乐施会（Oxfam）对《约旦—美国自由贸易协定》中的 TRIPS 规则对药品可及性的影响进行了评估研究。这是美国与中东国家缔结的第一个自由贸易协定，也是 TRIPS 缔结后美国第一个包含试验数据保护条款的自由贸易协定。根据该研究，2001 年至 2006 年在约旦批准上市的 103 个药品中，79% 的药品因为试验数据保护而没有仿制药的竞争。为此，约旦为这些药品额外多支付了 630 万美元至 2204 万美元。报告还显示，对于糖尿病和心脏病药物约旦相对于没有实施试验数据保护的埃及为同一产品支付了高达 8 倍的费用。同时，也未发现试验数据保护对增加外国直接投资、许可活动或对技术转让产生任何积极影响。同时还有许多新的药品并没有在约旦注册和上市，这是约旦引入药品试验数据保护的承诺之一。美国销售前 26 位的药品只有 9 个在约旦上市。同时，该研究发现，Pfizer、BMS、Merck、Genzyme、Roche 和 Genentech 的 82 个药品只有 33 个在约旦销售[28]。

2009 年，贸易与健康政策分析中心（Center for Policy Analysis on Trade

and Health, CPATH）开展了一项研究，分析了中美洲在自由贸易协定 CAFTA - DR 规则对危地马拉仿制药产品准入的影响。根据该研究，与数据排他性和专利性有关的 CAFTA - DR 中药品试验数据独占保护和专利保护不仅限制了仿制药产品的市场准入，而且还导致已上市的仿制药撤市。研究还表明通过试验数据保护的药品在危地马拉的仿制药上市比美国还要更晚，而且与卫生部提供的未受到试验数据保护的药品价格相比，受保护产品的价格是未受保护产品的 1.6 至 800 倍以上[29]。

为了评估哥伦比亚 10 年药品试验数据独占制度的影响，拉丁美洲和加勒比地区药物获取全球联盟（LAC - Global Alliance for Access to Medicines）、米西奥沙拉（Misio'n Salad）和国际制药企业协会联合会（International Federation of Pharmaceutical Manufactures Associations，IFPMA）在 2011 年进行了一项研究。该研究表明，由于试验数据保护，哥伦比亚在过去 10 年中为药品额外支付了 4.12 亿美元。该研究对对药品试验数据保护可以激励新药创新也提出了质疑。根据这项研究，在 10873 个上市注册的药品中，只有 122 个是含有新化学实体的药品。该研究表明试验数据保护对刺激哥伦比亚本土企业新药研发和创新投资没有产生积极作用，因为获得试验数据独占的药品都是被外企所拥有。该研究还发现，根据与委内瑞拉和阿根廷两个不提供类似保护的国家进行比较，市场因素在推动制药工业投资增长方面所发挥的作用比试验数据独占更重要[30]。

目前查阅的资料中还未获取发达国家因为试验数据独占导致药品费用上升的实证数据，但是 Goldman[31]（高盛）的研究表明，延长药品数据独占期将会对药品创新起到更好的激励作用，把 NCE 独占延长至 12 年，将提高医药公司 5% 左右的收入，同时在未来的 50 年预期多研发出 228 个药品。

相对于发达国家，发展中国家更关注药品的可及性。因此，不仅在试验数据保护方面，在药品专利保护方面也倾向于弱保护。约旦的专利保护期自申请之日起 16 年，危地马拉则是自申请之日起 14 年，与美国相比，药品的有效专利期大大降低。而且这些国家没有专利期延长制度，且大多强力推行专利强制许可。很多药品在发达国家由于政策的限制，很难获得专利保护。试验数据保护相较于专利保护申请难度低，而且基本上在很多国家无须申请即自动获得，且不需要缴纳权利维持费用。由于专利保护力度不强，在专利保护期内侵权纠纷很多，而试验数据独占期内不接受仿制药申请，降低侵权风险。因此，很多企业直接选择试验数据独占，而放弃申请专利保护。综合下来，药品试验数据独占在发展中国家对药品可及性的影响比发达国家要明显。

本章小结

药品试验数据独占制度主要有降低药品可及性和促进制药产业投资增长两个预期效应。本章首先运用指数研究方法进行了药品试验数据独占制度和药品可及性的相关性评估，得出结论：美国、欧盟和日本的试验数据独占制度是最不利于药品可及性的。相比于发达国家/地区，发展中国家/地区在制度设计上更倾向于降低对药品可及性的影响，通过设定保护例外、限制保护范围和增加其他的限制性规定从制度设计方面降低对药品可及性的影响。

为了衡量药品试验数据独占制度对药品可及性的影响，选取美国 2003 年至 2015 年年销售额前 200 的药品为研究对象，应用多元线性回归的方法，分析药品试验数据独占对药品市场独占期的影响，研究表明：如果专利保护力度很强，试验数据独占对市场独占期的影响并不显著。只要把试验数据独占期限定在合理的期限之下，试验数据独占对延长药品市场独占期并不能发挥明显作用。

通过对 45 个国家/地区的数据对比，研究试验数据独占对制药工业投资的影响，结果表明：是否建立试验数据独占制度和制药工业的投资之间并无显著关系。好的营商环境、创新能力是影响投资的关键因素，和这些因素相比，是否建立了数据独占制度从总体上并不能对投资产生显著影响。

本章还引用他人的研究来考量试验数据独占对发展中国家/地区的影

响。由于有的发展中国家专利保护力度不强，综合下来药品试验数据独占在发展中国家/地区对药品可及性的影响比发达国家/地区要明显，但是试验数据保护对刺激发展中国家/地区新药研发和创新投资没有产生积极作用。

总之，从个案上分析，没有专利保护的药品、有效专利保护期很短的药品，如果获得了试验数据独占保护，则可以延迟仿制药的上市，降低药品的可及性。如果一个国家的专利保护力度很强，从统计学的角度看，试验数据独占对延迟仿制药上市并不产生显著影响。同时，试验数据独占对促进医药产业投资增长并无显著的促进效果。发展中国家/地区可以通过设定保护例外、限制保护范围和增加其他的限制性规定从制度设计方面降低对药品可及性的影响。

参考文献

[1] 褚淑贞，唐卉. 药品可及性框架内的制药企业社会责任探析 [J]. 企业导报，2013 (6)：235 – 237.

[2] 席晓宇，李军，褚淑贞. 基本药物可及性调查方法的研究 [J]. 药学与临床研究，2011，19 (1)：81 – 84.

[3] 谷景亮，鲁艳芹，张睿，等. 实现我国罕见病药物可及策略研究 [J]. 卫生软科学，2013，27 (6)：325 – 327.

[4] 赵夏茵，刘永军. 罕用药品可及性评价指标探析 [J]. 现代商贸工业，2013，25 (9)：90 – 91.

[5] 龚时薇. 促进我国罕见病患者药品可及性的管理策略研究 [D]. 武汉：华中科技大学，2008：125 – 126.

[6] 杨莉，袁红梅，连桂玉. 美国的仿制药独占制度研究 [J]. 中国新药杂志，2011，20 (19)：1839 – 1842.

[7] World Health Organisation. The world medicines situation [R/OL]. (2004 – 05 – 01) [2018 – 05 – 25]. http：//citeseerx. ist. psu. edu/viewdoc/download? doi = 10. 1. 1. 384. 4960&rep = rep1&type = pdf.

[8] Indian pharmaceutical industry [EB/OL]. (2007 – 7 – 20) [2017 – 12 – 05]. https：//business. mapsofindia. com/pharmaceutical/.

［9］ States must play a collaborative role for growth of Indian mining industry：EY – FIMI report ［EB/OL］.（2015 – 9 – 24）［2017 – 12 – 05］. http：//news. cision. com/meda/r/meda – expands – collaboration – with – the – indian – pharmaceutical – company – cipla，c9424595.

［10］ 健康界·深度——新药研发成本大揭秘 ［EB/OL］.（2018 – 09 – 26）［2018 – 12 – 23］. https：//www. sohu. com/a/256298643_139908.

［11］ SHAFFER E R，BRENNER J E. A trade agreement's impact on access to generic drugs ［J］. Health affairs，2009，28：957 – 968

［12］ 经济参考报. 欧美公司销售额占世界九成我国仍存两大短板待补，生物医药产业发展亟需创新突破 ［EB/OL］.（2018 – 03 – 15）［2018 – 12 – 23］. http：//www. nbd. com. cn/articles/2018 – 03 – 15/1199393. html.

［13］ 赵围，宋晓光. 黑龙江省生物产业发展战略研究 ［J］. 中国新技术新产品，2012（12）：226.

［14］ GINARTE J C，PARK W G. Determinants of patent rights：A cross – national study ［J］. Research policy，1997，26（3）：283 – 301.

［15］ PARK W G. International patent protection：1960 – 2005 ［J］. Research policy，2008，37（4）：761 – 766.

［16］ SHAIKH H. Access to medicine versus test data exclusivity：Safeguarding flexibilities under international law ［M］. Berlin：Springers，2016.

［17］ GRABOWSKI H G，VERNON J. The distribution of sales revenues from pharmaceutical innovation ［J］. Pharmaco. economics，2000，18：21 – 32.

［18］ 杨莉，孙镜沂，张大为. 基于生命周期理论的创新药物知识产权价值最大化管理策略研究 ［J］. 科技管理研究，2015，35（20）：173 – 180.

［19］ 杨莉，李野. 浅析药品专利期延长制度 ［J］. 中国新药杂志，2007（12）：905 – 908.

［20］ 杨莉，田丽娟，林琳. 美国和欧盟的罕用药研发激励政策对比研究与启示 ［J］. 中国药房，2017，28（16）：2161 – 2166.

［21］ 杨莉，李野，岳晨妍. 美国的药品数据保护及启示 ［J］. 中国药房，2007（10）：730 – 733.

［22］ OECD Publishing. Measuring capital – OECD manual 2009：Second edition ［J］. Source OECD general economics & future studies，2009，9：236.

[23] KLEMM A, VAN PARYS S. Empirical evidence on the effects of tax incentives [J]. International tax and public finance, 2012, 19 (3): 393 – 423.

[24] U. N. Statistics Division. International standard industrial classification of all economic activities: ISIC rev. 3. 1 [R/OL]. (2002 – 02 – 02) [2018 – 10 – 20]. https: // unstats. un. org/unsd/iiss/United – Nations – Statistics – Division – UNSD. ashx.

[25] World Bank. Doing business 2007: How to reform [J]. World bank publications, 2006 (8).

[26] 张瑄. 先进国家和地区优化国际营商环境的经验对广东的借鉴 [J]. 新经济, 2014 (13): 22 – 26.

[27] Scatter chart comparison of various countries/economies, global innovation index [EB/OL]. (2018 – 03 – 25) [2018 – 12 – 26]. http: // www. globalinnovationindex. org/gii/main/analysis/scatterchartcomparison. cfm.

[28] Oxfam International. All costs, no benefits: How TRIPS – plus intellectual property rules in the US – Jordan FTA affect access to medicine [R]. UK: Oxfam, 2006.

[29] SHAFFER E, BRENNER J. A Trade agreement's impact on access to generic drugs [R]. US: CPATH, 2009.

[30] GAMBA M E C, et al. Impacto de 10 anos de proteccion de datosenmedicamentosen Colombia [R]. US: IFARMA, 2012.

[31] GOLDMAN D, et al. The benefits from giving makers of conventional 'small molecule' drugs longer exclusively over clinical trial data [J]. Health aff, 2011, 30 (1): 84 – 90.

第六章　我国药品试验数据保护制度发展现状及 TRIPS 框架下的对策建议

第一节　我国药品试验数据保护制度的发展现状及评价

一、我国药品试验数据保护制度的发展现状

我国于 2001 年加入 WTO，在《中国入世工作组报告》第五部分"知识产权制度"中第 284 段对遵守 TRIPS 第 39.3 条做出了承诺：

> 中国将按照《TRIPS 协议》第 39 条第 3 款的规定，对于为申请用新的化学物质生产的医药制品和农用化学制品的销售批文而根据规定向中国有关部门提交的未公开的试验数据或其他数据提供有效的保护，以防止这些数据遭不正当的商业使用，除非为了保护公众必须披露这些数据或已经采取措施以保护这些数据不遭不正当的商业使用。这里提到的保护将包括制定和颁布法律法规以确保除数据提交人之外，自中国将准许销售的批文颁发给该提交人之日起至少六年之内，任何人未经该提交人的许可，不得凭借所述的数据来申请产品的批文。在此期间，任何第二个申请销售许可权的人，只有提交自己的数据才能得到销售许可权。数据的保护将使用于所有使用新的化学物质生产医学制品和农用产品，而无论该化学物质受专利保护与否[1]。

加入 WTO 后，我国在 2002 年的《药品管理法实施条例》第 34 条以及 2007 年的《药品注册管理办法》第 20 条中引入了药品试验数据保护条款，完成对 TRIPS 第 39.3 条以及《中国入世工作组报告》第 284 段的国内法的转化。

《药品管理法实施条例》第 34 条：

> 国家对获得生产或者销售含有新型化学成分药品许可的生产者或者销售者提交的自行取得且未披露的试验数据和其他数据实施保护，任何人不得对该未披露的试验数据和其他数据进行不正当的商业利用。

> 自药品生产者或者销售者获得生产、销售新型化学成分药品的许可证明文件之日起 6 年内，对其他申请人未经已获得许可的申请人同意，使用前款数据申请生产、销售新型化学成份药品许可的，药品监督管理部门不予许可；但是，其他申请人提交自行取得数据的除外。

> 除下列情形外，药品监督管理部门不得披露本条第一款规定的数据：

> （一）公共利益需要；

> （二）已采取措施确保该类数据不会被不正当地进行商业利用。

2007 年版《药品注册管理办法》第 20 条：

> 按照《药品管理法实施条例》第 35 条的规定，对获得生产或者销售含有新型化学成分药品许可的生产者或者销售者提交的自行取得且未披露的试验数据和其他数据，国家食品药品监督管理局自批准该许可之日起 6 年内，对未经已获得许可的申请人同意，使用其未披露数据的申请不予批准；但是申请人提交自行取得数据的除外。

但是，自我国在《药品管理法实施条例》（2002 年）和《药品注册管理办法》（2007 年）引入试验数据保护条例以来，并没有药品获得了试验数据保护的相关证据，也没有与试验数据保护相关的案例。关于我国药品试验数据保护是否发挥了实际作用、以及运行的效果，目前尚未有具体的案例或数据可以提供佐证。

我国已经连续 14 年被美国列入所谓"特别 301"观察名单，其在对我国知识产权保护立法和实施评价部分频繁提到药品试验数据保护问题。美方认为我国并未按照《中国入世工作组报告》中的承诺对未披露的药品试验数据实施有效的保护。美方提出未充分保护的依据主要有两条：一是仿制药生产商试验数据保护期限届满前事实上已经能够获得药品监督管理部门的上市批准；二是对于试验数据保护的对象，新的化学实体没有清晰的界定。特别是在 2017 年和 2018 年的所谓《特别 301 报告》中，重点强调对保护的对象"含有新型化学成分的药品"的"新"界定为"首次销售"和"全球新"会影响药品试验数据保护的实施效果[2]。

《特别 301 报告》并未提供我国未有效实施药品试验数据保护的具体和充分证据，美方的报告也不能成为评判我国药品试验数据保护制度的标准，但是不可否认，我国现行药品试验数据保护制度可操作性还有待提升。

二、我国药品试验数据保护制度存在的问题

（一）保护模式不明确

药品试验数据保护从目前运行的国家来看，主要有数据独占和反不正当竞争两种模式。从我国《药品管理法实施条例》（2002 年）和《药品注册管理办法》（2007 年）对试验数据保护的字面表述以及《中国入世工作组报告》中的承诺来看，我国选择的是数据独占保护模式。但是在实际运行的过程中，由于相关规定模糊、缺乏具体的操作程序，导致实际上并未发挥数据独占模式的真正作用。我国对试验数据的保护主要还是通过商业秘密的形式进行保护，对试验数据保护主要履行了"不披露"义务，但对"不依赖"义务并没有明确的规定，而是采取了模糊处理的方式。因此，我国药品试验数据保护首要需要解决的问题，就是对保护模式的确认，并且需要对构成"不正当商业使用"的行为进行确认。

（二）立法层次不高

从本书第四章对药品试验数据保护制度各个国家/地区的立法对比来

看，试验数据保护制度的法律来源主要有两个：药品管理立法和知识产权立法。美国的药品试验数据保护相关规定都是以法案的形式颁布的。欧盟的药品试验数据保护在欧盟范围是以指令的形式颁布的，但是各国/地区转化为国/区内法则都是以法案的形式做出相关规定。包括上文分析的其他国家/地区的与药品试验数据保护相关的立法，大部分都是以法律的形式制定的。我国家是从药品管理立法的角度实施药品试验数据保护的。但是从法律渊源上讲，《药品管理法实施条例》属于行政法规，《药品注册管理办法》则属于部门规章，在立法层级上都较低。

（三）相关规定模糊

TRIPS 第 39.3 条模糊、灵活的表述给各成员留下了充分的立法空间。在向国/区内法转化时，如果切实想发挥药品试验数据保护制度的作用，必须对保护条件、保护范围、保护程序、保护方式、保护例外等做出明确的规定。而在这些方面，我国目前的立法是比较模糊的，因此导致现有制度基本上不具备可操作性。

1. 保护条件

从我国关于药品试验数据保护的相关规定来看，我国授予药品试验数据保护的条件主要有两个——"上市必需"和"未披露"，没有"付出相当的努力"的要求，用"自行取得"进行代替。其中"上市必需"没有什么争议。但是对于"未披露"和"自行取得"缺乏细化的规定。

TRIPS 第 39.2 条中对于未披露的信息规定了三个构成要件：①非公知，即对于通常涉及该类信息的同行业中的人来说，它不是以整体或者其组成部分的准确排列组合为这样的人所公知或者为这样的人所能获得；②具有一定的商业价值；③合法支配该信息的人采取了为具体情况所需的合理措施来保守秘密[4]。"未披露"是授予药品试验数据保护资格的重要条件之一，但如何对是否满足"未披露"的条件进行审查则缺乏依据。例如非公知的标准是什么，是否以公开文献发表过为依据？不具备商业价值的"未披露"的资料是否属于被保护的对象呢？例如，危地马拉就明确规定"未披露"的信息无论是否为商业秘密都属于被保护的对象。还有数据持有人是否采取了合理的措施保证了数据"未披露"。如果因为保密措施不当，造成试验数据被他人以非正当的手段窃取，也就是非持有人主动披露，是否就丧失了"未披露"的条件。

药品试验数据的取得有三种途径：一是自行试验取得，二是从公开文献上获取，三是从试验数据持有人处获准使用，例如通过购买。从公开文献获取显然不符合试验数据保护的条件。如果通过购买或协议交换的方式获取的试验数据是否属于"自行取得"，并未做出明确界定。美国在对新临床试验数据提供数据保护的条件中，明确规定通过购买取得的试验数据不能获得数据保护，除非获得了该试验数据的独占权。这也是为了避免试验数据被反复出售，造成试验数据保护的滥用。

2. 保护范围

我们国家对于药品试验数据的保护范围限定为含有新型化学成分的药品。化学成分在药学里是个非常宽泛的概念，既包括有效成分，也包括其他成分。一种药品往往含有多种化学成分。例如，血脂康胶囊中就含有脱水莫纳可林 K、豆甾 – 5,22 – 二烯 – 3β – 醇、莫纳可林 K、3β – 羟基 – 5α，8β – 环二氧麦角甾 – 6,22 – 二烯、N – [1 – （四氢 – 5 – 氧代呋喃 – 2）– 乙基] 乙酰唑胺、大豆苷元、黄豆黄素、染料木素、赤藓醇[5]等九种成分，但是其主要成分为脱水莫纳可林 K。并不是所有的化学成分都具有活性作用。另外如何来界定其为"新型"，是在我国未批准上市过的，还是国内外未批准上市过的，还是采用专利法里面的"绝对新颖"标准，均未有明确的界定。在我国现行的所有的法律法规和规范性文件中，均未有对新型化学成分的明确界定。根据前面的案例可知，各国/地区药品试验数据保护制度运行中争议最大的就是保护范围。各个国家/地区的试验数据保护的相关判例，80%都是关于试验数据保护对象界定的争议。例如，2007 年欧盟的 Sepracor 制药公司诉 EMA 对药品 Lunivia 活性成分认定案[6]，2010 年美国 Actavis 公司诉 FDA 对药品 Vyvanse 试验数据侵权案[7]，加拿大 Epicept 公司诉联邦卫生部对药品 CEPLENE "先前批准"认定案[8]，加拿大 Takeda 制药诉联邦卫生部对药品 DEXILANT 创新药认定案[8]。在 *Sepracor V. EMA* 案中，由于 Lunivia 的活性成分 Eszopiclone 为已批准上市的活性成分 zopiclone 的右旋单一异构体，且在有效性和安全性上未有明显的改进，因此没有获得 EMA 的试验数据保护批准。在 *Actavis V. FDA* 案中，确认了前体药物可以获得 FDA 的药品试验数据保护。在 *Epicept V. Canada* 案中，确认了在加拿大已被批准上的活性成分的新适应证不属于试验数据保护的对象。在 *Takeda V. Canada* 案中，确认了已批准上市的活性成分的酯、盐、晶型等不属于试验数据保护的范围。因此，对新型化学成分进行清晰和准确的界定，会直接影响我国药品试验数据保护的范围，范围会决定保护力度，进而影响可及性。同时，清晰的界定会减少行政纠纷和诉讼纠纷，降低行政成本，利于制度的稳定性。

3. 保护程序

药品试验数据完整的保护程序应该包括启动、审批、授权、运行和终止。但是我国现行制度中药品试验数据保护程序是缺失的。药品试验数据保护属于行政法范畴，一个完整的行政行为应该明确行为主体、权限、内容和程序。《药品管理法》基本上确立了国家药品监督管理部门的主体地位、法律权限。《药品管理法实施条例》（2002 年）和《药品注册管理办法》（2007 年）确定了药品试验数据保护的内容，但是程序是缺失的。程序是实体的保障，试验数据保护的落地最终通过程序的落地来实现。虽然，美国和欧盟等国家和地区的药品试验数据保护程序是和药品注册审批程序是融合在一起的，但是针对药品试验数据保护设立了专门的受理部门、审核程序、授权公示、异议处理机制。在运行过程中还明确了行政救济和司法救济途径，切实保证药品试验数据保护制度的可行性和透明性。因此，建立和完善药品试验数据保护程序是构建我国药品试验数据保护制度需要重点解决的问题之一。具体需要解决的问题包括：药品试验数据保护是否需要提出申请、何时提出申请、向哪个部门提出申请、需要提交哪些申请资料、由哪个部门负责审批、审批的具体程序如何、审评结果如何发布或公示以及异议处理程序。

4. 保护方式

TRIPS 第 39.3 条规定了药品试验数据保护的最低义务：不披露。《药品注册管理办法》（2007 年）第九条规定了药品监督管理部门、相关单位以及参与药品注册工作的人员，对申请人提交的技术秘密和试验数据负有保密的义务。但是试验数据独占保护的核心是"不依赖"，即药品监管部门不得依赖原研药的试验数据批准他人的药品上市。这个不依赖是对药品监管部门使用原研药试验数据行为的规范，包括直接使用和间接参考。但是，目前我们国家的药品试验数据保护制度规范的主要是后续申请人的行为，对他人未经数据持有人同意，使用其数据提交的上市申请不予批准。他人未经数据持有人同意使用试验数据的行为中的"使用"包括"直接使用"和"间接使用"。"直接使用"说明申请人获取了试验数据，但是药品试验数据，特别是未披露的试验数据只有数据持有人和药品监管部门为合法知悉者，因此这种获取只能是通过不正当的手段获取的，构成不诚实的商业行为，是药品试验数据保护在反不正当竞争的角度予以禁止的。"间接使用"则是依据先前已提交的原研药数据，而在仿制药的上市申请中，仿制药只需要提交生物等效性试验资料，对之前提交的原研的试验数据的依据行为是由药品监管部门做出的，如果可以"间接使用"，则是药监部门许可的，与后面药监部门不予批准构成矛盾。因此这里指的"使用"应该是"直接使用"。因此，我国现行制度对药品试验数据的保护本质上采取的还是反不正当竞争保护模式。

5. 保护例外

TRIPS 第 39.3 条里面规定了药品试验数据保护的两个例外：保护公众所必需，已经采取措施来确保防止对这类数据的不正当商业性使用。我国药品试验数据保护制度照搬了这两条，另外又增加了一条：自行取得数据。根据前面第三章对 TRIPS 第 39.3 条的分析，保护公众所必须应该包括保护公众健康和其他保护公众利益的情况。其他保护公众利益的情况给各成员国留下了充分的解释空间。在第四章对各国/地区药品试验数据保护制度的对比研究中发现，发展中国家将终止在本国的销售、通过上市批准后一定期限内不在本国销售、上市后药品供应不足以及持有人行为不当等都列为保护公众利益的情况。依据第五章的指数分析，扩大保护例外是降低试验数据独占制度对药品可及性影响的有效措施。因此，我国应该对药品试验数据保护例外做出进一步的补充规定，防止药品试验数据保护的滥用，避免"已经采取措施来确保防止对这类数据的不正当商业使用"之类模糊的表达。第四章分析过，数据独占保护目前是各国运用的最有效的在保证数据不被不正当使用的前提下，披露试验数据的措施。这也是建立公开基础上的试验数据保护模式的基础，而它有赖于我国首先建立起完善的试验数据独占保护体系。

6. **法律责任**

在药品试验数据保护中，涉及的主要责任人有药品监管机构、数据持有人和后续申请人（或仿制药申请人）。药品监管机构负有对未披露的数据保密的义务，同时在审批和授权过程中还要求行政行为合法和得当，如果是数据独占保护在保护期内不得批准相关药品的仿制药上市。数据持有人需要对自己的数据真实性、可靠性、以及满足药品试验数据保护条件的真实性负责。后续申请人不得通过不诚实的竞争手段获取试验数据。如果违反以上规定，都应该承担相应的法律责任。

7. **何时可以接收仿制药的申请**

美国、欧盟、加拿大等国家或地区都建立了药品试验数据的分段保护，即允许试验数据保护到期前的一段时间接收仿制药的申请。我国规定在试验数据保护期内不批准仿制药的申请，未明确规定是否可以接收仿制药申请，或者什么时候可以接收。什么时候可以接收仿制药申请，对药品试验数据的实际保护长度具有重要影响。

（四）信息公开渠道与制度缺乏

药品试验数据保护的信息公开应该由授权信息公开和数据信息公开两部分组成。

授权信息公开是知识产权保护的重要特点之一。公开授权信息可以向社会公示药品试验数据的权属状态，接受社会的监督。对于不符合试验数据保护条件而获得保护的，社会公众可以提出异议，启动异议处理程序。对于应该获得保护而未获得保护的，则可以通过行政和司法途径寻求救济。另外，公开授权信息也可以减少无效申请，节约行政成本。授权信息公开的一个途径是公示，另外一个途径就是建立试验数据保护数据库。从实际运行效果来看，建立药品试验数据保护数据库的优势较为突出。目前，专利保护、商标保护都有相应的数据库，可以作为查重和检索的重要依据。试验数据保护数据库则可以提供全面的试验数据权属状态守在，便于追溯和查询，也是提起行政异议和法律救济的重要依据。美国的橘皮书、欧盟的药品数据库以及秘鲁的"El Peruano"都提供药品试验数据保护权属信息。我国在 2017 年建立了"上市药品目录集"，提供了已上市药品的基本信息和专利权属信息，但尚未有试验数据保护信息。

试验数据独占的保护模式为试验数据信息公开提供了可实施的基础。药品试验数据保护属于特殊的知识产权保护。知识产权保护除了保护权利人的利益外，还有一个重要的功能就是促进技术进步。之所以专利保护建立在公开的基础上，就是以保护作为交换，让技术能够公开，避免重复研究，同时促进他人在现有技术上的进一步创新。药品试验数据之所以未披露，就是怕数据被他人非法占有，从而领先获得上市许可。但是当药品获得上市许可之后，应该公开相应的试验数据，特别是临床试验数据，既可以避免他人进行不必要的重复研究，也可以让试验数据进入公知，接受社会监督，并为进一步的研究提供参考。试验数据保护的目的就是防止不正当的商业使用，前面已经分析过不正当的商业使用的目的主要就是获得上市许可，而数据独占保障了在一定期限内不批准后续仿制药的申请，实际上已经是采取了相应的措施，避免数据被不正当商业使用。因此，美国、欧盟、日本等国家和地区都强制公开药品试验数据，建立了以公开为前提的试验数据保护模式。我国已于 2013 年搭建了药物临床试验登记与信息与公示平台，但是登记内容仅包括《药品注册管理办法》所要求的药物临床试验实施前备案资料和试验开展人的基本信息资料，距离临床试验试验数据的公开还有很大的距离。

（五）与其他行政保护重叠

药品试验数据保护具有知识产权保护和行政保护的双重性质。目前，我们国家的行政保护除了药品试验数据保护外，还有新药监测期和中药品种保护。《药品管理法实施条例》（2002 年）第 33 条和《药品注册管理办法》（2007 年）第 66 条规定：我国对在国内生产的新药品种设立自批准生产之日起不超过 5 年的监测期，在监测期内不批准其他企业同品种药品的生产、改变剂型和进口。另外，我国针对中国境内生产的中药品种，设立了中药品种保护期，在保护期内，仅限于获得保护的企业生产。药品试验数据保护、新药监测期和中药品种保护虽然保护的对象有所区别，保护期限也不同，但是在具体实施时存在重叠。

第二节 我国药品试验数据保护制度的最新进展

针对我国现行药品试验数据保护制度存在的问题，我国分别于 2017 年 5 月、2017 年 10 月和 2018 年 4 月对药品试验数据保护制度的相关规定提出了改进意见，并出台了《药品试验数据保护实施办法（暂行）（征求意见稿）》（以下简称《试验数据保护意见稿》）。

一、《关于鼓励药品医疗器械创新保护创新者权益的相关政策（征求意见稿）》

2017 年 5 月，国家食品药品监督管理局发布《创新保护创新者权益的相关政策（征求意见稿）》（以下简称《权益意见稿》），明确提出完善药品试验数据保护制度。与原有相关规定相比，《权益意见稿》主要有以下几个变化。

一是扩大了保护的范围。将试验数据保护的对象由含有新型化学成分的药品扩展至创新药、创新型的罕见病用药、儿童专用药、改良型新药的罕见病用药和儿童专用药、创新的治疗用生物制品，以及挑战专利成功和境外已上市但境内首仿上市的药品[9]。

二是对药品试验数据保护实行分层次保护。我国试验数据保护采用数据独占的方式，且针对不同的药品类别，分别给予 1.5～10 年不等的数据独占期限[9]。

三是引入"等待期"模式。即对在欧洲药品管理局、美国和日本获准上市后 1 年内在中国提出上市申请和数据保护的新药，给予相应类别数据保护期；超过 1 年到中国提出上市申请的，按超出时间扣减数据保护期时间；扣除后不足 1.5 年的，给予 1.5 年数据保护期[9]。

四是试验数据保护可申请获得。规定申请人在提交药品上市申请时，可同时提交试验数据保护申请。《权益意见稿》充分体现了激励新药创新（尤其是罕见病用药和儿科用药）、促进仿制药上市（首仿药数据独占）以及吸引国外创新药在我国尽快上市（等待期保护）的政策导向。与其他发展中国家相比，可以说是较高标准的保护[9]。

二、《关于深化审评审批制度改革，鼓励药品医疗器械创新的意见》

2017 年 10 月，国务院下发《关于深化审评审批制度改革鼓励药品医疗器械创新的意见》（以下简称《器械创新意见》），明确"完善和落实药品试验数据保护制度"。药品试验数据保护制度，是《器械创新意见》提出的药品知识产权保护"组合拳"的重要组成，也是对 2017 年 5 月 CFDA发布《关于鼓励药品医疗器械创新保护创新者权益的相关政策（征求意见稿）》中药品试验数据保护内容的实锤性回应。

《器械创新意见》中提及的药品试验数据保护制度的具体内容，基本延续了 55 号文中的相关规定，也有一些新变化，主要体现在以下四点。

第一，将提出药品试验数据保护申请的时间点由"提交药品上市申请时"调整为"提交注册申请时"。上市申请始于临床研究结束，在药品准备上市时。而注册申请不仅包括上市申请，还包括临床研究申请，始于临床前研究结束，即将开始临床研究时。因此，这项调整意味着试验数据保护的申请时间点前移。试验数据不仅包括临床研究试验数据，还应包括临床前研究试验数据。而试验数据保护的意义不仅在于"不依赖"，也在于"不披露"，即药品审批机构不仅不能凭借药品申请人提交的自行取得且未披露的试验数据批准其他申请人同品种药品的申请，同时还承担不披露数据的责任。将试验数据保护的申请时间点调整为"注册申请"时，意味着从接收临床试验申请时，药品审批机构就对试验数据进行保密，从而强化了监管部门的责任，同时进一步保障了新药申请人的权益[10]。

第二，取消境外已上市但境内首仿上市药品的试验数据保护。根据笔者曾经做过的研究统计，过去 10 年，我国批准上市的药品中，有近 40% 是境外已上市但境内首仿的药品。在我国医药企业目前创新能力还不是非常强的情况下，境外已上市但境内首仿药品在一段时期内仍将在批准上市的药品中占据较大比重。如果给予这类药品试验数据保护，会有大量的仿制药被延迟上市，会损害药品的可及性。因此，此项调整体现了药品试验数据保护需兼顾药品可及性的立法思想[10]。

第三，明确了受保护的试验数据需满足"自行取得且未披露"的条件。"自行取得且未披露"是药品试验数据保护重要的限制性条件，用以保证药品试验数据保护制度不被滥用，只有确实付出了努力，并且未公开的试验数据才受到保护，自行取得但已公开，或者未披露但非自行取得的数据均不受保护[10]。

第四，增加了"获得上市许可的申请人同意"这一保护例外条件。《器械创新意见》明确将药品试验 数据保护视为一项重要的药品知识产权保护手段。知识产权作为一种私权，经所有人同意便可以合法使用是重要的特点之一。因此，在数据保护期内，只要获得上市许可的申请人同意，就可以批准其他申请人同品种上市申请，符合知识产权的精神[10]。

三、《试验数据保护意见稿》

2018 年 4 月下旬，《试验数据保护意见稿》发布。《试验数据保护意见稿》以"促进药品创新，提高创新药物的可及性，满足临床用药需求"为整个制度设计的核心，公开征求意见。

（1）保护范围。《试验数据保护意见稿》明确试验数据的保护范围为 5 类药品：创新药、创新治疗用生物制品、罕见病治疗药品、儿童专用药和专利挑战成功的药品。梳理此前文件，我国在 2016 年出台的《化学药品注册分类改革工作方案》中明确了化学创新药的范围，指的是"含有新的结构明确的、具有药理作用的化合物，且具有临床价值的原料药及其制剂"，已知活性成分的光学异构体、酯、盐、酸根、碱基、金属元素及其他非共价键衍生物（如络合物、螯合物或包合物）、新剂型（包括新的给药系统）、新处方工艺、新给药途径、新复方制剂，和新适应证均属于改良型新药，不属于创新药。2020 年出台的《中药注册分类及申报资料要求》和《生物制品注册分类及申报资料要求》，提出了"中药创新药""天然药物创新药""创新型疫苗"和"创新型生物制品"的概念，因此可以推断第一类保护对象"创新药"应该涵盖化学创新药、中药创新药以及生物创新药。

为生物制品、罕见病治疗药品和儿童专用药设立专门的试验数据保护是我国促进生物制品、罕见病治疗药物和儿童专用药物上市，提高此类药物可及性及临床用药需求的重要举措，需要注意的是，"儿童专用药品"不同于"儿科研究药品"，仅仅开展儿科研究试验，不专用于儿童的药品不能获得儿科用药试验数据保护。罕见病治疗药物和儿童专用药物不必然为创新药[11]。

（2）保护条件。《试验数据保护意见稿》提出受保护的数据除了满足上市所需、未披露和自行取得三个基本条件外，还限定为"与药品有效性相关的非临床和临床试验数据，但是与药品安全性相关的数据除外"。这一点与其他国家试验数据保护制度具有明显的区别——其他国家的试验数据保护通常既包括安全性数据，也包括有效性数据。这一限定条件在一定程度上降低了受保护数据的范围，但更加符合医学伦理的要求[11]。

（3）保护方式与期限。分别给予 5 类药品不同的数据保护期限，其中创新治疗用生物制品的保护期长达 12 年。同时对于创新药和创新性生物制品的试验数据保护期设立了"等待期"和"中国临床试验数据"的条件。对于不把中国作为首个上市国家或全球同步上市国家的创新药和创新性生物制品，试验数据保护期缩短为 1~5 年；如果晚于在其他国家/地区申请上市 6 年，则丧失了在我国获得试验数据保护的资格。对使用境外临床试验数据在我国上市的创新药和创新性生物制品，试验数据保护期还要缩短 1/2 或 3/4。"等待期"的设置不仅将有效促进创新药在华上市，还能避免部分企业故意选择在专利期快届满时在中国上市，以延长市场独占期的权利滥用情况。"中国临床试验数据"的条件将激励进口药品积极在华开展临床试验，获取更多针对中国患者人群的安全性证据[11]。

（4）运行方式。同一个药品有可能获得多项数据保护，例如既是创新药又是罕见病用药的情况。各项数据保护期分别按照相应药品注册申请自被批准之日起分别计算，不可叠加[11]。

（5）实施流程。试验数据保护依申请获得，在提交上市许可注册申请的同时提交，需说明申请保护的期限及理由。是否可以授予试验数据保护，由药品审评机构在进行药品注册技术审评时一并审评，同时将保护状态及保护期限在《上市药品目录集》公示。《试验数据保护意见稿》还规定了药品监管部门的不披露义务、异议解决机制、效力认定等。详细的实施流程使我国的药品试验数据保护更具可操作性。在不披露义务中，将"药品审评审批机构依法公开审评信息"作为披露的例外，是我国药品审评审批信息公开制度的对接条款。但涉及国家秘密、商业秘密、技术秘密和个人隐私的信息，不应纳入公开的范围[11]。

（6）保护例外。防止权利滥用需通过要求权利人"在取得权利之日起主动披露其被保护的数据"和国家药品监管部门撤销"1 年内由于自身原因未在市场销售"的药品的试验数据保护来实现。此处"主动披露"的执行人为权利人，与前述国家药品监管部门的"不披露"义务并不矛盾。美国和欧盟等发达国家均实行了药品试验数据公开制度，并将试验数据公开作为药品获得上市批准的必要条件。以公开为前提的保护，符合现代知识产权制度的特点，也是解决临床试验数据造假、信息不对称、重复性试验的有效途径。《试验数据保护意见稿》的相关规定说明我国药品试验数据公开制度将会逐渐建立与完善。对于自批准上市之日起 1 年内由于自身原因未在市场销售的药品的数据保护的撤销申请，由"有关利益相关方"提出，利益相关方主要指的是同品种药品的其他申请人，这一规定将有效避免恶意阻碍仿制药上市行为的发生[11]。

《试验数据保护意见稿》对保护对象宽覆盖、高要求，并严格规定受保护的数据范围和要件，提高了我国药品数据保护的门槛，但对仿制药上市带来的负面影响相对较小。"等待期"模式和"逾期不上市撤销保护期"的举措对促进创新药在我国尽快上市将具有实际的意义。"审评审批机构依法公开审评信息"作为披露例外和"权利人主动披露被保护的数据"，则解决了试验数据公开与保护的争议和矛盾[11]。

第三节　我国实施药品试验数据保护制度的
必要性及《试验数据保护意见稿》分析

一、我国实施药品试验数据保护制度的必要性

（一）药品监管制度国际化的需要

2017 年 6 月 1 日，国家食品药品监督总局正式成为人用药品注册技术要求国际协调会（International Conference on Harmonization of Technical Requirements for Registration of Pharmaceutical for Human Use，ICH）成员。ICH 由美国、日本和欧盟三方的政府药品注册部门和制药行业在 1990 年发起的。这个组织的目的和职责就是协调全球药品监管系统的标准化，类似 WTO 在各国贸易中承担的角色。加入 ICH 意味着中国的药品监管体系已经和国际化接轨。我国的药品开始参与国际市场的竞争，同时我国也成为国际上重要的药品市场。药品监管体系一体化是未来发展的必然趋势，其外在表现就是药品监管法规政策的一体化。我国长期以来执行的是 WHO 认可的全球较低标准，因此导致我国的药品虽然在中国获得上市，却很难获得美国、欧盟等医药强国的认可。药品试验数据保护虽然属于知识产权保护的形式之一，但也是药品监管制度的重要组成之一。建立和完善药品试验数据保护制度既是和国际药品监管政策获得统一，也是倒逼我国本土医药产业创新升级的重要手段。近年来，我国持续进行并加大了药品审评审批制度改革的力度，包括接受境外临床试验数据、严肃查处临床试验数据造假行为、促进临床试验数据的公开等，试验数据监管已经成了药品注册审批中的重要环节，药品试验数据保护制度对规范试验数据的管理会起到积极的作用。

（二）鼓励药品创新的需要

药品试验数据保护制度是药品知识产权制度的重要组成部分，是药品

专利保护的有效补充。药品试验数据作为一种无形的智慧财产，并不完全适用于现行的专利保护、著作权保护、商业秘密保护等。对于一种全新的知识产品，需要用创新的知识产权制度给予保护，才能激发创新。特别是药品试验数据独占保护弥补了很多专利保护所不能发挥作用的局限性，特别是对于罕用药和儿科用药。罕用药和儿科药由于本身用药群体的限制，导致临床试验难以开展，并且预期销售利润也并不可观。因此，长期以来，罕用药和儿科药都是医药企业不愿意涉足的研发领域。且大部分罕用药和儿科药都是建立在已批准上市的药品的新的罕见病适应证和儿科适应证上，已经丧失了新颖性，不具备专利保护的条件，极大地抑制了医药企业进行罕用药和儿科药研发的热情。

按照 WHO 对罕见疾病的定义（患病人数占总人口的 0.65‰ ~ 1‰的疾病或病变），我国患有罕见疾病的患者已经超过了 1000 万人。但是在罕用药的供应上，同美国和欧盟相比还有很大的差距。首先是罕用药上市的数量，在美国上市的罕用药，只有 37.8% 在中国获得了上市，在欧盟上市的罕用药，只有 24.6% 在中国获得了上市。在全球获得上市的药品中，只有 40.4% 在中国获得了上市。另外从上市的时间来看，我国罕用药上市的时间同在世界上其他国家最早的上市时间相比平均滞后了 7.7 年[12]。罕用药研发激励政策的缺失是造成我国罕用药无论在数量上还是上市时间上都比欧美国家滞后的重要因素[13]。而罕用药研发激励政策中，罕用药数据保护是最重要的组成部分。

第五次全国人口普查结果表明，目前我国 0 ~ 14 岁人口占总人口的比重为 2.89%；儿童患病率平均在 12.33% 左右；儿童用药市场总额已达 195 亿元。然而，国内市场 90% 的药物都没有儿童剂型，在我国市场上流通而且较为常用的 3000 多种药品中，儿童处方药所占比重不足 3%。而且国内专业生产儿童药物的企业非常少，没有形成气候，全国销售额上亿的企业非常少。取而代之的则是国外的一些企业占据了国内儿童用药市场的大半壁江山。因此，目前我国的儿科用药面临市场高需求和低供应的尴尬局面[14]。促进儿科药物的研究进展，关键是促进儿科临床试验的开展，而药品试验数据保护制度则是重要的手段。

创新药物虽然大部分都可以获得专利保护，但是由于我国还未建立起完善的专利链接制度，专利侵权难以避免。很多涉及专利侵权的药品被批准上市后，后续侵权纠纷对创新药企业极为不利。药品试验数据保护在保护期内是不批准仿制药的上市申请的，相当于设立了一道屏障，在一定期限内排除专利侵权的药品获得上市许可，保障了创新药企业的利益，激发创新药企业的积极性。而且对于一些上市后有效专利期非常短的药品，药品试验数据保护则可以延长市场独占期，增加对医药企业的创新激励。例如，美国 Jansen Cilag 公司治疗恶性贫血症的重磅药物 Eprex（Epeotin Alpha）2000 年获得上市批准，2004 年专利到期，而药品数据保护 2005 年才到期；还有美国 Aventis 公司治疗风湿性关节炎的药物 Arava（Leflunomide）1998 年得到 FDA 的批准，2001 年专利期满，而药品数据保护持续到 2003 年[15]。

（三）履行国际义务的需要

药品试验数据保护是我国在加入 WTO 组织时做出的入市承诺之一，也是由 TRIPS 框架确定的 WTO 成员应该履行的国际义务。从前文药品试验数据保护的发展历程分析可以看出，知识产权保护是发达国家与发展中国家进行贸易谈判的重要筹码，也是发达国家对发展中国家实行贸易制裁的重要理由之一。虽然试验数据保护是发达国家强力推行的药品知识产权保护制度，但是其也具有理论上的合理性，并且在促进药品创新方面发挥积极作用。而且，我国已经建立起了较为完善的药品专利保护制度，根据本书第五章的研究结果，试验数据保护制度在总体上对药品的可及性预期并不会产生显著的影响。而且还可以通过限定保护范围、增加保护例外等方式降低试验数据保护制度的负面影响。因此，我国应该积极建立更加完善的符合我国国情的药品试验数据保护制度，更好地发挥试验数据保护制度的积极作用。

二、基于《试验数据保护意见稿》的药品试验数据保护分析

（一）药品试验数据保护模式分析

《试验数据保护意见稿》确立了数据独占式的药品试验数据保护模式，

即在保护期内，未经数据保护权利人同意，国家药品监督管理部门不得批准其他申请人同品种药品上市申请，但申请人依赖自行取得的试验数据或获得上市许可的申请人同意的除外。同时，国家药品监督管理部门不得主动披露受保护的相关试验数据[16]。

试验数据独占模式目前是最有效和最具可行性的试验数据保护模式。

首先，数据独占保护模式可以使药品试验数据获得区别于商业秘密和不正当竞争的独特的保护，并且使保护不流于形式。其他国家实施的反不正当竞争保护模式，实质上还是把药品试验数据当作商业秘密进行保护，并未针对药品试验数据有别于商业秘密的独特性给予特别的保护，而且实施起来不具有可行性。试验数据独占保护对象和保护方式明确，更具有可行性。根据本书第四章的研究，真正发挥试验数据保护作用的国家/地区采取的都是试验数据独占保护模式。

其次，试验数据独占保护可以处理临床试验数据公开和保护的矛盾。临床试验数据公开与保护之间的矛盾实际上是公众利益与企业利益的博弈。对于公众而言，临床试验数据公开使得临床试验得以进入公众视野，企业对试验数据结果的隐瞒也会因为广泛的监督与检验而减少，同时还可以减少重复试验，节约社会资源。而对医药企业而言，为了获得试验数据投入巨大，企业要求数据保护就是不希望他人参考或利用自己的数据，而一旦公开难以避免他人使用自己的数据进行不正当的商业使用，包括利用这些数据获得上市批准。而试验数据独占模式采用了类似于专利保护的原理，即建立在公开基础上的保护，或者保护基础上的公开。通过在一定期限内不批准他人依赖原研药的未披露的试验数据获得上市许可，将不正当的商业使用排除，保障了原研药企业的利益；又通过要求受保护人将获得数据独占保护的临床试验数据公开，保障了公众的知情权和健康权等公共利益。

再次，根据本书第五章试验数据保护对市场独占期影响的实证分析结果来看，将试验数据保护期限进行限制，总体上对药品市场独占期的影响并不会起到显著的影响，但是对个别药品会起到积极的激励作用。

最后，药品试验数据独占保护是我国在《中国入世工作组报告》中做出的承诺。因此，从满足药品监管国家化的需求、促进药物创新和履行国际义务的角度来讲都具有积极的意义。

美国、欧盟等国家/地区都采用了分段式的药品试验数据独占保护模式，即允许在药品试验数据独占到期前一段时间接收仿制药的申请。《试验数据保护意见稿》中只规定在数据保护期内不批准仿制药的申请，未明确说明可否接收申请，以及何时可以接收。

（二）药品试验数据保护指数分析

依据第五章建立的药品试验数据独占保护指数，对《试验数据保护意见稿》中确立的药品试验数据保护进行分析，见表6－1和表6－2。

表6－1　我国药品试验数据独占保护指数

一级指数	二级指数	三级指数		
		变量	赋分	得分
药品试验数据独占保护指数	保护条件 A	上市必需 A_1	1	0.68
		未披露 A_2	1	
		付出相当的努力 A_3	1	
	保护范围 B	含有新化学实体的药品 B_1	0	0.20
		新用途、新适应证 B_2	1	
		罕用药 B_3	0	
		儿科用药 B_4	0	
		生物药品 B_5	0	
	保护长度 C	NCE 数据保护长度 C_1	0.5	0.50
		新用途、新适应证数据保护长度 C_2	1	
		罕用药数据保护长度 C_3	0.5	
		儿科用药数据保护长度 C_4	0.5	
		生物药品数据保护长度 C_5	0	
	保护例外 D	获得数据持有人同意 D_1	1	0.50
		药品取得专利强制性许可 D_2	0	
		不在本国销售了 D_3	0	
		自行取得试验数据 D_4	1	
		上市后指定时间内未销售 D_5	1	
		上市后药品供应不足 D_6	0	
		数据持有人行为不当 D_7	0	
		公共健康等国家紧急状态 D_8	1	

222

续表

一级指数	二级指数	三级指数		
		变量	赋分	得分
药品试验数据独占保护指数	其他限制条件 E	新化学实体不包含已批准的活性基的酯、盐、醚等 E_1	0	0.33
		数据保护到期前可以接受仿制药的申请 E_2	0	
		将专利保护和试验数据保护连接 E_3	0	
		设立试验数据保护等待期 E_4	1	
		数据保护从自首个上市国上市之日计算 E_5	0	
		需要提交试验数据保护申请 E_6	1	

表 6-2 我国药品试验数据独占保护指数得分与均值比较

	保护条件	保护范围	保护期限	保护例外	其他规定	保护指数
均值	0.61	0.71	0.87	0.18	0.16	2.54
指数得分	0.68	0.20	0.50	0.50	0.33	2.21

从总分上看,《试验数据保护意见稿》中确立的药品试验数据保护指数得分位于欧盟、美国、日本、摩洛哥、韩国、克罗地亚、澳大利亚、中国香港、新加坡和土耳其之后,基本上属于药品试验数据保护发达国家/地区的序列。从分项得分来看,保护范围、保护期限低于平均分,而保护例外和其他限制性规定高于平均分,保护条件则基本与平均分持平。保护条件、保护范围和保护期限的得分越低,说明对药品创新的激励越高。保护例外和其他限制性规定得分越高,说明对药品的可及性考虑越多。可以看出,《试验数据保护意见稿》提出的药品试验数据保护制度在考虑了对药品的创新激励的同时,也充分顾及了对药品可及性的考虑。

(三) 药品试验数据保护对药品市场独占期的影响分析

《试验数据保护意见稿》中创新药的保护期限在《中国入世工作组报告》中,承诺的最低期限为 6 年,罕见病用药和儿童专用药也采用了 6 年的保护期，而且各项数据保护期分别按照相应药品注册申请自被批准之日起分别计算。

我国目前已经建立了较为完善的专利保护制度。本书第五章进行的试验数据独占对药品市场独占期的影响研究中，选取了美国 141 个药品为研究对象。这 141 个药品在中国获得上市的有 115 个，平均有效专利期为 10.5 年。根据书第五章药品试验数据独占对药品市场独占期的影响研究结果，对于强专利保护的国家，6 年的试验数据独占预期总体上对药品市场独占期的延长不会起到显著的影响作用，但是对于个别药品，特别是没有专利保护或有效专利保护期少于 6 年的药品会延长其市场独占期。根据书第五章的研究结果，儿科数据独占不采用附加生效的方式、不授予或通过增加限定条件限制新临床试验独占，都会弱化试验数据独占对药品市场独占的影响。《试验数据保护意见稿》中并未授予改良型新药试验数据独占，并且各项数据保护期分别计算，不叠加、不延长，大大降低了对市场独占期延长的影响。因此，也可以减少对仿制药进入市场的延迟作用，降低对药品可及性的影响。

（四）药品试验数据保护对投资的影响分析

本书第五章从统计学的角度，分析了试验数据独占对制药产业投资的影响分析。虽然好的营商环境、创新能力是影响投资的关键因素，和这些因素相比，是否建立了数据独占制度从总体上并不能对投资产生显著影响。但是从美国和欧盟的实践来看，罕用药数据独占和儿科用药数据独占在促进罕见病用药市场和儿科用药市场投资增长的效果还是明显的。

美国在 1983 年《罕用药法案》出台前的十年里仅有 10 种罕见病药品上市。但是从 1983 年至 2018 年 9 月，共有 503 个获得罕用药资格的药品在美国成功上市，涉及 731 种适应证。在 2017 年，在美国批准上市的 42 种新药中，有半数是罕见病药品[17]，具体见图 6-1 和图 6-2。

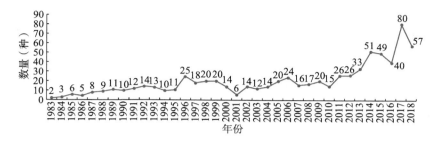

图 6 - 1　1983—2018 年 9 月美国批准上市的罕用药数量[18]

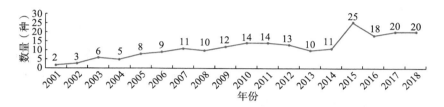

图 6 - 2　2001—2018 年 11 月欧盟批准上市的罕用药数量[18]

　　近年来，随着研发突破越来越困难，研发投资越来越多。很多制药公司将研发战略从常见病药物转移到罕用药的研发上，而且生物医药产业成为罕用药研发的热点，很多传统的制药企业越来越重视生物医药的地位，一些制药巨头，如辉瑞、诺华等纷纷建立了自己的罕用药研发中心。因此，美国近些年来批准上市的罕用药物占每年新化学药物的1/3 左右，占每年新生物药物的2/3 左右[19]。根据 IQVIA（艾昆纬）全球药品终端销售数据显示（见图 6 - 3），在过去的 20 年，美国的罕见病销售规模发展迅速，并且带动了药品在常见病适应证领域的扩展。

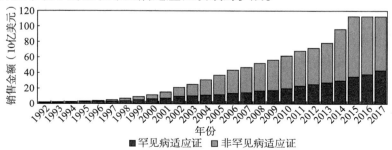

图 6 - 3　1992—2017 年美国罕见病药品销售情况与对比[18]

2018 年全球市场销售金额排名前 10 的药品中，有 8 个已在美国获得罕用药资格认定，其中有 4 个药品是以罕用药获得批准并逐渐扩展至多个罕见病或非罕见病适应证，而全球销售排名第二的来那度胺在美国获批的所有适应证都是罕见病且获得了罕用药资格[18]。此外，在罕用药数据独占带来的激励促使全球医药市场上的许多重磅药物或从罕见病适应证出发探索更多常见病适应证进而打开了更大的市场，或以常见病适应证为起点发现了治疗罕见病的方向，最终促进整个医药行业的创新发展。

在美国，提出罕用药资格申请最多的公司均集中在全球排名 100 以后的制药公司。罕用药的一系列优惠政策，特别是市场独占，使其成为美欧制药行业的研发新热点。一些中小企业，特别是一些生物科技公司看准了罕用药研发激励政策提供的资金支持和研发帮助，以罕用药为目标市场，在此基础上逐渐发展壮大，比如 BioMarin、Actelion、Aegerion、Amicus 及 Alexion 等[20]。

1997 年前，美国极少有专门的儿科用药被批准上市的，80% 的儿科用药都未进行过儿科群体临床研究，药品标签很少标有儿科使用信息。自儿科独占制度实施以来，截至 2018 年 9 月，发放（包括主动申请）书面申请的数量已达 2056 个；获得儿科独占的通过批准的药品有 238 个，其中 198 个是通过批准的有效成分获得的；有 205 个药品成功地更改了药品标签，将儿科使用信息纳入标签中[21]。目前美国几乎所有重要的处方药都进行了儿科群体的临床研究，获得了儿科独占，大大提高了儿科用药的安全性和有效性。

因此，罕用药数据独占和儿童专用药数据预期对促进医药企业对罕见病药物和儿童专用药物的研究和投资将会起到积极作用。

（五）具体规定分析

1. 保护条件

在保护条件上，《试验数据保护意见稿》确定了"上市许可""未披露"和"自行取得"，并将试验数据限定为"与药品有效性相关的非临床和临床试验数据，但是与药品安全性相关的数据除外"。其中"上市许可"

"未披露"是符合 TRIPS 第 39.3 条的基本要求的；取消了"付出相当的努力"，而以"自行取得"替代；"未披露"指的是"提交药品注册前""未公开"的披露；"提交药品注册申请前"比较明确，但是"未公开"仍然比较模糊。（未公开的标准是什么并未做出详细说明，而且是由提交人来证实数据未公开还是审查人验证数据是否公开，也未有细化的规定）。另外，其对"依赖"一词缺乏明确的定义，获准使用是否属于"依赖"的范围也需要进一步明确。此外，其将药品安全性数据排除到药品试验数据保护的范围之外，虽然从药品监管的角度来讲可能是为了公众健康的目的，鼓励安全性数据和信息早日公开，但是不把安全性信息纳入保护范围，可能会带来以下问题：第一，作为数据信息的掌握者，医药企业在提交药品上市申请前主动公开安全性信息的可能性比较小，因为一旦公开，就可能被其他企业援引，成为获得上市批准的依据。因此，通过不保护鼓励企业早日公开安全性数据，达到预期效果的可能性不大。第二，有可能违反 TRIPS 39.3 条的最低义务要求。TRIPS 第 39.3 条规定满足"上市许可""未披露"和"付出相当的努力"三个条件的试验数据均应受到保护，这些数据应该包含安全性和有效性数据。TRIPS 第 1 条规定，"缔约方可以在其国内法中规定比本协议要求的更为广泛的保护"。将安全性数据排除到保护范围之外，不符合 TRIPS 第 39.3 条的最低义务要求。而且，通过第四章对各个国家/地区的立法实践进行比较分析，尚未有国家/地区制定只保护有效性数据，而将安全性数据排除的规定。第三，有可能违反 TRIPS 的立法原则。TRIPS 第 8 条规定：缔约方可以通过制定或修改其国/区内法律和规则，采取必要的措施来保护公众的健康和营养，其条件是这些措施与本协议的规定相一致。将安全性数据排除到试验数据保护范围之外，显然和 TRIPS 协议的规定不一致。

2. 保护范围

《试验数据保护意见稿》制定的药品试验数据保护范围包括创新药、创新治疗用生物制品、罕见病治疗药品、儿童专用药和专利挑战成功的药品。但是在后面的具体保护方式上未提到对"专利挑战成功"的药品的保护。因此，专利挑战成功的药品是不列入数据独占保护的范围。

2016 年我国出台了《化学药品注册分类改革工作方案》，规定创新药为：境内外均未上市的含有新的结构明确的、具有药理作用的化合物，且具有临床价值的原料药及其制剂。按照这个规定，含有新的 NCE 应该属于创新药的范围，且这个"新"应该是"全球新"。"全球新"的限定大大降低了在我国获得试验数据保护的药品的范围。目前，我国批准上市的全球新药品非常少。其他建立试验数据保护的国家也未将"新"限定为"全球新"。美国在 2018 年的"特别 301 报告"中指出：只有全球新的药品才能在中国得到试验数据保护会使外国药品申请人在与中国同行的竞争中处于劣势，并可能产生间接影响，即迫使企业首先在中国提交申请[22]。根据第 3 章中对 TRIPS 第 39.3 条保护范围的分析，界定为"全球新"会导致非将中国作为首次上市国的药品的试验数据得不到保护，会构成"不正当的商业使用"，也会降低试验数据保护制度对药品的创新激励。

"罕见病治疗药品"特指的是治疗罕见疾病的药物。罕见疾病一般以发病率为标准，2018 年 5 月，我国出台了第一批《罕见疾病目录》。之后随着《罕见疾病目录》的补充和完善，罕见病药品数据保护的对象更加明确。

"儿童专用药"是指 14 岁以下未成年人使用的专用药品。在我国《基本药物目录》和《基本医疗保险药品目录》里均有专门的儿童专用药收载。

《试验数据保护意见稿》确定了较为宽泛的试验数据保护范围，是世界上除了美国、欧盟以外最为宽泛的保护。由于罕见病用药和儿科用药开发的主要难度在于临床试验难以开展，美国和欧盟关于罕见病用药和儿科药物的试验数据保护政策在临床试验数据要求方面提出了额外的要求。对比我国可以参考，对这两类药品试验数据保护的获得进行一定的限制。

3. 保护例外

《试验数据保护意见稿》中的保护例外与 TRIPS 第 39.3 条中规定的"公共利益需要"和"已采取措施确保该类数据不会被不正当地进行商业利用"类似，增加了"其他申请人自行取得""取得上市许可申请人的同意""药品审评审批机构依法公开审评信息的""取得数据保护的药品自批准上市之日起 1 年内由于自身原因未在市场销售的"四种情况。对于什么情况属于"公共利益"其并未做出具体解释。"已采取措施确保该类数据不会被不正当地进行商业利用"为批准后试验数据的公开奠定了理论基础。同时其还规定：在试验数据保护期内，以自行取得的试验数据或获得上市许可的申请人同意申请同品种药品注册申请的，除按照要求提供相应的注册申请资料外，还应提交其自行取得有关数据或授权的书面声明。这一条明确了在对上市申请时提交的数据是否获得授权或自行取得审核时的明确的责任和义务，由申请人来进行举证，产生的相应后果也由申请人来进行承担。

目前，哥伦比亚、智利和沙特阿拉伯制定了药品在获得上市许可后一定期限内未销售的则取消试验数据保护的规定，期限均为 1 年。《试验数据保护意见稿》中采取了同样的期限 1 年，参考了国际相关规定。

《试验数据保护意见稿》确定的保护例外的得分高于平均分，和保护例外得分最高的国家马来西亚持平。

4. 其他限制性规定

《试验数据保护意见稿》提出的其他限制性规定得分也是高于平均分的，主要规定了试验数据保护申请的提交和药品数据保护等待期。试验数据保护申请内容包括申请的理由和期限，但是其并未做出更详细的文件准备要求。

在试验数据等待期的制定上，《试验数据保护意见稿》采取了更为灵活的方式，而且等待期的设定倾向于是否在我国进行了临床试验，如果在中国进行了临床试验，药品会获得更长的试验数据保护期。2018 年 7 月 10日，国家药品监督管理局发布了《接受药品境外临床试验数据的技术指导原则》（以下简称《指导原则》）。这意味着，我国开始接收境外的临床试验数据。在这之前，我国并不认可在境外多中心取得的临床试验数据，国外新药首次进入我国，必须在国外做完 II 期临床试验后才能在我国进行临床试验，在我国完成 III 期临床试验后才能获批上市。"有条件"地接受境外临床数据可以缩短境外新药在国内上市的时间。对于一些跨国制药企业而言，在境外开展的早期临床研究数据，可用于支持在我国开展注册临床试验的申请，以大大降低开发成本[23]。药品试验数据建立的主要目的之一就是对研发投入的补偿，因此，相对于全部在我国境内进行的临床试验，全部或部分采用境外数据的药品试验数据保护期相应降低也是具有合理性的。

同时《试验数据保护意见稿》中提出对于在我国申请上市时间晚于在其他国家/地区申请上市的，数据保护期降至 1～5 年，晚于 6 年的，将不享受药品试验数据保护。数据显示，一些新药在我国的上市时间，平均要比欧美晚 5～7 年。这条规定主要是为了鼓励药品在我国尽早提交上市申请，尽早上市。这一条和前面的保护范围"创新药"会发生矛盾：如果药品在我国晚于其他国家 1～5 年递交上市申请，在我国率先获得上市，成为被批准的"全球新"的药品的可能性是很小的。为了解决这一矛盾，需要对"创新药"重新做出界定，或者取消等待期的设置。目前，从其他国家/地区的立法实践以及 TRIPS 第 39.3 条的立法精神来看，取消"全球新"的限定，引入"等待期"是比较适宜的方式。

5. 信息公开

《试验数据保护意见稿》中对试验数据的公开包括申请公开、授权结果公布和数据公开。

《试验数据保护意见稿》规定：药品注册申请受理后，国家药品监督管理部门的药品审评部门应对申请人的试验数据保护申请予以公示 30 天。申请受理后公示，主要是为了接受申请人和药品监管部门以外其他利益方的监督，如果第三方对药品试验数据保护有不同意见，可以提起异议。但是，由于药品试验数据保护的审批技术性要求较高，即使有第三方提出异议，药监部门也得经过审核之后才能判定是否采纳。试验数据保护的审核和药品注册审批程序是同时进行的，因此申请后的受理不仅会延误药品注册审批的进度，而且实质意义不大。因此，建议取消 30 天的限制，从公告到授权都为异议受理期。

药品试验数据保护获得批准后，将试验数据保护的理由、数据保护起始和截止日期等信息，由《上市药品目录集》收载并公示。《上市药品目录集》和批准后的公示不同，提供持久的追溯数据。

取得数据保护的权利人应在取得权利之日起主动披露其被保护的数据。这一条规定实际上是基于国际上对药品试验数据公开的趋势做出的要求，也标志着我国的试验数据保护将建立在公开的前提上。但是，有两点有待商榷，一是公开的时间。二是披露的内容。受保护的数据可能会涉及商业秘密、个人隐私。解决这些问题，需要我国建立起完善的药品试验数据公开制度。从美国、欧盟等国家/地区的相关立法来看，目前强制公开的是临床试验数据，且对临床试验数据中涉及的商业秘密、个人隐私等是不需要公开的。

6. 药品试验数据保护程序

《试验数据保护意见稿》制定了较为具体的药品试验数据保护程序，可以归纳为启动、审核、授权和运行四个阶段，见图 6 - 4。

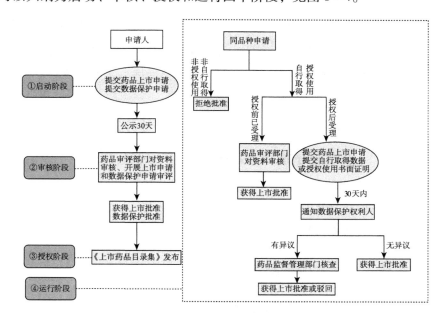

图 6 - 4　药品试验数据保护程序

7. 异议处理机制

《试验数据保护意见稿》规定：申请人、试验数据保护权利人对于药品试验数据保护决定不服的，可以依法向国家药品监督管理部门申请行政复议或者提起行政诉讼。但是对于第三方对授予药品试验数据保护不服的异议处理机制没有规定。同时，药品试验数据保护制度在很大程度上是对政府使用药品试验数据的限制，如果当药品监督管理部门违反试验数据保护制度披露或依赖试验数据批准其他药品上市时，试验数据持有人的权益如何保障也没有规定。

此外，《试验数据保护意见稿》是国家药品监督管理部门制定的，在立法层次上较低，为部门规章。但是作为实施细则，由实施部门制定是合理的，可以作为补充立法。药品试验数据保护要获得较高的实施效力，应该在更高一层的法律《药品管理法》中有所体现。同时，药品试验数据保护制度会产生新的法律关系，不履行法定义务和违法行为都应承担相应的法律责任。但是《试验数据保护意见稿》中对法律责任的规定缺失。

总之，《试验数据保护意见稿》明确了我国药品试验数据保护的模式：数据独占保护。在具体的规定上，其对保护条件、保护范围、保护期限、保护例外、其他限制性规定、信息公开、保护程序和异议处理机制都做了详细和具体的规定，但是在具体的细则方面可以做进一步的完善。

第四节　进一步完善 TRIPS 框架下我国药品试验数据保护的建议

在《试验数据保护意见稿》的基础上，本书对进一步完善 TRIPS 框架下我国药品试验数据保护制度提出以下建议。

一、建立分段式的药品试验数据独占保护模式

美国 3 年期的新临床试验数据独占、欧盟的试验数据独占、加拿大和中国台湾的试验数据独占制度都规定了分段式的试验数据独占保护模式，即在试验数据保护到期前可以接收仿制药的申请。分段式的保护模式可以确保仿制药尽快获得上市。药品监督管理部门接到仿制药申请时，可以开展审批，给予暂时性的批准许可，待试验数据保护期满后发放正式的上市许可。

从美国和欧盟的立法实践来看，药品试验数据保护对专利到期前的仿制药申请起到了一定的限制作用，即在试验数据保护期内是不批准仿制药申请的，但是允许在试验数据到期前提交申请，在一定程度上降低对仿制药入市的延迟作用。美国的 NCE 试验数据 5 年独占也规定，如果是提起专利挑战的仿制药申请，允许在试验数据保护到期前 1 年接收仿制申请。建议我国对药品试验数据也采用分段式保护，药品监督管理部门可以在试验数据保护到期前接收仿制药申请，并开始审批，待专利期和试验数据保护期均过期后颁发正式批准。

二、提高药品试验数据保护的立法层次

药品试验数据保护具有行政保护和知识产权保护的双重性质，且与药品注册密切相关，因此可以包括在我国的药品管理法律体系中。建议在《药品管理法》中增加药品试验数据保护的相关条款。将药品试验数据保护的规定由部门规章上升至法律。同时，在《药品管理法实施条例》《药品注册管理办法》下位法中加以体现，并配套国家药品管理部门的解释性文件，形成完整的药品试验数据保护法律框架。

三、进一步细化药品试验数据保护的条件

建议试验数据保护条件之一"以获得药品上市许可为目的提交药品注册申请资料中所要求提交的数据"，应该将安全性数据和有效性数据都包含进去。

要制定未公开披露的标准。药品信息披露的途径主要有：在公开的文献上发表，在学术会议上作报告，在企业、学术期刊、学术机构和公共机构的临床试验信息公开平台上发布，以及应药品监管部门的要求对安全信息进行公开。前三种情况应该视为医药企业的主动披露，丧失药品试验数据保护的条件。药物临床试验进行中，难以避免发生药品不良反应，2007年版《药品注册管理办法》第 41 条规定：临床试验过程中发生严重不良事件的，研究者应当在 24 小时内报告有关省、自治区、直辖市药品监督管理部门和国家食品药品监督管理局，通知申请人，并及时向伦理委员会报

告。对于涉及根据药品监管的要求必须公开的药品安全性信息可以视为不违反"未披露"的条件。

药品上市所需的数据中有一些具有商业价值，有些不具有商业价值，TRIPS 第 39.2 条提出了商业价值的限定条件，因此，为了防止试验数据保护的滥用，建议限定为具有商业价值的试验数据。由于药品监管部门很难判定数据的"未披露"性，建议由申请人提交关于试验数据未公开披露的承诺。

此外，由于药品技术转让在新药研发中很常见，药品试验数据不一定是申请人自行通过试验取得的，可能是通过转让获得试验数据的所有权，也有可能是通过购买获得授权使用，由于授权使用可能存在多次授权，容易造成试验数据保护的重复申请和滥用，因此，建议将"未依赖他人的试验数据自行取得"明确为"获得数据的所有权"。

综上，建议在提交药品上市注册申请时，同时提交试验数据保护申请，申请中至少应该含三方面的承诺：第一，已采取了合理措施，保持数据未披露；第二，数据并非一般的知识数据，即一般的专业人员未经相当努力不能获得这些数据。第三，拥有未披露数据的所有权。

四、合理界定药品试验数据的保护范围

建议将药品试验数据保护范围中的创新药，界定为含有未在我国批准上市的新化学实体的药物，即采用"国内新"的标准，而非"全球新"。

把药品试验数据保护从罕见病药物扩展至罕用药，即除了罕见疾病药外，无法收回投资的药物也列为罕用药的范围。除日本以外，其他国家/地区都将无法收回投资作为可以获得罕用药资格条件之一。很多创新药物都会面临上市后多年无法收回成本的尴尬境地，因此我国可以考虑将这类药物纳入罕用药的范围，但建议借鉴欧盟设立的限制条件，例如针对一定危重程度的疾病、具有临床优势。建议国家食品药品监督管理总局成立专门的罕用药资格认定机构，对罕用药资格进行审评；确定罕用药资格的认定程序，并将罕用药资格认定程序作为罕用药注册批准和试验数据保护批准的前置程序[13]。

另外，我国目前对罕见病治疗药物和儿童专用药物的认定通过《罕见病药目录》和《医疗保险目录》等，会存在一个罕见病适应证出现多个罕见病药物，或一个儿科适应证出现多个儿童专用药物的情况。而且罕见病药物和儿童专用药物的开发难度主要在于临床试验难以开展，伦理问题未为首要问题，要限制简单重复的临床试验。因此建议参考美国和欧盟的立法实践，针对同一个适应证，只授予第一个获得上市许可的罕见病用药和儿童专用药数据独占保护。对于具有显著临床优势的，可以不受数据独占的限制。

五、增加药品试验数据保护例外的条件

虽然《试验数据保护意见稿》中的试验数据保护例外的情况规定得已经较为全面，但仍建议将专利强制许可作为药品试验数据保护例外的情况之一。我国现行《专利法》第五十五条规定：为了公共健康目的，对取得专利权的药品，国务院专利行政部门可以给予制造并将其出口到符合中华人民共和国参加的有关国际条约规定的国家或者地区的强制许可。虽然我们国家目前还未有启动药品专利强制许可的实例，但是当因公共健康需要对专利药品实施强制许可时，药品试验数据保护不应成为实施专利强制许可的障碍。

六、构建药物临床试验信息公开制度

药物临床试验数据的公开对保障公众用药安全与知情权、维护医学伦理和促进科技进步具有重要的意义，同时也是加强和规范药物临床试验管理、保障公众知情权、防止临床试验数据造假的重要手段。药物临床试验数据公开也是国际趋势，是我国加入 ICH 应履行的义务，也是实现药品监管国际化的重要举措。构建药物临床试验信息公开制度，意味着我国建立了以公开为基础的药品试验数据保护制度。公开应仅限于临床试验数据，不应该包含药学研究数据和非临床研究数据。药学研究数据和非临床研究数据中包含了很多药品实验开发的技术秘密，不涉及药品的安全性和有效性信息，应该属于专利公开的范围，且从保护商业秘密的角度不应该强制

公开。临床试验数据应该在药品获得批准之后再公开，以保障药品未通过上市批准但是公开了数据，造成不必要的损失。为了保障获批准后企业能够主动公开试验数据，应该在递交试验数据保护申请时递交药品临床试验数据公开的承诺，并将未主动公开临床试验数据作为撤销药品试验数据保护的情形之一。

七、完善药品试验数据保护异议机制

除了申请人、试验数据保护权利人对于药品试验数据保护决定不服的，可以依法向国家药品监督管理部门申请行政复议或者提起行政诉讼外，对于第三方对授予药品试验数据持有异议和企业认为药品监督管理部门违反试验数据保护制度披露或依赖试验数据批准其他药品上市的情况，都应该建立异议机制。同时建议国家药品监督管理部门成立异议调查组和药品试验数据保护复审委员会。

1. 第三方药品试验数据保护授权异议处理机制

对于第三方对授予药品试验数据保护有异议的处理，建议参考《专利法》的异议处理机制。数据保护申请自公告之日起一定期限内，任何人都可以向国家药品监督管理部门就该申请提出异议。提出异议的理由建议应该包含以下几点：①原研药提交的数据并非自行取得，而是引自其他参考文献；②试验数据的所有人存在违反自由竞争的行为或实践；③其他不符合获得试验数据保护的条件的理由。

异议人提出异议时，应当向国家药品监督管理部门提交异议书。国家药品监督管理部门决定受理的异议案，应将异议书副本送交申请人，申请人应在收到异议书副本之日起一定期限内就异议做出答复。无正当理由逾期不做答复的，试验数据保护申请视为撤回。国家药品监督管理部门在异议审查阶段，要依法对异议是否成立进行审查。如认为异议成立，即可做出驳回申请的决定。如果认为异议不成立，或者在异议审查期间无人提出异议的，则做出授予试验数据保护的决定。申请人对驳回决定不服的，可以在收到通知之日起一定期限内，提出复审申请。异议人对授权决定不服或在授权后提出异议的，只能在试验数据独占权取得以后，向药品监督管理部门提交请求独占权无效的申请。

在实践中，由于异议程序过长有可能会延误授权，过短则使第三方根本无法知晓公告的内容和提出意见，以致影响异议程序功能的实现。因此，可以借鉴英国、德国等国家采用的异议程序，即规定自药品试验数据保护申请公告发布之日起至药品试验数据保护授权公告发布之日前任何人均可提出异议。

2. 违反试验数据保护制度的异议处理机制

对于企业认为药品监督管理部门违反试验数据保护制度披露或依赖试验数据批准其他药品上市时，也应该配套相应的异议处理或救济机制。此处可以借鉴美国的异议机制。

首先，建立药品试验数据保护申诉机制。权利主张人可以向国家药品监管部门提出申诉，要求撤销其不当行政行为。在提出申诉时，申诉人应当递交申诉材料，包括申诉理由即诉求。国家药品监督管理部门应该对申诉进行审核，可以采取讨论、听证会的方式；在一定期限内对申诉人的申请做出回复，并说明理由。权利主张人对于申诉结果有异议的，可以进一步提起行政复议或行政诉讼[24]。

权利主张人也可以直接向法院提起行政诉讼，对于严重侵犯自己试验数据独占权的行为，可以要求停止侵害、损害赔偿。

八、调整药品试验数据保护程序

药品试验数据保护程序应该做出两项调整。一是发布药品试验数据申请公告，取消公告期限，延长至授权。二是将药品试验数据保护和临床试验数据公开链接起来。要求提交试验数据保护申请时同时提交临床试验数据公开承诺书，授权后将临床试验数据在药物临床试验登记与信息登记平台上公开。调整后的药品试验数据保护程序见图 6 - 5。

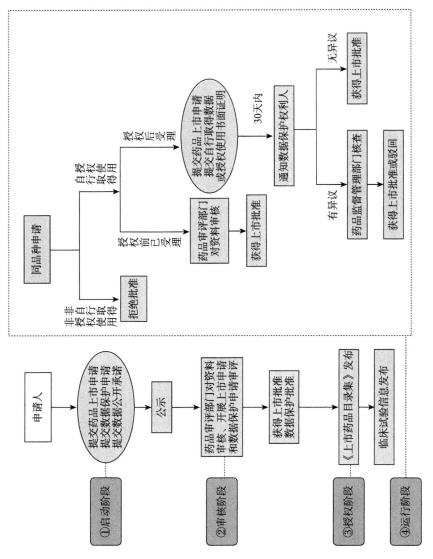

图6-5 调整后的药品试验数据保护程序

238

九、健全药品试验数据保护法律责任体系

药品试验数据保护制度的建立，意味着新的法律关系的产生以及新的法律责任主体产生。在药品试验数据保护中，试验数据保护申请人、授予药品试验数据保护的国家药品监督管理部门以及仿制药企业都享受一定的权利、履行各自的义务，当出现违法行为时都需要承担一定的法律责任。因此，健全药品试验数据保护的法律责任体系也是亟需解决的问题之一。

第五节　TRIPS 框架下完善我国药品试验数据保护的专项建议

一、TRIPS 框架下我国药品试验数据保护的范围建议

TRIPS 第 39.3 条规定：当成员以要求提交未披露过的试验数据或其他数据作为批准使用了新化学实体的药品或农用化工产品上市的条件时，如果该数据的原创活动包含了相当的努力，则该成员应对该数据提供保护，以防止不正当的商业使用。TRIPS 协议是专门针对 WTO 成员的义务性条约，第 39.3 条对 WTO 成员提出了药品试验数据保护的要求和最低标准。基于该项规定，各成员纷纷建立了各自的药品试验数据保护制度。药品试验数据保护制度中最基本的和最重要的，同时也是最具争议的内容之一就是药品试验数据保护的适用范围，这是每一个国家建立药品试验数据保护制度需要首要明确的问题，同时也直接决定了这个国家药品试验数据保护制度的力度和强度。

（一）各成员药品试验数据保护的适用范围比较

目前，WTO 成员中，除印度、古巴、阿根廷、厄瓜多尔、墨西哥、乌拉圭、委内瑞拉等外，其他成员都建立了不同程度的药品试验数据保护。已建立药品试验数据保护的成员，在保护的适用范围上也存在很大的差异。通过第三章对 TRIPS 协议下的药品试验数据保护范围分析，药品试

数据保护的适用范围可以分解为公开范围、注册范围和涵盖范围三个指标。通过对 WTO 下已经建立药品试验数据保护的各个成员进行研究，又可以建立 3 个公开范围 2 级指标、3 个注册范围 2 级指标以及 7 个涵盖范围 2 级指标，见图 6 - 6。

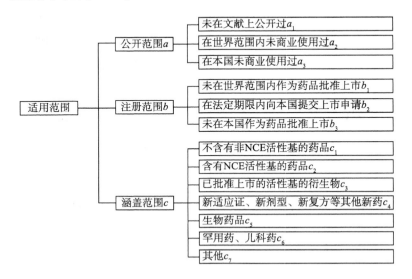

图 6 - 6　药品试验数据保护的适用范围指标

从公开范围的大小程度评价，$a_1 < a_2 < a_3$；从注册范围要求的宽松程度评价，$b_1 < b_2 < b_3$；涵盖范围中 c_1 至 c_7 涵盖的内容越多，则涵盖范围越广。本文选取 WTO 成员中已经建立了明确的药品试验数据保护制度，并且有详细的实施细则的 14 个成员进行了详细分析，将这些成员的药品试验数据保护的适用范围进行比较（见表 6 - 3）。

表 6 - 3　WTO 成员药品试验数据保护适用范围比较

国家/地区	公开范围 a			注册范围 b			涵盖范围 c						
	a_1	a_2	a_3	b_1	b_2	b_3	c_1	c_2	c_3	c_4	c_5	c_6	c_7
欧盟						+	+	+	+	+	+	+	+
美国						+	+	+		+	+	+	
加拿大						+	+				+	+	
日本						+	+	+		+		+	
韩国						+	+	+				+	

240

续表

国家/地区	公开范围 a			注册范围 b			涵盖范围 c						
	a_1	a_2	a_3	b_1	b_2	b_3	c_1	c_2	c_3	c_4	c_5	c_6	c_7
澳大利亚						+	+	+				+	
瑞士						+	+	+				+	
哥伦比亚						+	+						
多米尼加						+	+						
秘鲁						+	+						
萨尔瓦多					+		+						
洪都拉斯					+		+						
智利			+				+						
危地马拉	+	+			+		+						

数据来源：IFPMA. Data exclusivity: encouraging development of new medicines［EB/OL］.［2011 - 07 - 15］（2020 - 06 - 03）. http://www.fifarma.org/cms/images/stories/Prop_Intelectual/ifpma_data% 20exclusivity. pdf.

假定涵盖范围 c 中，$c_1 \sim c_7$ 范围大小相等，表 6 - 3 列举的国家按照保护范围的大小进行排序，则有：

欧盟 > 美国 > （加拿大、日本、韩国） > （澳大利亚、瑞士） > （哥伦比亚、多米尼加、秘鲁） > （萨尔瓦多、洪都拉斯） > 智利 > 危地马拉。

（二）各国药品试验数据的保护适用范围分析

基于上文对各国药品试验数据保护范围的比较，结合各国的药品试验数据保护立法实践，进一步得出以下结论。

1. 药品试验数据保护范围与各国医药创新能力密切相关

上述各国药品试验数据保护范围的比较明显说明医药创新能力越高的国家，药品试验数据保护的范围越广。欧盟和美国作为全世界医药创新水平最高的国家/地区，制定了最宽泛的药品试验数据保护范围。特别是欧盟将药品试验数据保护的范围延伸至已批准上市的活性基的衍生物和处方药向非处方药转化成功的药品。欧盟和美国还对生物药品授予试验数据保护。本书中所列举的发达国家/地区都选择了"TRIPS +"的药品试验数据保护范围。而医药创新能力较低的发展中国家/地区则选择了 TRIPS 最低标准的药品试验数据保护范围 NCE，如哥伦比亚、多米尼加和秘鲁。一些国家/地区还通过限制公开范围与注册范围的条件进一步缩小保护范围。如萨尔瓦多、洪都拉斯和危地马拉要求一个药物如果在世界上其他国家/地区通过注册，则必须在注册通过之日起 5 年之内向本国提交注册申请，否则不具备获得药品试验数据保护的资格。智利则把这一时间限定为 12 个月，同时智利还要求该药品在本国境内未被商业使用过。危地马拉是唯一要求药品在公开文献上未出版过的国家，同时还要求药品未在世界范围内商业使用过，是药品试验数据保护范围最狭窄的国家，也可以说是执行 TRIPS – 的药品试验数据保护范围。药品试验数据保护制度是以欧盟、美国为首的发达国家/地区发起的，旨在保护和促进药品的创新，也是创新型医药企业和政府不断谈判的结果。而发展中国家/地区医药创新能力普遍较低，多数发展中国家/地区还处在以仿制药为主的阶段，药品试验数据保护制度必然会阻碍仿制药的上市，因此选择了较为严苛的试验数据保护范围。

2. 药品试验数据保护范围与国家的药品注册审批制度相兼容

药品试验数据保护制度产生的一个重要背景就是药品审批制度的变革。1984 年美国颁布了《Hatch – Waxman 法案》，对《食品、药品与化妆品法》进行了修订，将药品申请分为新药申请与简化新药申请（仿制药申请）。所有简化新药申请无须进行完整的临床试验，只需证明申请药品与仿制对象具有生物等效性即可，药品监督管理部门可以依赖被仿制的新药之前提交的证明安全性和有效性的试验数据来批准仿制药的上市。之后，许多国家/地区都将药品申请区分为新药申请和仿制药申请。为了保护新药申请人数据的原创性，弥补新药申请人为获取这些数据付出的努力，很多国家/地区通过药品试验数据保护制度给予新药申请人一定的数据独占期限，在此期限内仿制药不得根据新药的试验数据被批准上市[25]。因此，各国/地区药品试验数据保护范围涵盖的药品都具有两个基本的特征：①该药品为获得上市经过了大量必要的临床前试验和临床试验；②该药品的仿制药一定程度上可以依赖原创药品的试验数据被批准上市。这个可以用来解释为什么只有美国、欧盟和加拿大给予生物药品试验数据保护。目前，世界上只有美国、欧盟和加拿大建立了生物仿制药简化审批制度。其他国家/地区都要求生物仿制药按照新药审批程序批准上市。

日本和韩国的药品试验数据保护制度完全源于本国的药品注册审批制度中的再审查机制。日本和韩国对于药品的有效成分、用法用量和效能等各方面明显区别于已上市或进口的药品实行再审查[26]。根据批准上市的药品的种类的不同设立不同的再审查期限，再审查期限内药品享受药品试验数据保护。因此，日本和韩国的药品试验数据保护的保护范围同其药品注册审批制度中规定需要再审查的药品范围一致。

3. 药品试验数据保护范围受药品主管部门设置的限制条件影响

欧美等发达国家/地区药品试验数据保护的范围虽然超出了 TRIPS 的对 NCE 进行保护的最低标准，但为了避免药品试验数据保护的滥用，其设置具体的条件来限制药品试验数据保护的范围。美国对于新的适应证、新用途、新复方、新剂型等非 NCE 药品要求必须经过由申请人进行或由其出资进行的对取得药品上市具有关键作用的临床试验，才能获得试验数据保护。而欧盟则针对不同类型的药品设置了不同的要求，见表 6 - 4。

表 6 - 4　欧盟药品试验数据保护的条件

药品试验数据保护的适用范围	限制条件
已批准上市的活性基的衍生物	显著的安全性和有效性的不同
新适应证	在临床上与现有疗效相比具有重要的进步
处方药转化为非处方药	经过大量的临床前与临床试验

2007 年，欧洲药品管理局就以不符合有效性和安全性为理由未批准爱尔兰赛普拉科制药公司（Sepracor Pharmaceuticals Ltd.）提出的针对已上市的佐匹克隆（Zopiclone）的右旋单一异构体右旋佐匹克隆（Esopiclone）的药品试验数据保护申请[27]。类似的案例在美国和欧盟还有很多。药品主管部门可以通过对具体药品的上市审查来限制药品试验数据保护涵盖的范围，同时也要求其具备较高的审评能力及效率。

4. 药品试验数据保护范围取决于本国/地区的药品可及性水平

WHO 就药品的可及性提出了 4 个重要的因素：可获得、可支付、资金支持和供应保障。药品试验数据保护从短期来看会延迟仿制药的上市，不利于药品价格的下降，影响本国/地区药品的可及性水平。从长远来看则可以激励医药企业将资金投入新药研发，促进更多更好的药品上市，从可获得性方面提高本国药品的可及性。从上文分析中可以看出，发展中国家/地区更倾向于首要解决药品的可支付性，因此限定了狭窄的药品试验数据保护范围。而发达国家/地区则更倾向于从长远上解决药品的可获得性，希望发挥药品试验数据保护制度的激励作用，促进新药的研发和上市，因此制定了较宽泛的药品试验数据保护范围。

罕用药和儿科用药由于患者人群少、利润低、临床试验不易开展等原因，医药企业多不愿涉足，罕用药和儿科药的可及性问题备受各国的关注。为了促进罕用药和儿科用药的研发，欧盟、美国、澳大利亚等发达国家/地区纷纷制定了罕用药和儿科用药研发激励政策，如欧盟的《罕用药条例》（2000）、美国的《罕用药法案》（1983）、日本的《罕见病用药管理制度》（1993）、澳大利亚的《罕见病用药方针》（1998）、韩国的《罕见病用药指导》（2003）[28]。加拿大和瑞士虽然没有制定独立的罕用药相关法规，但也设立了罕用药支持机制。在这些国家的罕用药政策中，都把罕用药试验数据保护作为激励罕用药研发的重要内容。同样，发达国家/地区也通过建立儿科试验数据保护来激励儿科用药临床研究和儿科药物研发。

（三）我国药品试验数据保护适用范围的选择的考量

我国于 2001 年加入 WTO，在《中国入世工作组报告》第五部分"知识产权制度"中第 284 段对遵守 TRIPS 第 39.3 条做出了承诺，对含有新型化学成分的药品提供试验数据保护。在 2002 年的《药品管理法实施条例》第 35 条以及 2007 年的《药品注册管理办法》第 20 条中进一步以行政法规和部门规章的形式对药品试验数据保护的范围即含有新型化学成分的药品进行确认。但是，自药品试验数据保护制度在我国建立以来，由于可操作性不足，实施效果并不明显。我国也因此连续多年被美国列为所谓《特殊301 报告》优先观察国家名录。其中，保护范围不明确是我国的药品试验数据保护最主要的问题之一。

在我国的国内法条文中只是宽泛地提出对"含有新型化学成分的"的

药品给予保护，但对于什么是"含有新型化学成分的药品"在其他条款中并未给出明确解释。定义不明确导致法规理解上的困惑，在实施的过程中缺乏可靠的依据。因此，完善我国药品试验数据保护制度，首先要解决的就是药品试验数据保护范围的问题。基于上文的分析，一个国家/地区的药品试验数据保护范围要在不违背 TRIPS 第 39.3 条的前提下，基于本国现阶段的医药创新能力、药品可及性水平、药品注册审批制度并且结合未来的医药发展方向综合考量。下面将从公开范围、注册范围和涵盖范围三个方面对完善我国药品试验数据保护的范围提出建议。

1. 公开范围

基于上文的分析，TRIPS 第 39.3 条是注册范畴的规定，将公开范围扩大到未在文献上公开过不符合 TRIPS 第 39.3 条的立法精神。同时未商业使用过也不应该成为获得药品试验数据保护的前提条件。根据我国药品注册分类，创新程度最高的化学药 1.1 类为"未在国内外上市销售的，通过合成或者半合成的方法制得的原料药及其制剂"。未在国内外上市销售过的药品可能在文献上公开过，或者在其他非药品领域商业使用过，但并不影响作为 1.1 类新药在我国批准上市。因此，要求未在文献上公开和未商业使用过与我国的药品注册审批制度也是不相符的，不应作为我国药品试验数据保护的限定条件。

2. 注册范围

从 2007 年 10 月新的药品注册管理办法颁布至 2015 年 3 月，我国共批准了 36 个 1.1 类新药，778 个 3.1 类新药，共批准 1 至 5 类新药 1768 个（包括国产和进口）。若采用"未在中国上市"为注册范围，则将有 46%的新药仿制药被延迟上市，对我国药品的可及性会产生较大的影响。另外，欧美等发达国家/地区的药品创新水平较高，世界上 70% ~ 80%的创新药都来自这些国家/地区，"未在本国上市"的往往也"未在世界范围内上市"[29]。因此，现阶段我国不宜采取发达国家/地区普遍采取的"未在中国上市"作为注册范围。

在 1.1 类新药中，仅有 1 个药品是国外的企业选择中国作为首次上市的国家，而 3.1 类新药中，有 161 个来自国外的企业，其中约 90%来自欧美国家/地区。可见我国目前并非跨国制药企业首选的上市国家，但也是不愿放弃的重要市场。若采取"未在世界范围内上市"为注册范围，则会导致绝大多数国外企业的药品在我国无法获得药品试验数据保护。

综上所述，注册范围建议采取智利等国家/地区的"等待期"模式，即规定在其他国家首次上市一定期限内必须在我国提交上市申请，才能获得我国的试验数据保护。据资料统计，创新药品在我国上市与在全球首次上市的时间差5～10年，因此采用"等待期"模式既可以合理限制取得试验数据保护的药品的数量，又可以吸引创新药品尽快在我国上市，兼顾药品可及性的短期与长远需求。

3. 涵盖范围

（1）使用了 NCE 的药品。

使用了 NCE 的药品是我国药品试验数据保护必须涵盖的，这也是 TRIPS 第 39.3 条的最低要求。其中活性基均为 NCE 的药品毫无疑问需要保护。对于 NCE 活性基和非 NCE 活性基的固定组合药物建议也给予保护。目前，固定组合药物发挥的作用越来越大，联合治疗已经成了某些疾病，如癌症、心血管病、传染病（特别是艾滋病）的标准治疗方案，同时固定组合的药物在耐药性和不良反应风险方面都具有一定的优势[30]。为了鼓励固定组合药物的研发，很多国家/地区都给予了相应的政策，其中药品试验数据保护就是重要的激励手段之一。如果没有试验数据保护，很多企业会选择先上市固定组合药物中的 NCE 来获取试验数据保护，为固定组合药物寻求保护伞。对于企业来讲这是次优的战略选择，会挫伤研发的积极性。而且很多固定组合药物中的 NCE 单独上市时由于安全性和有效性不符合审批标准而不能获准上市，只有和其他活性基组合才能满足上市要求，因此将使用 NCE 的药品限定为所有活性基均为 NCE 是不合理的。

对于已上市的活性基的衍生物建议不视为 NCE。目前国际上普遍把已上市的活性基的衍生物视为非 NCE，以避免药品试验数据保护的滥用。虽然欧盟将其纳入了试验数据保护的范围，却提出要满足安全性和有效性具有显著区别的条件。我国如果不加以条件地对已上市活性基的衍生物实施数据保护，必然会造成很多低水平的衍生物被保护，阻碍仿制药的上市。

如果加以限制条件，则需要投入更多的审评资金和精力，以我国目前有限的新药审评能力很难满足。

（2）新适应证、新剂型、新复方等新药。

新适应证、新剂型和新复方的新药可以分为两大类：一类是已在我国批准上市的药物增加国内外首次批准的新适应证、新剂型以及新复方。另一类是未在国内外上市的新复方，和已在国外上市尚未在我国上市的药品，增加国内外首次批准的新适应证、新剂型。对于第一类药品建议不列为保护的范围。在 2007 年的《药品注册管理办法》颁布之前，我国药品创新水平低下突出的表现就是已批准的药品增加新剂型、新适应证占据了新药的很大比例。因此，对此类药品实施数据保护对提高我国的药品创新水平并无太大的意义，反而可能会造成一些企业不断增加一些新的适应证、新剂型等来维持市场垄断，影响我国药品的可及性。对于第二类药品，建议给予一定程度的试验数据保护。我国目前的医药工业正处于模仿创新的阶段，此类药品也是目前我国医药企业研发创新的主要增长点，对此类药品的试验数据保护持完全否定的态度会抑制我国医药企业研发的积极性。

（3）生物药品。

基于上文的分析，鉴于我国目前还未建立生物药品的仿制药审批程序，暂时没有必要对生物药品实施数据保护。

（4）罕用药和儿科用药。

罕用药目前在我国上市数量少，且上市时间与发达国家/地区相比有平均 6 年左右的滞后性[31]。而且国内的医药企业对罕用药的研发缺乏动力，导致与发达国家相比，我国罕用药的可及性还处于较低的水平。为了激励罕用药的上市，我国已经建立了罕用药加速审批制度，但是该制度仅仅在罕用药的研发阶段通过加强沟通以加快上市或在上市审批阶段加快审评速度，对罕用药的研发刺激有限。因此，建议将罕用药纳入药品试验数据保护的范围：既可以吸引国外的罕用药尽快在我国上市，还可以激励本国的医药企业开展罕用药的研发。目前，在新药创新日益困难的情势下，很多国家都将罕用药作为新药研发的新的突破口。

近年来，我国对儿科药物的研发越来越重视，在国家食品药品监管总局发布的《关于深化药品审评审批改革进一步鼓励创新的意见》以及国务院相关规定中，明确提出要鼓励儿科药物的研发。儿科药物研发的难点在于临床试验的开展，对于具有临床试验数据支持的儿科用药进行试验数据保护，既体现了 TRIPS 第 39.3 条对"相当的努力"的补偿，也可以激励儿科用药的研发，加强儿科用药的可及性。

（5）其他。

中药作为我国传统的医药，知识产权保护历来是难点。一方面，由于其很难满足现代的专利制度对"新颖性、创造性、实用性"的要求，难以获得专利保护。另一方面，我国特有的中药品种保护制度，由于和国际知识产权制度难以接轨，也备受争议。事实上，中药在上市之前，也进行了大量的临床试验，有的中药的临床试验甚至比化学药更复杂，投入的物力和财力更多。因此，建议将具有一定创新程度的中药也纳入试验数据保护的范围，进一步探讨具有实际可行性的中药试验数据保护制度——既符合我国发展传统中医药的政策方向，也体现了我国对中药创新的激励。

总之，药品试验数据保护是我国 WTO 入市承诺的一项重要制度，试验数据保护的范围的界定直接影响我国药品试验数据保护制度的力度和强度。在不违反 TRIPS 第 39.3 条的前提下，借鉴其他国家的立法经验，综合考虑我国的新药创新能力、药品可及性水平、医药政策方向等综合因素，我国的药品试验数据保护范围可以界定为未在我国批准上市的含有新化学实体的药品。如果在我国上市之前已在世界上其他国家上市，需在一定的期限内在我国提出上市申请。新的化学实体不包括已上市的药品的衍生物，可以延及含有新化学实体的固定组合药物。对于已在国外上市、尚未在我国上市的药品，增加国内外首次批准的新适应证、新剂型、新复方的药品实施一定程度的试验数据保护。同时，对罕用药、儿科药和具有一定创新程度的中药也应该实施试验数据保护。

二、药物临床试验数据公开制度研究及启示

（一）药物临床试验数据的公开及意义

药物临床试验数据是药物临床试验产生的所有数据，包括临床试验的

基本信息、临床试验方案、临床研究报告、参与临床试验的个体患者数据等。长期以来，公众获取临床试验数据最主要的途径就是公开发表的文献。然而，据统计，在过去的 30 年里，大约只有 50% 的临床试验被报道过[32]。临床试验数据不公开或公开不充分会导致临床试验数据造假、重复性试验、偏倚性和选择性报道试验结果等一系列问题，进而危害公众的用药安全和知情权，还会引发伦理危机。

临床试验数据的公开指的是向公众开放部分或所有的临床试验数据，而广义的"公众"应该包括药物研究人员、卫生技术人员、药品监管人员等专业人士和消费者、病人、媒体和其他普通公民。临床试验数据公开可以使公众获得更全面的药品信息，更加合理地使用药物；试验数据的共享可以加强研究人员之间的信息沟通与合作，提高药物研发效率；详细的临床试验数据可以重复利用，并进行二次研究，开发出新的知识。更重要的是，公开临床试验数据使第三方独立对原始分析方法和结论进行验证和二次分析成为可能，可以震慑试验数据造假，并对监管机构的决策进行监督。药品监管部门作为持有药物临床试验数据的官方机构，在药物临床试验数据的公开中发挥着重要作用。

临床试验数据是药品获得上市许可的重要证据，也是判定药品安全性和有效性的重要依据。长期以来，临床试验数据被企业当作商业秘密加以保护，公众很难获得公开的临床试验信息。近年来，临床试验数据造假、信息不对称、重复性试验等引发的一系列关于伦理、知情权和用药安全的争议使得各国政府和社会各界对临床试验数据的公开越来越关注。

最早的临床试验数据公开可以追溯到 1967 年美国国家心理卫生研究所建立的全球精神药理学药物临床试验注册系统[33]。到了 20 世纪 80 年代，建立更公开的甚至国际化的临床试验数据库的呼声越来越高。1988 年，应艾滋病群体希望通过临床试验数据获得更多的创新疗法信息的要求，美国建立了艾滋病临床试验信息系统。但是早期的临床试验数据公开仅局限于少量的针对特定疾病的政府资助的临床试验项目。现代信息技术和网络的发展为临床试验数据的公开和全球共享提供了新的机遇。

1997 年，美国的《FDA 现代化法案》颁布，要求美国国立卫生研究院（National Institutes of Health，NIH），建立一个药品临床试验信息库。2000 年，Clinical Trials 建成并正式对外开放，迄今为止也是世界上最大的临床试验数据库。Clinical Trials 的建立开启了临床试验数据公开的新篇章。

2005 年，WHO 建立了临床试验注册平台（International Clinical Trails Registry Platform，ICTRP），向公众公开全球临床试验，这一举措也被公认为临床试验数据公开国际化的重要一步。2008 年，第 8 次修订的《赫尔辛基宣言》首次提出要求每一个临床试验都要进行注册，研究人员、作者、资助者、编辑和出版者在研究结果的发表和宣传方面都有伦理义务。研究人员有责任使临床试验结果公开可及，并对其报告完整性和准确性负责。阴性结果、不能给出明确结论的结果和阳性结果必须发表或以其他方式公开可及。不符合本宣言原则的研究报告不应被接收发表。在临床试验数据公开的进程中，政府推动发挥了重要作用。

（二）政府临床试验注册与结果公开平台

政府主导的临床试验注册与结果公开平台是目前临床试验信息公开的主要模式，一般由各个国家通过制定相应的法律政策推行。迄今为止，全球共有超过 40 个国家都制定了药物临床试验数据公开的相关法律、法规或指南，包括澳大利亚、法国、印度、巴西、日本等国家[34]。其中，美国的 Clinical Trials 和欧盟的 EU – CTR 是最具有代表性且发展最为完善的两个临床试验注册与结果公开平台，而且都是强制公开。

1. 美国的 Clinical Trials

美国是世界上临床试验数据公开最早的国家。早在 2000 年，美国就建立了 Clinical Trials 临床试验数据库。但是，FDAMA 将数据公开的范围限定为"以治疗严重威胁人类健康疾病的药品、生物制品所展开的临床试验"。由于未对"严重威胁人类健康的疾病"做出明确界定，以及没有相应的惩罚措施，导致临床试验数据的公开发展缓慢。

2007 年，美国国会通过了《食品药品管理修正案》，扩展了临床试验数据公开的范围，要求所有在美国开展的临床试验都要在 Clinical Trials 进行注册，并要公开临床试验结果摘要（Summary Results），而且制定了相应的惩罚措施。但是，Ⅰ期临床试验数据和未通过 FDA 上市批准的药品的试验结果摘要可以不公开。

2016 年 9 月，美国健康和福利部（United States of Department of Health and Human Services，HHS）与 NIH 分别发布了临床试验注册和结果信息提交终极规则和终极政策，对 FDAAA 的药物临床试验数据公开的相关规定进行补充。终极规则规定未通过上市批准的药品也要公开临床试验结果摘要，同时药品不良反应事件发生的时间表、搜集方法、全因死亡率、研究计划、统计分析方案等信息均要公开，而且要每年更新数据内容。终极政策针对所有全额或部分受到 NIH 资助的临床研究项目，在终极规则的基础上进一步将临床试验数据公开的范围扩展到Ⅰ期临床试验数据[35]；并且要求所有的研究项目在提交项目申请书时必须附加详细的临床试验数据共享计划，或者给出解释为什么这种数据共享是不可能的。

2. 欧盟的 EU－CTR

2001 年，欧盟发布第 2001/20/EC 号临床试验指令，该指令第 11 条要求建立临床试验数据库。2004 年，欧盟的临床试验数库 EudraCT 正式建成。所有在欧盟/欧洲经济体境内进行的临床试验必须在该数据库登记，上传所有临床试验数据。但是 EudraCT 中的所有临床试验信息并不对外公开。

2004 年，欧盟医药管理局根据（EC）No. 1049/2001 号法规的要求，在具备合理和适当的理由的前提下，可以依申请公开临床试验数据。2004年和 2006 年，欧盟发布了两条法规（EC）No. 726 /2004 和（EC）No. 1901 /2006，分别要求公开欧盟/欧洲经济体境内的药物临床试验登记数据和儿科研究临床试验登记数据，并且公开试验结果摘要。依照这两个法规的要求，2011 年 3 月欧盟创建了 EU－CTR 网站，公众可以通过登录该网站，公开获取 EudraCT 数据库中的药物临床试验信息。但是直至 2013年，EudraCT 才可以上传试验结果摘要，并通过 EU－CTR 进行公开。

2014 年，欧盟医药管理局通过了 Policy 0070，并于 2015 年 1 月正式实施。该政策在之前临床试验数据公开的基础之上，进一步要求公开临床研究报告（Clinical Study Report，CSR），使药物临床试验数据公开又向前迈进了一大步。同时该政策也是同年通过的（EU）No. 536/2014 号临床试验法规的补充。

2014 年，欧盟通过了（EU）No. 536/2014 号法规，并于 2016 年正式施行。该法规代替了之前的 2001/20/EC 号指令，创建了单一的临床试验数据提交系统，设置了统一的科学和伦理审查标准，并在整个欧盟/欧洲经济体内具有法律强制力；并明确要求所有在欧盟境内进行的临床试验必须公开临床试验注册信息、临床试验结果摘要和 CSR 信息。

（三）药物临床试验数据公开的类别及内容

临床试验数据公开的程度，可以分为四大类：临床试验注册基本信息公开、结果摘要公开、CSR 公开和原始数据公开。

1. 临床试验注册基本信息公开

临床试验注册（Trial Registration）是指主办者将试验基本信息在特定的临床试验注册机构或数据库进行登记，并在公开的网站予以公示，而且对数据进行实时更新[36]。临床试验注册起源于美国，最初是自愿性质的，有些国家/地区将其作为获得上市批准（如美国、欧盟）或伦理委员会批准（如印度、英国）的必要条件，逐渐发展成强制注册。目前强制临床试验注册的国家/地区有美国、欧盟、英国、阿根廷、以色列、捷克、印度、南非、中国台湾。实行自愿注册的国家/地区有非洲、澳大利亚、古巴、日本、斯里兰卡。

每个国家/地区对临床试验注册的具体要求都是不同的。WHO 为临床试验注册提供了一个基本的标准和指导，包括注册信息中应该包含的 20 个基本要素。2005 年，WHO 建立了 ICTRP，将各个国家和地区的临床试验注册库整合到一起，提供一个获得各国临床试验注册数据的统一的入口。目前，已经有 16 个国家和地区的临床试验注册库和 ICTRP 建立了链接。ICTRP 为入库的每一项临床试验指定一个全球唯一的编号，公众可以通过这个编号或其他关键词进行检索。WHO、美国和欧盟的临床试验注册信息要求，如表 6 - 5 所示。

表 6 - 5　WHO、美国和欧盟临床试验注册要求比较

	WHO	美国	欧盟
注册平台	ICTRP	ClinicalTrials. gov	EudraCT
公开网址	http：//www. who. int/ictrp/en/	http：//www. Clinical-Trials. gov	http：//www. clinicaltrialsregister. eu
注册时间	第一例受试者入组前	试验获准后、试验启动时登记，但不应晚于第一例受试者入组21 日	提交临床试验申请时同其他申请资料一并在 EudraCT 登记，试验获准后通过 EU - CTR 公示
注册信息	注册号、注册日期、二级注册号、资金来源、主办者、协办者、责任联系人、研究联系人、公开题目、研究题目、受试者招募来源、受试者健康状况或问题、干预措施、受试者招纳或排除标准、研究类型、第一例受试者入组时间、目标样本量、招募情况、原始结果、辅助性结果	描述性信息（题目和目的、主要和次要结局、临床试验协议、预计完成日期或终止日期等）、招募信息（招募标准、招募情况等）、地点和联系信息（试验地点、开始日期、联系方式等）、管理信息（注册号、资金来源、试验药物获得上市批准情况等）	试验协议信息（注册号、试验题目）、主办者信息（资金来源、联系人等）、研究用药品信息（名称、给药途径等）、申请者信息（申请人、联系方式）、安慰剂信息、试验的一般信息（试验目的、研究类型、终点指标等）、受试者信息（年龄、性别、人数等）、临床试验研究者信息、伦理道德委员会信息（是否通过、何时通过审评）、试验进行程度信息（结束或进行中）
应用对象	所有临床试验	2007 年 9 月之后在美国开始或还在进行的临床试验	2004 年 5 月之后在欧盟开展的成人试验，2006 年 5 月之后的儿童试验
试验阶段	所有试验阶段	应用型临床研究：NIH 资助的项目 I ~ IV 期，其他项目 II ~ IV 期，	干预性临床试验：儿童 I ~ IV 期，成人：II ~ IV 期

　　临床试验注册信息的公开一方面有利于加强研究人员之间的信息沟通与合作、减少不必要的重复试验，另一方面也将注册信息直接面向公众，有助于招募试验者。

253

2. 结果摘要公开

长期以来，偏倚和选择性报道研究结果是临床试验数据公开存在的主要问题。研究发现，公开发表的文献中，阳性结果的报道占到 71% 左右，而且通常比阴性结果平均提前 1 年公开，有些未取得显著效果的临床试验可能延迟数年才公开，或者根本不公开[37]。为了解决这一问题，很多国家开始要求公开临床研究结果摘要。目前，美国和欧盟已经强制性地要求公开研究结果摘要，具体公开要求见表 6 - 6。

表 6 - 6　美国和欧盟临床试验结果摘要公开要求

	美国	欧盟
公开内容	受试者信息、受试者人口统计学信息和基线特征、主要疗效结果和次要疗效结果以及不良反应信息、试验协议和统计分析计划、管理信息	标识信息、主办者的姓名和联系方式、临床试验的一般信息、受试者信息、研究用药品信息、不良反应信息、试验结果概述、试验结果的评论、可预见的后续临床试验描述、其他信息获取方式
公开对象	所有临床试验注册的药物，无论是否通过上市审批	所有临床试验注册的药物，无论是否通过上市审批
提交时间	临床试验结束后 1 年之内。未通过上市批准的药物以及临床试验结束 1 年后还在上市审批中的药物，或者提出新的适应证申请的药物可以额外延长 2 年	成人的临床试验结束 12 个月之内，儿科临床试验结束 6 个月之内
惩罚措施	受到违反通告 30 日内仍未进行改正的，从第 31 日开始，处以每日不超过 1 万美元的罚款，直至其改正为止；受到 NIH 资助的研究项目，暂停或终止资助，并且影响将来再次申请资助	具体惩罚措施由各成员制定

3. CSR 公开

CSR 是药品上市申请时，提交给药品主管部门的文件的关键组成部分。它包含了临床试验每一阶段的完整详细数据，包括研究方案、统计方法、试验结果以及病例报告表和患者数据列表（包括个体疗效反应数据和不良事件列表）等，常常可达数千页。

关于是否公开 CSR 一直备受争议。支持者认为 CSR 包含了许多结果摘要中隐藏和未公开的数据，公开 CSR 可以更准确地评价药物的安全性和有效性[38]。反对者则认为 CSR 包含了大量商业敏感信息，不宜公开，而且还有导致数据滥用的风险。因此，长期以来，CSR 数据都是被企业作为商业秘密加以保护，不予公开，即使在药品试验数据公开程度较高的美国和欧盟，也只是被列为依申请公开。2010 年，Nordic Cochrane Centre 的研究人员因为 EMA 拒绝发布达菲（Tamiflu）的 CSR 而向欧洲监察使（European Ombudsman）提出请求，最后欧洲监察使要求公开 Tamiflu 的 CSR，并指出 CSR 包含的信息不应视为商业秘密，公开也不会损坏商业利益[39]。此事件对欧盟关于公开 CSR 的政策具有直接的影响。随后颁布的 EMA 的 Policy 0070 和欧盟的 No. 536/2014 法规要求从 2015 年 1 月起，在药物上市申请被批准、拒绝或撤回 30 天内提交 CSR 信息。目前，欧盟也是全球唯一强制要求公开 CSR 信息的地区。

4. 原始数据公开

原始数据是药物临床试验的第一手资料，包括患者个人数据（Personal Data，PD）、病例报告表（Case Report Forum，CRF）、解释数据集结构和内容的文档（例如注释 CRF、变量定义、数据推导规范、数据集定义的文件）。它还包括支持性文件，例如测试输出、统计分析软件和统计程序等[40]。原始数据的公开使第三方监督和独立评估试验结果成为可能，可以更有效地防范试验数据造假，并且可以重复利用试验数据进行二次研究。但是原始试验数据往往含有大量的商业敏感信息和患者隐私数据，因此目前各国对原始数据的公开都持否定态度。只有欧盟在 EMA 的 Policy 0070 中建议"有限公开"，即必须向 EMA 提出专门的申请，而且只有当药品获得上市许可后，EMA 才会依据申请考虑是否公开。但是，目前还未有公开的案例。

目前，公开原始数据的只有上文介绍的几个非政府的信息共享平台，而且都是只针对一定资格的研究人员公开。

（四）药物临床试验数据公开面临的争议及处理机制

临床试验数据的公开虽然逐渐受到越来越多的认可和支持，但争议也一直存在。

争议主要集中于三点：一是临床试验数据的公开是否违反了 TRIPS 第
39.3 条中有关药品试验数据保护的相关规定；二是临床试验数据的公开是
否侵犯了医药企业的商业秘密和患者的个人隐私；三是临床试验数据的公
开是否会造成数据滥用。

1. TRIPS 第 39.3 条的试验数据保护争议及处理

TRIPS 第 39.3 条提出了 WTO 各成员对未披露的药品试验数据的保护
义务。该条款也作为很多医药企业反对临床试验数据公开的重要依据。基
于 39.3 条的规定，对于"通过巨大努力取得的""未披露的"，并且"作
为批准使用了新化学实体的药品上市的条件"的药品试验数据应该予以保
护，以防止不正当的商业使用；并且，各成员应该保证这些试验数据不被
披露。

公开临床试验数据看起来与 TRIPS 的规定相背离。事实上，TRIPS 第
39.3 条明确提出了药品试验数据在两种情况下可以公开，一是保护公共利
益，二是已采取必要的措施以保证该数据不被不正当的商业使用。基于公
共利益作为披露试验数据的理由，在现实运用中存在诸多问题。首先，
"公共利益"难以准确界定。其次，只适用于个别具体试验数据的公开，
无法作为从整个国家层面要求公开临床试验数据的依据，而且尚未有任何
依据"公共利益"披露临床试验数据的具体案例。因此，很多国家都通过
"采取必要的措施以保证该数据不被不正当的商业使用"来保证临床试验
数据在公开的同时，又不违反 TRIPS 第 39.3 条的规定，即建立在"药品
试验数据专有权"基础上的"临床试验数据公开"。

药品试验数据专有权（Data Exclusivity）是以美国和欧盟为代表的一
些发达国家采用的药品试验数据保护制度，目前这项制度已经被 WTO 的
多个成员引用。药品试验数据专有权赋予最先递交未披露的试验数据所有
人一段期限的数据独占权，在此期限之内，药品主管部门不能将这些未披
露的数据作为批准其他药物上市的依据。通过药品试验数据独占，医药企
业可以享受一段时间的市场垄断，可以尽快收回获取这些试验数据所付出
的巨额成本。同时，也可以避免仿制药企业"搭便车"，造成"不正当的

商业使用"。

"药品试验数据专有权"基础上的"临床试验数据公开"是解决医药企业利益和公共利益冲突的平衡之举。同时，也是在不违反 TRIPS 规定的前提下，合理公开临床试验数据的一项有效措施。而且美国、欧盟等国家的试验数据专有权并不局限于"含有新化学实体"的药物，已扩展至新剂型、新适应证等药品。对于不属于"新化学实体的药品"，由于其不属于 TRIPS 第 39.3 条规制的范围，因此其临床试验数据的公开也不会造成冲突。

2. 商业秘密和个人隐私侵权争议及处理

商业秘密（Commercially Confidential Information，CCI）指不属于公共领域、不能公开获取，且公开可能会损害所有者的经济利益或经济地位的商业敏感信息[41]。在 WHO 规定的注册信息包含的 20 个基本要素中，有 5 个被医药企业一致认为属于商业敏感信息：研究题目、干预措施、目标样本、原始结果和辅助性结果。同时，医药企业对于过早公开临床试验信息也存有异议。因为公开早期阶段的试验信息有可能向竞争者泄露自己的研究动向和投资决策，进而丧失市场竞争优势。临床试验数据中包含患者的大量个人数据，一旦公开则会涉嫌侵犯个人隐私。对此，美国和欧盟在具体的实施过程中都采取了相应的措施。

对于提交注册的临床试验数据信息，美国和欧盟都有一个审核机制，审核通过之后才会公开。对于认为属于商业秘密和个人隐私的信息，提交人可以在注册时加以说明，如果被确认，可以不予公开。欧盟为了解决 CSR 数据的公开引发的商业秘密和个人隐私争议，在 Policy 0070 中引入了编校机制（Redaction Mechanism）。申请人需要向 EMA 提交两份 CSR，其中一份是上市审批用的包含完整信息的 CSR（a），另一份是对 CCI 和 PD 信息进行处理的 CSR（b）。EMA 会对 CSR（b）进行另外审查，如果通过审查，则在审批结束后公开 CSR（b）。EMA 如果未通过 CSR（b），则会启动协商程序，给申请人发送一份拟公开的 CSR（c），并和申请人进行协商。如果协商不能达成一致，EMA 享有最终话语权。如果申请人不同意 EMA 的决定，可以在收到决定的 10 天之内向普通法院提起诉讼，在这 10

天之内 EMA 只公开无争议的信息。如果普通法院支持 EMA 的决定，申请人可以在收到普通法院判决之日起 2 个月内向上一级法院提起复议[42]。

对于公开早期阶段的试验信息引起的不良后果，目前各个国家基本都持认可态度，因此目前都不要求公开 I 期临床试验信息。即使美国和欧盟对于一些特殊的临床试验提出了公开 I 期临床试验信息的要求，也允许隐去关键的商业敏感信息。

3. 数据滥用争议及处理

临床试验数据的公开，特别是 CSR 信息和原始试验数据的公开，如果没有相应的保障措施，极易引起数据滥用，包括不正当的商业使用。目前防止数据滥用的主要措施有控制准入和条件使用（Terms of Use，ToU）。

控制准入是前文介绍的医药企业等非政府试验数据公开平台采取的针对原始数据公开采取的措施。通过对数据请求者的身份进行验证，并设定相应的资格标准、签署使用协议、提交研究方案等方式对特定的人群进行开放，通常是面向研究者，而且只能用于科研等非商业目的。

ToU 是欧盟在 Policy 0070 中提出的防止数据滥用机制，旨在开放临床试验数据的同时，避免数据被不正当的商业使用。在获取数据之前，用户需要在 EU – TCR 进行注册。获取一般信息的普通用户只需要进行简易注册，而且只能获得"仅屏幕可见"（View – on – Screen – Only）的一般信息，不包括 CSR。如果想要下载临床试验信息，获取 CSR 数据，必须进行身份识别注册，审核通过之后，可以下载、打印；同时要遵守相应的使用条款，包括这些数据不能被用来提交上市申请及其他不正当的商业使用，所有超范围的使用造成的后果由使用者承担。下载的数据会标有水印，用来强调这些数据不能用于商业用途[43]。

（五）EMA 的药物临床试验数据公开制度例证

1. EMA 的药物临床试验数据公开发展

本书以标志性的政策事件为依据，对 EMA 的药物临床试验数据公开制度的发展脉络进行梳理，将其分为 5 个阶段：不公开阶段、注册基本信息公开阶段、试验结果摘要公开阶段、CSR 信息公开阶段和原始数据公开阶段。图 6 - 7 展示了 EMA 临床试验数据公开的各阶段及标志性事件。

（1）不公开阶段。2001/20/EC 指令的颁布提出建立临床试验数据库的要求，要求所有在欧盟/欧洲经济体境内上市的药物的临床试验必须在该数据库进行登记，并上传所有临床试验数据。2004 年 EudraCT 正式建成，但所有临床试验信息并不对外公开。虽然 2004 年和 2006 年欧盟相继发布了公开药物临床试验、儿科研究临床试验登记数据和结果摘要的要求，但是当时 EudraCT 使用的 V8 版本只是一个数据登记和上传平台，还不具备公开的功能。

（2）注册基本信息公开阶段。2008 年，第 8 次修订的《赫尔辛基宣言》首次提出要求每一个临床试验都要进行注册并公开试验结果[44]。2011年，EU - CTR 网站建成，公众可以查询临床试验数据的注册基本信息。

（3）临床试验结果摘要公开阶段。2013 年，EudraCT 的 V9 版本启用，实现了上传试验结果摘要的功能，并通过 EU - CTR 网站进行公开。试验结果摘要包含所有的阳性和阴性研究结果，可以一定程度解决偏倚性和选择性报道的问题。

（4）CSR 公开阶段。2014 年 4 月，欧洲议会和欧盟理事会通过了（EU）No. 536/2014 号临床试验法规，废除了之前的 2001/20/EC 指令，要求所有在欧盟/欧洲经济体境内上市的药物必须公开临床试验注册信息、临床试验结果摘要，并且必须在药物上市申请被批准、拒绝或撤回 30 天内提交 CSR 信息并通过 EU - CTR 网站公开。2014 年 EMA 颁布了关于人用药品临床试验数据公开政策 Policy 0070（EMA/240810/2013），对（EU）No. 536/2014 号法规中关于公开 CSR 的相关规定进行了补充。2016 年 10 月，EMA 公开了Kyprolis 和 Zurampic 的 CSR，这也是 EMA 首次公开 CSR[45]。

（5）原始数据公开阶段。公开原始数据意味着临床试验数据的全面开放，可以对数据进行二次利用与分析。但如果运用不当，很可能会侵害商业秘密、个人隐私及造成其他数据滥用[46]。目前，EMA 只是在 Policy 0070 中提出了公开原始数据的设想和计划，但还未实施，何时公开原始数据也还是未知。

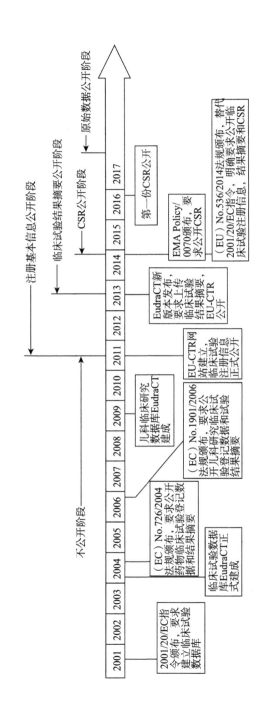

图6-7 EMA公开临床试验数据的发展阶段及标志性事件

2. EMA 的药物临床试验数据公开制度分析

（1）EMA 药物临床试验数据公开的途径。

EMA 公开药物临床试验数据有申请公开（Reactive Disclosure）和主动公开（Proactive Disclosure）两种途径。

2001 年，欧盟颁布了 Regulation（EC）No. 1049/2001，授予欧洲公民，以及任何在欧盟成员国有自然或法定居所或设有注册办事处的民众、机构获取欧洲议会、理事会、委员会三大机构文件的权利[47]。2006 年，依据该法令，EMA 颁布了关于公众获取人用和兽用药品相关文件的政策 Policy/0043（EMA/110196/2006），明确公众可以通过申请公开途径获取药物临床试验数据，并于 2010 年 12 月生效。依据该政策，申请人可以向 EMA 提交详细的书面申请（包括电子版），请求公开其持有的相关药物临床试验数据。EMA 收到申请之后，经过审核决定公开、拒绝或部分公开。对于可以公开的数据，EMA 会在规定的时间，通过指定的途径向特定的申请人公开。对于影响公共利益，损害个人隐私、商业秘密，影响司法程序和检查、调查和审计决策，以及干扰 EMA 的决策程序的内容则不予公开[48]。

2011 年 3 月，EU - CTR 网站建成，EMA 开启了药物临床试验数据的主动公开途径，即在规定的时间内，通过指定的网站以公众可及的方式公开临床试验信息。主动公开也成为 EMA 公开药物临床试验数据的主要方式，申请公开则作为主动公开的补充形式存在。由于学界普遍将临床试验数据的主动公开视为真正意义上的公开，本书对 EMA 临床试验数据的公开制度的讨论也集中于主动公开，并将主动公开注册基本信息视为 EMA 的药物临床试验数据公开制度的起点。

（2）EMA 药物临床试验数据公开的内容及要求。

EMA 药物临床试验数据公开的内容目前主要由临床试验注册信息、临床试验结果摘要和 CSR 三部分构成。

①临床试验注册信息。临床试验注册信息是临床试验主办者在提出临床试验申请时在特定的临床试验注册机构或数据库进行登记的一些基本信息。EMA 要求进行登记的临床试验注册基本信息包括试验协议信息（注册

号、试验题目）、主办者信息（资金来源、联系人等）、研究用药品信息（名称、给药途径等）、申请者信息（申请人、联系方式）、安慰剂信息、试验的一般信息（试验目的、研究类型、终点指标等）、受试者信息（年龄、性别、人数等）、临床试验研究者信息、伦理道德委员会信息（是否、何时通过审评）、试验进行程度信息（结束或进行中）等 10 类信息[49]。这些信息由试验申请人在提交临床试验申请时同其他申请资料一并在 Eud-raCT 登记，试验获准后通过 EU – CTR 公示。但是出于保护商业秘密的考虑，只限于干预性临床试验的公开，而且成人的 Ⅰ 期临床试验可以不予公开。

②临床试验结果摘要。临床试验结果摘要包括标识信息、主办者的姓名和联系方式、临床试验的一般信息、受试者信息、研究用药品信息、不良反应信息、试验结果概述、试验结果的评论、可预见的后续临床试验描述、其他信息获取方式等内容。而且所有临床试验注册的药物，无论是否通过上市审批都需要提交试验结果摘要[50]。成人的临床试验结束 12 个月之内提交，儿科的临床试验结束 6 个月之内提交。对于不提交的各成员要制定相应的惩罚措施。

③CSR。CSR 是药品上市申请时，提交给药品主管部门的文件的关键组成部分。它包含了临床试验每一阶段的完整详细数据，包括研究方案、统计方法、试验结果以及病例报告表和患者数据列表（包括个体疗效反应数据和不良事件列表）等，常常可达数千页[51]。CSR 中包含了许多试验结果摘要中隐藏的或未公开的数据，可以更准确地评价药物的安全性和有效性。同时，CSR 中可能包含大量的商业敏感信息，使用不当会造成数据滥用。因此，关于 CSR 的公开，各国政府基本都持否定态度。目前，欧盟是世界上唯一强制公开 CSR 的地区。表 6 – 7 对（EU）No. 536/2014 号法规和 Policy 0070 关于公开 CSR 的相关规定进行了比较。

表 6 – 7　Policy 0070 和（EU）No. 536/2014 公开 CSR 的相关规定比较

	Policy 0070	（EU）No. 536/2014
应用对象	仅限通过集中审批程序提交上市申请的药品	所有 IMPs[b]，无论该药品是否获得上市批准

续表

	Policy 0070	（EU）No. 536/2014
试验范围	提交给 EMA 的 MAA[a]、（EC）No. 726/2004 号法规的第 58 条注册程序（Art 58 procedure）申请、已上市的药品增加新的适应证或其他补充申请中涉及的所有的临床试验，无论该临床试验是否在欧盟/欧洲经济体境内进行的	所有在欧盟/欧洲经济体境内进行的临床试验，包括属于儿科研究计划的在欧盟/欧洲经济体境外进行的临床试验
公开内容	临床研究综述和摘要、研究报告、试验方案、统计方法、病例报告表	在临床试验的生命周期中产生的所有临床试验相关信息，包括试验方案，试验评估和决定，试验结果摘要、研究报告
提交时间	MAA、已上市的药品增加新的适应证或其他补充申请：递交 MAA 起第 181 天至 220 天期间（EMA 的 CHMP[c] 做出评审意见前 30 天至后 10 天期间）。第 58 条注册程序申请：CHMP 做出评审意见前 30 天至后 10 天期间。撤回申请：收到撤回信 30 天内	药物上市申请被批准、拒绝或撤回 30 天内
公开时间	MAA、已上市的药品增加新的适应证或其他补充申请：收到 EC[d] 的评审意见 60 天后，在 EPAR[e] 发布之后。第 58 条注册程序申请：收到 CHMP 的评审意见 150 天内；撤回申请：收到撤回信 150 天内	未具体要求
公开途径	EU – CTR	统一的门户网站（在建）
实施日期	2015 年 1 月	2018 年 10 月

　　a：Marketing Authorization Application，新药上市申请；b：Investigational Medicinal Products，研究性药品；c：Committee for Medicinal Products for Human Use，人用医药产品委员会；d：European Commission，欧盟委员会；e：European Public Assessment Report，公众评估报告

（3）EMA 药物临床试验数据公开的程序。

　　所有拟公开的临床试验数据均由申请人以数据包的形式上传给 EMA，EMA 负责对这些数据进行审核，审核合格之后上传至 EudraCT，并在 EU – CTR 公开，整个过程可以分为提交、审核修改、再提交和公开四个步骤。

本书以 CSR 数据的公开为例，展示 EMA 的药物临床试验数据公开流程，见图 6 – 8。

①提交。申请人需要在规定的时间内提交临床试验数据。由于 CSR 中可能会涉及商业秘密和个人数据，因此 EMA 允许申请人对研究报告进行编辑。对涉及 CCI 的数据，以黑框覆盖，并以红色字体标注 "CCI" 字样。PD 则以浅蓝色框覆盖，以黑色字体标注 "PD" 字样[52]。但是需要同时提交给 EMA 一份 CCI 的编校说明（Justification Table），以表格的形式列出编校的 CCI 数据，以及为什么列为 CCI 的说明。还需要提交一份匿名处理报告（Anonymisation Report），说明对涉及个人数据匿名化处理的方法以及对数据效用产生的影响。EMA 收到数据之后，会在 10 个日历日内给申请人发送确认邮件。

②审核修改。EMA 会在 50 个日历日内对数据进行审核，如果对申请人提交的数据有异议，将会启动协商程序，向申请人提出自己的修改意见，并与之协商，直至达成一致，确定最终公开的版本。如果申请人提供的编校说明不完整、不具体或过于笼统，EMA 会和申请人联系，要求其进行解释和澄清。

③再提交。申请人需要再次提交与 EMA 协商一致的拟公开的最终编校版本，同时 EMA 要核实 EC 的评审进程以及 EPAR（European Public Assessment Report，欧盟公众评估报告）的公开进程，初步判定临床试验数据的公开日期，并给申请人发送再次接收确认邮件。再提交需要在 20 个日历日内完成。

④公开。EMA 收到申请人发来的最终的公开版本之后，对研究报告加盖水印，上传至 EudraCT，并在 EU – CTR 公开。具体所需时间取决于 EC 做出审评意见以及 EPAR 公开的进程。

（4）EMA 的药物临床试验数据公开争议处理机制。

临床试验数据在公开的过程中会涉及申请公开方、公开方和公众的多方面利益，因此为了解决在公开过程中可能出现的一些争议，建立了一系列争议处理机制。

①救济机制（Complaint Mechanism）。临床试验数据是否公开以及公开

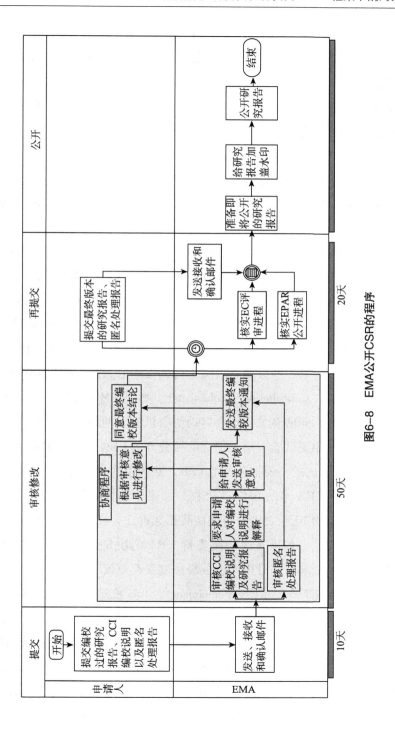

图6-8　EMA公开CSR的程序

的范围均由 EMA 审核决定，但是申请公开方和公开方均有寻求救济的权利。对于申请公开，如果 EMA 拒绝或只部分公开，申请方对 EMA 的决定不服的，可以向欧洲监察使进行投诉，或向欧盟普通法院提起诉讼。或者如果 EMA 决定公开，而公开方拒绝公开的，其也可以向欧盟普通法院提起诉讼；对于主动公开，如果关于公开的内容被公开方与 EMA 协商不成的，公开方也可以向欧盟普通法院提起诉讼。

②编校机制。临床试验数据中会涉及一些 CCI 和 PD，公开这些数据会侵害数据所有者的利益和患者的个人隐私。因此，对于 PD 数据，EMA 要求进行匿名处理。对于 CCI 数据，则允许数据所有人对这些数据进行编校。EMA 在制定 Policy 0070 时，在附录中对临床试验数据中可能构成 CCI 的一些数据进行了列表，以及说明在什么情况下允许被编校。试验申请人无论是申请公开，还是主动公开，都可以对认为属于 CCI，包括不属于 EMA 的 CCI 列表范围的数据进行编校，但是要提交一份编校说明。EMA 会结合产品性质、市场竞争状况、临床开发新颖性、在其他国家/地区的审批情况等因素，对这些数据是否属于可编校的信息进行综合判断[53]。

③协商机制（Consultation Mechanism）。如果 EMA 对于公开的内容和试验申请人具有不同的意见，则会启动协商机制。例如，在 CSR 公开的审核修改程序中，如果试验申请人提交的拟公开的 CSR 未通过 EMA 的审核，则会收到 EMA 发送的一份拟公开的 CSR，并和申请人进行协商。如果协商不能达成一致，EMA 享有最终话语权。如果申请人不同意 EMA 的决定，可以在收到决定的 10 天之内向普通法院提起诉讼，在这 10 天之内 EMA 只公开无争议的信息。如果普通法院支持 EMA 的决定，申请人可以在收到普通法院判决之日起 2 个月内向上一级法院提起复议[54]。

④ToU 机制（Terms of Use Mechanism）。ToU 机制是欧盟在 Policy/0070 中提出的防止公众对数据进行滥用的机制。在获取数据之前，用户需要在 EU – TCR 注册。获取一般信息的普通用户只需要进行简易注册，而且只能获得"仅屏幕可见"的一般信息，不包括 CSR。如果想要下载临床试验信息，获取 CSR 数据，必须进行身份识别注册，审核通过之后，可以下载、打印。同时要遵守相应的使用条款，包括这些数据不能被用来提交上市申请

及其他不正当的商业使用，所有超范围的使用造成的后果由使用者承担等。同时下载的数据会标有水印，用来强调这些数据不能用于商业用途[55]。

（六）我国药物临床试验数据公开现状及启示

2007 年，国务院颁布了《中华人民共和国政府信息公开条例》，并于 2008 年开始施行，确立了我国的政府信息公开制度。依据此条例，2009 年，国家食品药品监督管理局颁布了《国家食品药品监督管理局政府信息公开工作办法》，在第九条和第十一条中分别规定了主动公开和申请公开的内容，但是没有关于临床试验信息公开的具体规定。而且 SFDA 对临床试验数据公开持有的态度较为谨慎，公众可获取的药物临床试验信息非常有限。

2012 年 11 月，国家食品药品监督管理局药品审评中心搭建的临床试验登记与信息公示平台上线。2013 年 9 月 6 日，国家食品药品监督管理总局发布第 28 号《关于药物临床试验信息平台的公告》，对临床试验登记提出强制要求，规定凡获得临床试验批件并在我国进行临床试验的均须在该平台进行登记注册。登记注册的内容分为对社会公示和仅用于监督管理不对社会公示两种性质。向社会公示的试验信息包括题目和背景信息、试验申办者信息、临床试验信息、第一例受试者入组日期、试验终止日期、研究者信息、伦理委员会信息和试验状态 8 大类。2020 年 7 月，国家药品监督管理局发布了《药物临床试验登记与信息公示管理规范（试行）》，规定登记平台登记的内容包含批准开展药物临床试验的许可文件及相关信息、试验药物信息、申请人信息、临床试验方案信息、主要研究者信息、各参加机构信息、伦理委员会信息、试验状态信息、试验结果信息、登记联系人信息、相关附件等。但是向社会公示的信息仅包括试验药物基本信息、申请人信息、临床试验方案基本信息、主要研究者信息、各参加机构信息、伦理委员会信息、试验状态信息，仅用于监督管理而不予公示的信息和附件是不向社会公开的。

国家药品监督管理局、EMA 和 FDA 作为药品监管机构，在药物临床试验数据的公开中都发挥了重要作用。三者的相同点在于都将临床试验数据公开与药品注册和监管工作衔接起来，既可以保障信息的权威性，又可以促进临床试验数据公开制度的有效落实。但是由于国家食品药品监督管理总局的药物临床试验数据公开制度起步较晚，目前还存在一些有待改进的地方，例如公开途径单一、公开范围有限、公开的具体要求不明确、公开程序不太完善以及争议处理机制待完善等。对 EMA 的药物临床试验数据公开制度进行总结，可以将其取得的成绩归纳为两个重要的方面：法律保障与技术保障。法律保障源于完善细化的立法，技术保障则依赖于药物临床试验数据公开平台功能的不断开发与提升。因此，促进我国药物临床试验数据制度的发展可以借鉴 EMA 的经验，从立法和技术两个方面进行完善。

1. 推进药物临床试验数据公开的立法

（1）明确药物临床试验数据公开的法律地位。2020 年，我国颁布了最新版的《药品注册管理办法》。其第 33 条明确规定：申办者应当在开展药物临床试验前，在药物临床试验登记与信息公示平台登记药物临床试验方案等信息。药物临床试验期间，申办者应当持续更新登记信息，并在药物临床试验结束后登记药物临床试验结果等信息。登记信息在平台进行公示，申办者对药物临床试验登记信息的真实性负责。此外，关于临床试验数据公开的主要依据就是《关于药物临床试验信息平台的公告》和《药物临床试验登记与信息公示管理规范（试行）》，整体上法律位阶不高，如果后续不断推进药物临床试验数据公开的相关制度建设，则法律依据不够有力。建议在《药品管理法》《药品管理法实施条例》中引入药物临床试验数据公开的相关条款，在此基础上不断完善相关的下位法，进而建立我国药物临床试验数据公开的制度体系。

（2）配套相应的实施细则，对药物临床试验数据公开中存在的具体问题加以说明。建议在《药品注册管理办法》中进一步明确提出将药物临床试验信息登记作为获得药品注册批准的必要条件。目前我国和美国、欧盟一样，是世界上 10 个强制要求进行临床试验信息登记注册的国家/地区之一，然而这一要求还未在《药品注册管理办法》中加以体现，因此建议补充。其次，国家药品监督管理局可以通过制定相应的实施细则，对药物临床试验数据公开的具体内容，包括公开的对象、公开的时间、内容、程序、惩罚措施和承担的责任都做出相应的具体说明，并且对申请公开、主动公开和不公开的信息范围进行分类和详细说明。

（3）逐渐扩大临床试验数据的公开范围。目前，我国的临床试验数据公开的只是一些登记注册的基本信息，而且药物临床试验登记与信息公示平台的很多信息只用于监督、不予公开，公开范围还是非常局限的，主要还是服务于药品监管。但是想要通过同行评议、第三方独立评估数据、研究数据二次利用等，进一步保障公众知情权、维护科学伦理、发挥社会监督作用，还需要进一步公开结果摘要、CSR，甚至原始数据。但是试验数据公开是一个渐进的过程，药物临床试验登记与信息公示只是第一步。这些目标的实现，一方面需要法律做保障，另一方面也需要社会各种力量参与进来，发展多样化的药物临床试验数据公开模式。

（4）建立临床试验数据公开争议处理机制。我国在 2002 年的《药品管理法实施条例》以及 2007 年的《药品注册管理办法》中明确规定了对含有新型化学成份的药品实施数据保护的规定，保护期限为 6 年。这一规定为我国建立临床试验数据公开制度、处理与 TRIPS 的冲突，奠定了一定的基础。但是我国的试验数据保护制度由于实施细则可操作性不足等原因，实施效果并不明显。目前，还未有具体的药品获得试验数据保护的统计数字。因此，进一步完善我国的药品试验数据保护制度对促进临床试验数据公开具有重要意义；争议处理机制既为了保护商业秘密和患者隐私不被侵犯，也为了保证药品监管程序的完整性和不损害医药企业研究创新的积极性。由于我国目前临床试验数据的公开范围有限，因此面临的争议还不明显。如果未来逐渐扩大临床试验数据公开的范围和内容，就必须建立相应的争议处理机制，保证试验数据公开的良性发展。建议国家药品监督管理局通过出台相应的解释或工作文件，对在药品试验数据公开过程中存在的争议及处理加以说明。

2. 完善临床试验登记与信息公示平台的功能

目前，我国临床试验登记与信息公示平台公开的只是一些基本的登记信息，而且有的信息还不对外公开。其主要实现的功能是使公众可以了解目前正在进行的临床试验，有助于招募受试者。同时，也有助于国家药品监督管理局加强临床试验的监督管理、规范药物临床试验行为。

我国的临床试验登记与信息公示平台与 EMA 的 EU – CTR 不同的是，后者登记和公布都在一个平台上完成，因此对信息的审核、保密性处理等都提出了更高的要求，今后应该根据用户的反馈和评价，并结合公开的范围和具体内容，不断对平台功能进行完善和升级。

三、健全药品试验数据保护法律责任体系研究

法律关系是主体之间基于一定的法律事实而形成的法律上的权利和义务关系，是铺陈权利、义务、责任的基础[56]。药品试验数据保护从性质上来讲，和专利保护一样，属于行政确权，产生的是行政法律关系。

（一）药品试验数据保护行政法律关系中的主体、权利和义务

1. 国家药品监督管理部门

国家药品监督管理部门作为药品试验数据保护的授权机关，具有依法授予符合条件的申请人试验数据保护的权利、依法不授予不符合条件的申请人试验数据保护的权利、对于上市后 1 年内未销售、药品撤销试验数据保护的权利、因公共利益需要和具备正当理由的审评审批需要披露试验数据的权利。在行使权利的同时，国家药品监督管理部门也得履行相应的义务。根据 TRIPS 第 39.3 条和《试验数据保护意见稿》的相关规定，国家药品监督管理部门应该履行的义务包括：对未公开的试验数据履行"不披露"义务、在试验数据保护期内不批准仿制药上市的义务、依照法定程序对药品试验数据申请进行审查、批准、异议处理的义务等。

2. 药品试验数据申请人

药品试验数据申请人具有提出试验数据保护申请、符合条件的情况下获得试验数据保护、对国家药品监督管理部门的授权决定不服提起行政复议和行政诉讼、对在药品试验数据保护期内药品监督管理部门批准其他仿制药上市的行为提起申诉和行政诉讼的权利。同时，药品试验数据保护申请人应该履行的义务包括：提交的试验数据真实可靠、提交的试验数据保

护申请承诺（未披露、数据所有人、具有一定的商业价值）中所述情况属实、药品获得注册批准后临床试验数据披露义务。

3. 仿制药申请人

仿制药申请者享有依据自行取得或获得授权的试验数据提出上市申请并获得批准的权利、对药品试验数据保护申请人获得试验数据保护的资格提出异议的权利。仿制药申请人应该履行的义务包括：自行取得或获得授权的试验数据申明的真实性义务，在试验数据保护期内未获得注册批准不得销售获得保护的药品的义务。

（二）我国现有的药品试验数据保护相关法律责任

我国目前与药品试验数据保护相关的法律责任目前只有试验数据造假和政府未履行"不披露"义务的法律责任。

1. 试验数据造假的法律责任

由于药品试验数据保护在我国未正式落地，因此我国关于试验数据造假的法律责任主要规制的是在药品注册申请中的试验数据造假行为。我国目前试验数据造假的法律责任主要有行政责任和刑事责任构成。

（1）试验数据造假的行政责任。

行政责任在我国的《药品管理法实施条例》（2002 年）《药品注册管理办法》（2007 年）和其他规范性文件中可见，具体规定见表 6 - 8。

表 6 - 8　试验数据造假行政责任

法源	造假行为	法律责任
《药品管理法实施条例》第 70 条	申报临床试验时报送虚假试验结果	对临床试验不予批准、警告；情节严重的，3 年内不受理申请
《药品注册管理办法》第 154 条	申报资料不真实、申请人不能证明其申报资料真实的	不批准
《药品注册管理办法》第 166 条	申报临床试验时报送虚假申报资料	对临床试验不予批准、警告，1 年内不受理申请；已批准的，撤销临床试验批件，处 1 万元以上 3 万元以下罚款，3 年内不受理该药物临床试验申请

271

法源	造假行为	法律责任
国家食品药品监督管理总局关于开展药物临床试验数据自查核查工作的公告	试验数据真实性存在问题	3 年内不受理申请、列入黑名单
国家食品药品监督管理总局关于征求加快解决药品注册申请积压问题的若干政策意见的公告	药品研制资料不真实、临床试验数据弄虚作假	3 年内不受理申请、列入黑名单，直接责任人参与研究或组织研究的临床试验资料十年内不予受理
中共中央办公厅、国务院办公厅印发《关于深化审评审批制度改革鼓励药品医疗器械创新的意见》	数据真实性存在问题	及时立案调查，依法追究法律责任；拒绝、逃避、阻碍检查的，依法从重处罚；注册申请人主动发现问题并及时报告的，可酌情减免处罚

我国分别于 2019 年 12 月 1 日和 2020 年 7 月 1 日施行了新的《药品管理法》和《药品注册管理办法》，对试验数据造假规定了更加严厉的行政处罚：提供虚假的数据骗取临床试验许可、药品生产许可的，撤销相关许可，10 年内不受理其相应申请，并处 50 万元以上 500 万元以下的罚款；情节严重的，对法定代表人、主要负责人、直接负责的主管人员和其他责任人员，处 2 万元以上 20 万元以下的罚款，10 年内禁止从事药品生产经营活动，并可以由公安机关处 5 日以上 15 日以下的拘留。

（2）试验数据造假的刑事责任。

2017 年 4 月 10 日，最高人民法院审判委员会全体会议，审议并原则通过《最高人民法院、最高人民检察院关于办理药品、医疗器械注册申请数据造假刑事案件适用法律若干问题的解释》（以下简称《解释》）。《解释》规定：药物非临床研究机构、药物临床试验机构、合同研究组织的工作人员，故意提供虚假的药物非临床研究报告、药物临床试验报告及相关材料的，应当认定为刑法第 229 条规定的"故意提供虚假证明文件"。情节严重的，以提供虚假证明文件罪处 5 年以下有期徒刑或者拘役，并处罚金；索取或者非法收受他人财物的，以提供虚假证明文件罪处 5 年以上 10

年以下有期徒刑，并处罚金；同时构成提供虚假证明文件罪和受贿罪、非国家工作人员受贿罪的，依照处罚较重的规定定罪处罚；药品注册申请单位的工作人员，故意使用虚假试验数据资料骗取药品批准证明文件生产、销售药品的，以生产、销售假药罪定罪处罚；对药品、医疗器械注册申请负有核查职责的国家机关工作人员，滥用职权或者玩忽职守，导致使用虚假证明材料的药品获得注册，致使公共财产、国家和人民利益遭受重大损失的，以滥用职权罪或者玩忽职守罪追究刑事责任[57]。

药品试验数据造假需要承担的刑事责任有拘役、罚金、有期徒刑等。而且刑事责任人不限于提交虚假临床试验数据的申请人，还包括因不作为或渎职而导致使用虚假试验数据获得注册而造成公共财产损失、使国家和人民利益遭受损失的国家机关工作人员。

药品获得注册批准是试验数据保护的前提，如因以上药品试验数据造假而造成药品注册批件的撤销或不受理，药品试验数据保护也应一并撤销。

2. 未履行"不披露"义务的法律责任

《药品管理法实施条例》（2002 年）第 72 条规定了药品监督管理部门对药品试验数据保护未履行"不披露"义务的处罚，包括行政赔偿和对故意或者有重大过失的工作人员的内部行政处分、负担赔偿责任的处罚。

（三）健全我国药品试验数据保护法律责任体系的实践路径

（1）明确权利主体和权利内容。行政行为合法的三个要件是主体合法、程序合法和内容合法。因此对违法行为承担法律责任，首先需要明确在药品试验数据保护中都涉及哪些权利主体以及权利主体的权利内容构成，才能对违法行为进行判定。我国目前的药品试验数据保护尚不完善，因此在权利主体和权利内容上存在很多模糊和不确定。因此法律责任体系的确立首要解决的问题就是权利主体和权利内容的确定。

（2）构建立体化责任体系。药品试验数据保护具有知识产权保护和行政保护的双重性质。因此，从法律部门的角度，既属于民商法的范畴，又属于行政法的范畴。与知识产权部门相比，药品监管部门会承担更多的行政责任。同时，一旦当试验数据被侵权，侵权者和试验数据保护持有人会涉及民事纠纷。因此，相对于其他行政行为，药品试验数据保护会涉及更多的民事法律责任。当违法事实造成较严重的后果，违法者需要承担刑事责任。本书认为，对于药品试验数据保护应该明确民事责任、刑事责任的适用情形和程序，并形成立体的法律责任体系；并且在立法、执法和司法过程中实现行政责任、民事责任、刑事责任有效链接互通，使法律责任体系动态化。

（3）规范问责程序，实现问责监督。药品试验数据保护作为行政行为，具有主体地位的不对等性。国家药品监督管理部门作为最高的药品监督机构，当确实发生因工作人员的原因造成药品试验数据保护权利人利益损害的，应当在立法中明确问责程序，提高相关责任人的责任意识。同时，还要加强第三方的监督，将失范行为的调查信息和监管信息公开。

（4）区分药品注册违法行为和试验数据保护违法行为责任。由于药品试验数据保护是以药品注册为前提，因此如果药品注册存在违法行为，一定会对药品试验数据保护的合法性产生影响。例如，如果以虚假的试验数据获得了注册批准，当违法行为被发现之后会撤销批准文件，同时药品试验数据保护也会相应撤销。但是，如果在试验数据保护的申请中存在违法行为，对药品注册是否会产生影响需要明确规定。例如，如果企业提交承诺书承诺试验数据是未公开的，经过审查符合药品安全性和有效性的要求获得了上市批准，同时获得了药品试验数据保护；后经过认定试验数据已经披露了，并不符合药品试验数据保护的条件，对于申请人的处罚连带取消注册批件则是不符合药品试验数据保护的精神的。如果在申请试验数据保护的承诺书中提交了临床试验信息公开承诺，但是后续医药企业并未对临床试验信息进行公开的，应该作为对药品再注册是否予以批准的考量。

（四）健全我国药品试验数据保护法律责任体系的具体建议

在《药品注册管理办法》第 160 条中对药品监督管理部门及其工作人员违反本法的行为规定了责令改正，对直接负责的主管人员和其他直接责任人员依法给予行政处分或追究刑事责任的法律责任。建议将药品监督管理部门对未公开的试验数据未履行"不披露"义务、在试验数据保护期内批准了仿制药上市的义务、未依照法定程序对药品试验数据申请进行审查、批准、异议处理的义务等违法行为纳入该法律责任。

建议对申请人提交的试验数据保护申请承诺（未披露、数据所有权、具有一定的商业价值）中所述情况不属实的违法行为承担行政法律责任为主。在获得试验数据保护批准前发现的，不予授予试验数据保护，并辅以一定的信誉罚。对获得试验数据保护之后发现的，撤销试验数据保护，并处以一定的行政罚款。对于获得试验数据保护后未履行临床试验信息公开承诺的，责令限期改正，如果仍未公开的，不予再注册。

对于仿制药申请人提交虚假的自行取得或获得授权的试验数据申明的，不予批准上市，并在一定期限内不接收申请。如果已批准的，撤销批准文件，并在一定期限内不接收申请，并辅以一定的名誉罚，例如列入失信黑名单。对于在试验数据保护期内未获得注册批准销售获得保护的药品的，按照《药品管理法》应该按照生产、销售假药处罚。

对于提交虚假的自行取得或获得授权的试验数据申明而获得上市批准的仿制药，给原研药企业造成损失的，仿制药企业应该承担一定的民事赔偿责任。在药品试验数据保护的过程中，国家监督管理部门主要责任人存在失职、受贿等行为的应该除以行政处分，情形严重的追究刑事责任。

本章小结

我国在 2001 年加入 WTO 时递交的《中国入世工作组报告》中对药品试验数据保护做出了承诺：至少 6 年的试验数据保护。我国在 2002 年的《药品管理法实施条例》和 2007 年的《药品注册管理办法》中引入了药品试验数据保护条款，实现了国内法的转化。针对现行药品试验数据保护制度存在的问题，我国分别于 2017 年 5 月、2017 年 10 月和 2018 年 4 月对药品试验数据保护制度的相关规定提出了改进意见，并出台了《试验数据保护意见稿》。

从药品监管制度国际化、鼓励药品创新、履行国际义务的角度分析，我国落实药品试验数据保护制度具有重要意义。本书对《试验数据保护意见稿》从以下几方面进行了详细分析：保护模式、保护指数、对药品市场独占期的影响、对投资的影响以及具体规定。最后得出结论：《试验数据保护意见稿》明确了我国药品试验数据保护的数据独占保护模式；根据保护指数得分判断，《试验数据保护意见稿》提出的药品试验数据保护制度设计基本上属于发达国家的序列，在考虑了对药品创新激励的同时，也充分顾及了对药品可及性的考虑；6 年的试验数据独占预期总体上对药品市场独占期的延长不会起到显著的影响作用，但是对于个别药品，特别是没有专利保护或有效专利保护期少于 6 年的药品会延长其市场独占期；儿科数据独占不采用附加生效的方式、不授予或通过增加限定条件限制新临床试验独占，都会弱化试验数据独占对药品市场独占的影响；各项数据保护期分别计算，不叠加、不延长的方式大大降低了对市场独占期延长的影响；罕用药数据独占和儿童专用药数据预期对促进医药企业对罕见病药物和儿童专用药物的研究和投资将会起到积极作用。《试验数据保护意见稿》对保护条件、保护范围、保护期限、保护例外、其他限制性规定、信息公开、保护程序和异议处理机制，都做出了详细和具体的规定，但是在具体的细则方面需做进一步的完善。同时，其他存在立法层次低和法律保护体系待进一步完善的问题。

基于对药品试验数据保护相关理论和 TRIPS 第 39.3 条对药品试验数据保护、国外典型国家药品试验数据保护的立法经验、药品试验数据保护制度的实施效果的、我国药品试验数据保护制度存在的问题及需求的分析，从以下几点对完善我国药品试验数据保护制度提出建议：建立分段式的药品试验数据独占保护模式，提高药品试验数据保护的立法层次，进一步细化药品试验数据保护的条件，合理界定药品数据的保护范围，增加药品试验数据保护例外的条件，构建药物临床试验信息公开制度，完善药品试验数据保护异议机制，调整药品试验数据保护程序，健全药品试验数据保护法律责任体系。

最后，针对药品试验数据保护的适用范围、药品临床试验数据公开、法律责任体系三个重要问题进行了专项研究，并提出具体思路和改革建议。

参考文献

[1] 中国入世工作组报告（英文）中文对照 [J]. 领导决策信息，2001（Z2）：17 – 63.

[2] Office of the United States Trade Representative. 2018 special 301 review [EB/OL]. (2018 – 04 – 27)[2019 – 01 – 01]. https：//ustr. gov/issue – areas/intellectual – property/special – 301/2018 – special – 301 – review.

[3] 史本懿. 药品数据保护的理论研究及现状分析 [J]. 科技创新与知识产权，2011（15）：38.

[4] WTO. 与贸易有关的知识产权协定 [EB/OL]. (1995 – 01 – 01)[2018 – 10 – 20]. http：//ipr. mofcom. gov. cn/zhuanti/law/conventions/wto/trips. html.

[5] 马学敏，郭树仁，段震文，等. 血脂康胶囊中化学成分的研究 [J]. 中草药，2007（5）：650 – 652.

[6] Strategic partnership and IP policy for competing against pharmaceutical giants [EB/OL]. (2015 – 09 – 16)[2015 – 12 – 25]. https：//www. wipo. int/ipadvantage/en/details. jsp? id = 2608.

[7] REIN F H，CRYSTAL J B. *Photocure ASA V. Kappos et al.* and *Actavis Elizabeth LLC V. USFDA*：The meaning of 'active ingredient' in *the Hatch – Waxman Act* [J]. Journal of generic medicines：The business journal for the generic medicines sector，2011，8（1）.

[8] KENDALL M，HAMILL D，金晶. 加拿大创新药物数据保护的十年——对问题、限制和时间的重新评估 [J]. 中国食品药品监管，2017（12）：46 – 49.

[9] 杨莉. 试验数据保护知多点 [N]. 医药经济报，2017 – 09 – 25（F03）.

[10] 杨莉. 护卫试验数据，你准备好了么 [N]. 医药经济报，2017 – 10 – 19（F02）.

[11] 杨莉. 宽覆盖、高标准、促创新、防滥用 [N]. 医药经济报，2018 – 05 – 03（F02）.

[12] GONG1 S W，WANG Y X，PAN X Y，et al. The availability and affordability of orphan drugs for rare diseases in China [J]. Orphanet J. rare Dis. ，2016，11：201 – 212.

［13］ 杨莉，田丽娟，林琳．美国和欧盟的罕用药研发激励政策对比研究与启示［J］. 中国药房，2017，28（16）：2161 – 2166.

［14］ 杨莉，罗纯，陈晶．儿科独占制度研究（二）［J］．中国新药杂志，2009，18（9）：773 – 777.

［15］ FLYNN J J. Data exclusivity – the generics market's third hurdle ［J］. IMS health, 2001，17（10）：202.

［16］ 国家药品监督管理局．国家药品监督管理局办公室公开征求《药品试验数据保护实施办法（暂行）》意见［EB/OL］．（2018 – 04 – 25）［2018 – 10 – 20］. https：//www. nmpa. gov. cn/xxgk/zhqyj/zhqyjyp/20180426171801468. html.

［17］ Orphanet. Peutz – Jeghers syndrome ［EB/OL］．（2013 – 06 – 30）［2019 – 1 – 23］. https：//www. orpha. net/consor/cgi – bin/ OC_Exp. php？Lng = GB&Expert = 2869.

［18］ 邵文斌，李杨阳，王菲．中国罕见病药品可及性现状及解决建议［J］．中国食品药品监管，2019，2（181）：8 – 15.

［19］ GALATI F，BIGLIARDI B. The unintended effect of *the Orphan Drug Act* on the adoption of open innovation ［J］. Science and public policy，2016，1：1 – 5.

［20］ 邵文斌，李杨阳，王菲，等．中国罕见病药品可及性现状及解决建议［J］．中国食品药品监管，2019，2（181）：8 – 15.

［21］ 丁瑨．罕用药政策对生物医药产业的影响——基于美国生物科技公司的案例研究［J］．中国科技论坛，2014，11：90 – 96.

［22］ Pediatric exclusivity statistics ［EB/OL］．（2016 – 01 – 25）［2016 – 03 – 08］. http：//www. fda. gov/cder/pediatric/.

［23］ Office of the United States Trade Representative. 2018 Special 301 review ［EB/OL］. （2018 – 04 – 27）［2019 – 01 – 01］. https：//ustr. gov/issue – areas/intellectual – property/special – 301/2018 – special – 301 – review.

［24］ 接受境外临床数据，利好五类企业［EB/OL］．（2018 – 07 – 16）［2018 – 12 – 10］. http：//med. sina. com/article_detail_100_2_48883. html.

［25］ 袁曙宏，张敬礼．百年 FDA—美国药品监管法律框架［M］．北京：中国医药科技出版社，2008：132.

［26］ 杨莉．药品试验数据保护与专利保护之平行并存性研究［J］．中国新药杂志，2013，22（22）：2603 – 2604.

［27］ 丁锦希，罗茜玮．日本药品数据保护制度评价及对我国的启示［J］．上海医药，

2011, 32 (12): 616 - 617.

[28] OLLILA E, HAMMINKI E. Secrecy in drug regulation [J]. International journal of risk & safety in medicine, 2011, 28 (9): 105 - 107.

[29] 龚时薇, 许燚, 张亮. 药品可及性评价指标体系研究 [J]. 中国卫生经济, 2011, 30 (5): 72 - 73.

[30] 丁锦希, 刘维婧. 我国罕用药可及性现状及其市场准入制度分析 [J]. 中国药科大学学报, 2014, 45 (1): 111 - 117.

[31] UNCTAD. Using intellectual property rights to stimulate pharmaceutical production in developing countries: A reference guide [R]. New York: United Nations, 2011: 166.

[32] HHS & CDER. New chemical entity exclusivity determinations for certain fixed - combination drug products guidance for industry [EB/OL]. (2014 - 10 - 20) [2018 - 10 - 25]. http: //www. fda. gov/Drugs/GuidanceComplianceRegulatoryInformation/Guidances/default. htm.

[33] CHAN A W, SONG F J, VICKERS A, et al. Increasing value and reducing waste: Addressing inaccessible research [J]. The lancet, 2014, 383 (9913).

[34] KAY D, DRUMMOND R. Registering clinical trials [J]. JAMA, 2003, 290 (4): 516 - 523.

[35] ZARIN D A, TONY T. Moving toward transparency of clinical trials [J]. Science, 2008, 319 (5868): 1340 - 1342.

[36] ZARIN D A, TONY T, WILLIAMS R J, et al. Trial reporting in ClinicalTrials. gov — the final rule [J]. NEJM, 2016, 375 (20): 1998 - 2004.

[37] Tonksa. Registering clinical trials [J]. BMJ, 1999, 319 (7224): 1565 - 1568.

[38] HOPEWELL S, CLARKE M, STEWART L, et al. Time to publication for results of clinical trials [J]. Cochrane database syst. rev. , 2007, 18 (2).

[39] DOSHI P, JEFFERSON T. Clinical study reports of randomised controlled trials: An exploratory review of previously confidential industry reports [J]. BMJ open, 2013, 3 (2): 1 - 4.

[40] PETER G, ANDERS J. Opening up data at the European medicines agency [J]. BMJ, 2011, 342 (7808): 1184 - 1186.

[41] EMA. Publication and access to clinical - trial data [EB/OL]. (2013 - 06 - 24) [2018 - 06 - 30]. http: //www. ema. europa. eu/docs/en_GB/document_library/Oth-

er/2013/06/WC500144730. pdf.

[42] EMA. European Medicines Agency policy on publication of clinical data for medicinal prod-
ucts for human use [EB/OL]. (2014 - 10 - 02) [2018 - 06 - 30]. http：//www. ema.
europa. eu/docs/en_GB/document_library/Other/2014/10/WC500174796. pdf.

[43] Norton Rose Fulbright. Clinical studies—the EMA's new approach to transparency [EB/
OL]. (2014 - 10 - 02) [2018 - 06 - 30]. http：//www. nortonrosefulbright. com/
knowledge/publications/122182/clinical - studies - the - emas - newapproach - to -
transparency.

[44] GRANT S. Towards a new clinical trials landscape in Europe - The EMA adopts new data
disclosure policy [EB/OL]. (2014 - 10 - 16) [2018 - 06 - 30]. http：//www.
bristows. com/news - and - publications/articles/towards - a - new - clinical - trials -
landscape - in - europe - the - ema - adopts - new - data - disclosure - policy/.

[45] CLAUDIA P, CHIARA P, MAURIZIO B. The evolution in registration of clinical trials：
A chronicle of the historical calls and current initiatives promoting transparency [J].
Eur. J. clin. Pharmacol. , 2015, 71：1159 - 1164.

[46] MEZHER M. EMA transparency：New clinical reports go live [EB/OL]. (2016 -
10 - 20) [2018 - 07 - 25]. http：//raps. org/Regulatory - Focus/News/2016/10/
20/26048/EMA - Transparency - New - Clinical - Reports - Go - Live/.

[47] EMA. Publication and access to clinical - trial data [EB/OL]. (2013 - 06 - 24)
[2018 - 07 - 25]. http：//www. ema. europa. eu/docs/en_GB/document_library/Oth-
er/2013/06/WC500144730. pdf.

[48] 陈传夫，黄璇. 欧盟推进信息资源公共获取的模式及其借鉴意义 [J]. 图书馆论
坛，2006, 26 (6)：233 - 235.

[49] EMA. European Medicines Agency policy on access to documents（related to medicinal
products for human and veterinary use）[EB/OL]. (2010 - 01 - 30) [2018 - 06 -
30]. http：//www. ema. europa. eu/docs/en _ GB/document _ library/Other/2010/
11/WC500099473. pdf.

[50] EC. Detailed guidance on the European clinical trials database [EB/OL]. (2003 -
04 - 15) [2018 - 07 - 10]. http：//ec. europa. eu/health//sites/health/files/files/
eudralex/vol - 10/13_cp_and_guidance_eudract_april_04_en. pdf.

[51] KATHARINA B, KAMILA S, SCHINDLER T M. New European clinical trial regula-

tion：The requirement for lay summaries and its impact on medical communicators ［J］. AMWA journal，2015，30（2）：60－63.

［52］ DOSHI P，JEFFERSON T，DEL M C. The imperative to share clinical study reports：Recommendations from the Tamiflu experience ［J］. PLoS. Med. ，2012，9.

［53］ EMA. External guidance on the implementation of the European Medicines Agency policy on the publication of clinical data for medicinal products for human use ［EB/OL］. （2016－03－02）［2018－07－12］. http：//www. ema. europa. eu/docs/en_GB/document_library/Regulatory_and_procedural_guideline/2016/03/WC500202621. pdf.

［54］ Norton Rose Fulbright. Clinical studies—the EMA's new approach to transparency ［EB/OL］. （2014－10－02）［2020－07－20］. http：//www. nortonrosefulbright. com/knowledge/publications/122182/clinical－studies－the－emas－newapproach－to－transparency.

［55］ GRANT S. Towards a new clinical trials landscape in Europe－The EMA adopts new data disclosure policy ［EB/OL］. （2014－10－16）［2018－07－21］. http：//www. bristows. com/news－and－publications/articles/towards－a－new－clinical－trials－landscape－in－europe－the－ema－adopts－new－data－disclosure－policy/.

［56］ 王晨光，李广德. 药品注册申请数据造假入刑的法理评析 ［J］. 法律适用，2017（17）：109－114.

［57］ 最高人民法院、最高人民检察院. 最高人民法院、最高人民检察院关于办理药品、医疗器械注册申请数据造假刑事案件适用法律若干问题的解释 ［EB/OL］. （2017－08－14）［2018－10－20］. http：//hjqfy. hncourt. gov. cn/public/detail. php? id＝7023.

第七章　结　论

　　药品与其他产品的重要区别就是上市前需要经过药品监督管理部门的注册审批，而注册审批的重要和必备的依据就是药品试验数据。药品试验数据是药品在研发过程中产生的智慧成果，属于无形的智慧财产。传统的知识产权形式并不能对药品试验数据提供全面和恰当的保护。尤其是随着仿制药简略审批制度的产生，试验数据"搭便车"行为难以避免。为了维护原研药企业的利益，同时也考虑到作为智慧财产，药品试验数据应当受到保护。美国首先在本国推出了药品试验数据保护制度，随后欧盟也采用这一制度。以欧美为首的发达国家通过多边和双边贸易的方式向其他国家输出药品试验数据保护制度，并且在《北美自由贸易协定》等多边谈判中获得了成功。随后美国和欧盟希望借助 TRIPS 向世界范围输出药品试验数据保护制度——准确地说是药品试验数据独占制度。但是经过多轮谈判，TRIPS 的谈判结果并未达到美国和欧盟的预期，因此美国继续通过开展其他双边和多边谈判继续推行其所倡导的试验数据独占式的药品试验数据保护，并获得了成功，直至在 TPP 协议中，药品试验数据保护以数据独占的形式确定下来。药品试验数据保护作为一项知识产权保护制度，争议的焦点在于数据保护的模式，并且随着谈判的进行和时间的推移，药品试验数据保护呈现保护标准逐渐走高的趋势。

　　我国属于 WTO 成员，应该履行 WTO 框架下 TRIPS 规定的义务，同时我国也在入市承诺中提交了药品试验数据保护的承诺。我国应不应该实施药品试验数据保护，采取什么样的保护模式以及以什么样的标准进行保护是需要深度思考的问题。因此，需要从药品试验数据保护的法律和现实意义、TRIPS 的具体要求、其他国家/地区药品试验数据保护实践、药品试验数据保护实施效果并结合我们国家的具体国情加以分析。研究结论总结如下：

药品试验数据保护在性质上属于无形的智慧财产，理应受到合理的知识产权产权保护。药品试验数据保护提供了和专利保护、商业秘密保护完全不同的保护形式，从药品试验数据本身的性质和特殊性上来讲具有法律意义上的正当性。药品试验数据保护对于收回药品研发投资和促进公共利益也具有重要的意义。

TRIPS 第 39.3 条是 WTO 成员实行药品试验数据保护制度的主要依据。对 TRIPS 第 39.3 条的理解既要结合上下文，也要结合 TRIPS 的立法原则和宗旨综合考虑。本研究对 TRIPS 第 39.3 条进行深入分析之后得出结论：TRIPS 在保护条件、保护范围、保护例外以及保护模式方面留下了充分的解释空间，对于各成员是否应该采用试验数据独占模式对药品试验数据提供保护，应该得出这样的结论：TRIPS 第 39.3 条并不禁止药品试验数据独占，同时也未把试验数据独占规定为最低保护义务标准。

迄今为止，已经有超过 70 个国家/地区规定了药品试验数据保护。其中美国和欧盟作为最早规定试验数据保护制度的国家，制定了世界上最高的药品试验数据保护标准。通过对药品试验数据保护的立法实践在 48 个国家/地区中的详细、深入比较，发现绝大多数的国家/地区选择了数据独占保护模式。在保护范围、保护条件、保护例外等方面这些国家/地区都给我国的立法提供了可借鉴的经验。在药品试验数据保护的立场上，发达国家和发展中国家也并不一致。

关于药品试验数据保护的实施效果，集中于两点：对药品可及性的影响，对药品投资的影响。研究表明，发达国家在制度设计上更侧重研发激励，实行高标准的保护。发展中国家在制度设计上更倾向药品的可及性。从统计学角度分析，对药品试验数据保护的期限加以控制，并不会在整体上延长原研药的市场独占期，也不会成为影响药品可及性的关键因素。在促进投资方面，药品试验数据保护同其他因素相比也未显现出显著的积极作用。但是从具体个案分析，药品试验数据保护确实延长了某些药品的市场独占期，因此对研发激励起到了一定的积极作用，这一效果在儿科药和罕用药方面更为显著。

我国在 2001 年向 WTO 提交的《中国入世工作组报告》中提交了药品试验数据保护的承诺，也完成了国内法的转化。本书对我国药品试验数据保护制度存在的问题进行了深入剖析。结合药品监管制度国际化的需要、鼓励药品创新的需要、履行国家义务的需要，提出积极建立符合我国国情的药品试验数据保护制度，变被动为主动，在履行国际义务的同时，发挥试验数据保护制度的积极作用的观点。结合药品试验数据保护的理论、TRIPS 第 39.3 条的规定、各国的立法实践以及药品试验数据保护实施效果的分析，基于 2018 年我国出台的《试验数据保护意见稿》，提出了完善我国药品试验数据保护制度的具体建议：建立分段式的药品试验数据独占保护模式，提高药品试验数据保护的立法层次，进一步细化药品试验数据保护的条件，合理界定药品数据的保护范围，增加药品试验数据保护例外的条件，构建药物临床试验信息公开制度，完善药品试验数据保护异议机制，调整药品试验数据保护程序，健全药品试验数据保护法律责任体系。并针对药品试验数据保护的适用范围、药品临床试验数据公开、法律责任体系三个重要问题进行了专项研究，并提出具体思路和改革建议。